全国高等医药院校药学类专业第六轮规划教材

药物经济学

第5版

（供药学类专业用）

主　编　孙利华　吴　晶
副主编　左根永　伍红艳
编　者　（以姓氏笔画为序）
　　　　左根永（山东大学公共卫生学院）
　　　　伍红艳（贵州医科大学）
　　　　孙利华（沈阳药科大学）
　　　　吴　晶（天津大学医学部）
　　　　张大为（沈阳药科大学）
　　　　张田甜（暨南大学药学院）
　　　　贺小宁（天津大学医学部）
　　　　郭　莹（沈阳药科大学）

中国健康传媒集团
中国医药科技出版社 ·北京

内 容 提 要

本教材是"全国高等医药院校药学类专业第六轮规划教材"之一，系根据本套教材的编写指导思想和原则要求编写而成。本教材系统地介绍了药物经济学及相关知识点的基本概念、基本理论、基本方法、新的进展及应用案例，以及药物经济学在国内外的发展概况、预算影响分析。掌握相关内容可为药物研发、药品定价、合理用药以及报销药品的遴选等医疗保险决策、药政管理、临床用药、企业药品市场准入决策等提供重要依据。本教材为书网融合教材，即纸质教材有机融合电子教材，教学配套资源（PPT、微课、视频、音频等）、题库系统、数字化教学服务（在线教学、在线作业等）。

本教材主要供全国高等医药院校药学类专业师生使用，也可作为政府部门、企事业单位等相关人员自学的参考书。

图书在版编目（CIP）数据

药物经济学 / 孙利华，吴晶主编. -- 5 版. -- 北京：
中国医药科技出版社，2025.8. -- ISBN 978-7-5214
-5450-5

Ⅰ. F407.7

中国国家版本馆 CIP 数据核字第 202544JN80 号

美术编辑　陈君杞
版式设计　友全图文

出版　**中国健康传媒集团** | 中国医药科技出版社
地址　北京市海淀区文慧园北路甲 22 号
邮编　100082
电话　发行：010 - 62227427　邮购：010 - 62236938
网址　www.cmstp.com
规格　889mm × 1194mm $^1/_{16}$
印张　11 $^3/_4$
字数　332 千字
初版　2004 年 2 月第 1 版
版次　2025 年 8 月第 5 版
印次　2025 年 8 月第 1 次印刷
印刷　北京金康利印刷有限公司
经销　全国各地新华书店
书号　ISBN 978-7-5214-5450-5
定价　**45.00 元**

获取新书信息、投稿、
为图书纠错，请扫码
联系我们。

出版说明

　　"全国高等医药院校药学类规划教材"于20世纪90年代启动建设。教材坚持"紧密结合药学类专业培养目标以及行业对人才的需求，借鉴国内外药学教育、教学经验和成果"的编写思路，30余年来历经五轮修订编写，逐渐完善，形成一套行业特色鲜明、课程门类齐全、学科系统优化、内容衔接合理的高质量精品教材，深受广大师生的欢迎。其中多品种教材入选普通高等教育"十一五""十二五"国家级规划教材，为药学本科教育和药学人才培养作出了积极贡献。

　　为深入贯彻落实党的二十大精神和全国教育大会精神，进一步提升教材质量，紧跟学科发展，建设更好服务于院校教学的教材，在教育部、国家药品监督管理局的领导下，中国医药科技出版社组织中国药科大学、沈阳药科大学、北京大学药学院、复旦大学药学院、华中科技大学同济医学院、四川大学华西药学院等20余所院校和医疗单位的领导和权威专家共同规划，于2024年对第四轮和第五轮规划教材的品种进行整合修订，启动了"全国高等医药院校药学类专业第六轮规划教材"的修订编写工作。本套教材共72个品种，主要供全国高等院校药学类、中药学类专业教学使用。

　　本套教材定位清晰、特色鲜明，主要体现在以下方面。

　　1.融入课程思政，坚持立德树人　深度挖掘提炼专业知识体系中所蕴含的思想价值和精神内涵，把立德树人贯穿、落实到教材建设全过程的各方面、各环节。

　　2.契合人才需求，体现行业要求　契合新时代对创新型、应用型药学人才的需求，吸收行业发展的最新成果，及时体现2025年版《中国药典》等国家标准以及新版《国家执业药师职业资格考试考试大纲》等行业最新要求。

　　3.充实完善内容，打造精品教材　坚持"三基五性三特定"，进一步优化、精炼和充实教材内容，体现学科发展前沿，注重整套教材的系统科学性、学科的衔接性，强调理论与实际需求相结合，进一步提升教材质量。

　　4.优化编写模式，便于学生学习　设置"学习目标""知识拓展""重点小结""思考题"模块，以增强教材的可读性及学生学习的主动性，提升学习效率。

　　5.配套增值服务，丰富学习体验　本套教材为书网融合教材，即纸质教材有机融合数字教材，配套教学资源、题库系统、数字化教学服务等，使教学资源更加多样化、立体化，满足信息化教学需求，丰富学生学习体验。

"全国高等医药院校药学类专业第六轮规划教材"的修订出版得到了全国知名药学专家的精心指导，以及各有关院校领导和编者的大力支持，在此一并表示衷心感谢。希望本套教材的出版，能受到广大师生的欢迎，为促进我国药学类专业教育教学改革和人才培养作出积极贡献。希望广大师生在教学中积极使用本套教材，并提出宝贵意见，以便修订完善，共同打造精品教材。

中国医药科技出版社

2025 年 1 月

数字化教材编委会

主　编　孙利华　吴　晶
副主编　左根永　伍红艳
编　者　（以姓氏笔画为序）
　　　　左根永（山东大学公共卫生学院）
　　　　伍红艳（贵州医科大学）
　　　　孙利华（沈阳药科大学）
　　　　吴　晶（天津大学医学部）
　　　　张大为（沈阳药科大学）
　　　　张田甜（暨南大学药学院）
　　　　贺小宁（天津大学医学部）
　　　　郭　莹（沈阳药科大学）

前　言

本教材是全国药物经济学领域中的第一本规划教材，于 2004 年 2 月出版发行第一版。二十多年来，该教材被高等药学院校及各相关单位和个人广泛使用，并受到了社会各界读者的高度认同和好评。该教材自第一版以来，一直坚持所写内容紧扣药物经济学的核心内容，在突出"三基""五性"的基础上，突出了简要明晰、深入浅出、通俗易懂、理论联系实际的总体风格和特点，并在前四版的基础上不断实现拓展与创新，为促进药物经济学在我国的普及和推广发挥了积极的作用。

自 2018 年国家医疗保障局成立以来，药物经济学已经成为国家医疗保险谈判药品准入、基本药物准入、医疗机构药品准入的重要工具，也成为医疗机构药学部、医保办日常工作以及制药企业药品市场准入的基本技能。本版教材紧扣这一应用背景进行了重新修订，从而在第 4 版基础上，编写了《药物经济学》（第 5 版）。

本次修订主要章节增加了"新发展"相关内容，比如第四章增加了"间接比较"，第七章增加了"分区生存模型、微观模拟、离散事件模型"等新方法，进一步对接国际学术前沿以及政策应用场景。同时，为更好地满足广大师生和读者的需求，本教材为书网融合教材，即纸质教材有机融合电子教材、教学配套资源（PPT、微课、视频、音频等）、题库系统、数字化教学服务（在线教学、在线作业等）。在第 4 版书网融合教材的基础上，对于相关教学资源进行了更加多样化、立体化的设计。本教材编写分工如下：孙利华编写第一、二、三章，吴晶编写第五、七章，左根永编写第四、八、十章，伍红艳编写第三、九章，张大为编写第六章，张田甜编写第六章，贺小宁编写第五、七章，郭莹编写第三章。

第 5 版教材是由来自国内多所高等院校的编者共同努力完成，修订工作得到了编者所在院校的大力支持，在此表示衷心感谢。本教材的编写参阅了大量国内外相关资料，在此对参考文献作者一并深表感谢。

药物经济学仍然处于发展阶段，其自身还有很多有待开发的领域，由于编者能力有限，教材内容难免有疏漏和不足之处，恳请广大读者不吝赐教、批评批正。

编　者
2025 年 4 月

目 录

第一章 绪 论 微课

资源相对于无限的人类欲望的有限性被称为稀缺性。稀缺性存在于一切时代和一切社会。随着人类欲望的不断提高及人类挖掘、利用资源的手段和方法的日益迅速的改进和提高，资源的稀缺性问题日益突出。资源的稀缺性决定了一个国家、地区、组织、个人以及各个行业、各个领域所能利用的资源是有限的，增加了用于满足某种需求的资源投入，就意味着减少了用于满足其他需求的资源可用量。同一种资源往往具有多种用途，人类的欲望也有轻重缓急之分，因此，在用有限的资源去满足人们的不同欲望与需求时就必须做出选择，以使有限的资源发挥出最大的效用，尽可能多、尽可能好地满足人们的欲望与需求。稀缺性的客观存在，使得如何有效配置和最佳利用有限的资源、提高资源配置和利用效率成为国家、组织、个人所必须面对的问题。

药品是人类抗御疾病、生存繁衍的重要物质资源。全社会资源的稀缺性决定了医药领域可用资源（药物资源）的有限性，因此客观上决定了优化配置、高效利用药物资源的必要性。自 20 世纪 70 年代以来，世界各国（地区）先后出现的医药费用迅猛上涨的现实问题也充分表明了药物资源的"有限"和人们对生命质量、健康水平需求的"无限"之间的矛盾日益突出。因此，如何合理地配置药物资源、提高药物资源的使用效率，使有限的药物资源最大限度地提高生命质量、产出最大化的健康效果，是世界各国（地区）所共同面临的日益突出而重要的问题。药物经济学正是研究人们对生命和健康需求的无限性与药物资源的有限性这种矛盾现象与问题，为药物资源的优化配置和高效利用提供科学依据的一门新兴学科。

本章主要介绍药物经济学的基本概念、主要研究内容、基本方法等，目的在于帮助读者对这门新兴学科有一个总体的、概要的了解，以便于更好地了解和掌握后续的学习内容。

第一节 药物经济学概述

PPT

一、药物经济学的定义

药物经济学是在公共领域经济评价的理论与方法的基础上，结合医药领域的特殊性而发展起来的新兴学科，研究如何以有限的药物资源实现最大限度的健康效果改善的科学。药物经济学定义所界定的研究层面，直接决定着该学科的研究领域、研究范畴及研究内容。因此，药物经济学的定义是否科学、合理，将关系到这门新兴学科未来的发展和走势，关系到该学科应有作用的发挥程度。截至目前，国内外对药物经济学的定义有多种不尽相同的文字描述，尽管对药物经济学的研究范畴、应用领域等方面的界定不尽相同，但是从国内外专家、学者所给出的定义内容本身及其在给出定义时的相关阐述中不难发现，对药物经济学定义的不尽相同的文字描述中隐含着一个相同的研究目的——提高药物资源的配置和利用效率，最大限度地发挥药物资源的效用，用有限的药物资源实现健康水平的最大限度改善和提高。药物经济学的上述研究目的，已得到国内外广泛而一致的认同。

从全球公认的药物经济学研究目的出发，在借鉴国内外对药物经济学的相关定义并同时借鉴相关的其他学科的相关定义的基础上，本教材对药物经济学定义如下：药物经济学（pharmacoeconomics，PE）是应用经济学等相关学科的知识，研究医药领域有关药物资源利用的经济问题和经济规律，研究如何提高药物资源的配置和利用效率，以有限的药物资源实现健康状况的最大限度改善的科学。它是一门为医药及其相关决策提供经济学参考依据的应用性学科。

值得注意的是，药物资源有狭义和广义之分。狭义的药物资源是指药品及其使用过程中所必需的医疗产品或服务（例如，注射器及注射服务等）。广义的药物资源则不仅仅包括狭义概念范畴的药物资源，还包括在药品的研究开发、生产、流通、使用过程中所需的人力资源和各种物质资源，以及技术、资金、时间等这些决定着狭义药物资源数量、质量和经济性的资源。现阶段的药物经济学研究基本上限于药物资源的狭义范畴，而狭义概念上的药物资源的稀缺程度是随着广义概念上的药物资源的利用程度而变化的，因此更为深入、广泛、能动性的药物经济学研究应建立在广义的药物资源概念之上。也只有基于广义的药物资源概念的药物经济学研究与应用，才可能在最大限度上实现医药资源的优化配置和高效利用。鉴于目前国内外关于药物经济学的研究主要集中在狭义药物资源的层面，因此本教材的内容将主要在狭义药物资源的层面上展开。

干预方案符合安全性、有效性要求是进行药物经济学研究与评价的前提。对安全性、有效性不能满足临床客观需要的干预方案进行经济性评价没有实际意义。在此基础上，药物经济学研究的假设前提是：一定时期内，药物资源相对于人类不断提高的对生命和健康的需求而言是有限的、稀缺的。药物经济学研究的主要目的不是片面地追求药物资源的最大节约或成本最低，也不是单纯地追求预防及诊疗干预措施的结果最佳，而是综合权衡和比较与药物相关的干预方案的成本及其干预结果，力求以尽可能少的药物资源耗费获得尽可能高质量和尽可能多的有益的干预结果，进而使占全部资源合理比重的药物资源能够得到优化配置和充分利用，以实现健康状况的最大限度改善。因此，符合药物经济学预期目的的干预方案并不一定是单纯的成本最低或单纯的干预结果最佳的方案。

二、药物经济学的研究内容

从国内外对药物经济学趋于一致的研究目的不难看出，药物经济学的研究内容十分广泛，包括涉及药物资源的优化配置和高效利用，进而实现健康状况的最大程度改善的方方面面。同时，由于药物经济学所研究和评价的方案或项目将实施、作用于人体，关系到人的健康与生命，所以药物经济学研究涉及的领域较多，需要考虑的因素也较多，既包括药物资源的优化配置和高效利用等经济方面的因素，也包括社会的、人文的、情感的、伦理的等诸多非经济方面的因素。归纳起来，药物经济学研究内容主要有以下三个方面。

（1）研究药物资源利用的经济效果，对药物资源的利用程度进行评价。在这一研究领域，药物经济学的主要研究内容是评价与药物相关的干预方案或项目的经济性，也即对卫生保健系统中的与药物治疗相关的干预方案的成本（资源消耗）及其收益（临床的、经济的、人文的）进行识别、测量和比较。因此可称其为药物的经济效果学或药物经济性评价。也即对药物资源利用的现有经济性水平进行评价，从而在可供选择的多个与药物相关的干预方案中选出经济性较好的方案。

通常情况下，药物干预措施中的药品消费总是与其他医疗服务相伴发生。利用药品或其他手段对某种疾病进行预防、诊断、治疗的干预措施通常不止一种，且随着医学和药学的发展，可供人们选择的预防、诊断、治疗的干预措施日益增多。通常可以把用于某种疾病的预防、诊断、治疗的所有可供选择的干预措施、项目，称为预防或诊治该种疾病的备选方案（简称备选方案）。备选方案既包括药物的，也包括非药物的预防、诊断、治疗措施或项目。不同的备选方案通常需要耗费不尽相同的资源或代价，并产生不尽相同的诊治效果、资源节约量等结果，也即不同的备选方案对药物资源的利用程度不尽相同。药物经济学在这一研究领域主要是对备选方案的药物资源利用程度进行评价，判定方案的经济性（也即性价比），进而选出经济性最优（也即性价比最高）的方案，为药物选择、医疗决策以及相关政策的制定提供依据。

药物经济性评价是药物经济学研究的最基本内容。药物经济性评价所研究的问题包括一切对药物资源利用有经济性要求的方方面面。例如：有多种药物可以用于治疗某种疾病，对该病的治疗选择哪种或哪几种药物（联合用药）最经济？某疾病有多种预防或诊治措施可供选择，采用哪种措施最经济？对某种疾病，预防为主还是治疗为主，采用哪种措施更经济？哪些药物应列入基本药物目录？哪些药物应在医疗保险制度的报销范围之内？企业研究开发、生产、经营什么种类、什么剂型的药物最经济？对某种特定的药物而言，哪种剂型和给药途径最经济？对上述同一个有待选择的问题，站在不同立场、以不同的观点进行评价，结论会怎样？如果不同评价观点所得到的结论是矛盾的，调解矛盾的依据是什么？以及结合药物流行病学、药理学等，研究药物用于不同对象、不同时间、不同的疾病阶段所产生的经济效果间的关系，探讨药物合理的、经济的、最适宜的使用对象和使用时间等。

（2）研究提高药物资源利用程度与利用效率的途径与方法，从深层次上提高药物资源的配置和利用效率。在这一研究领域，药物经济学主要研究在实现药物的安全性、有效性的同时，如何最大限度地提高药物资源的配置和利用效率，寻求提高药物资源利用程度的途径与方法。研究的重点是如何从根本上能动地提高药物资源的利用效率。为此，药物经济学需要研究在药品的研究开发、生产、经营及使用全过程中提高药物资源利用程度的途径与方法，进而使药物资源的利用效率得到根本性的提高；研究如何通过创新来推动医药科技进步和管理水平的提高，从而在新的高度和新的层面上更好地实现药物资源的优化配置与利用等。例如，如何利用现代科学技术的方法与手段，提高药物的生物利用度等指标，使有限的药物资源所能发挥的作用得以大大提升。

（3）研究医药和经济的相互关系，探讨医药与经济相互促进、协调发展的途径。人是最活跃的生产力。经济的发展与人力资源的健康状况密不可分。医药对人力资源的健康状况有着非常重要的作用和影响。从维护人力资源健康这一角度而言，医药成本是投资。但是，人的社会角色是多样的，抛开生产力从其他角度来看，医药成本又是消费。无论将医药投入视为投资还是消费，医药投入的多少都与经济实力的强弱密切相关。医药投入与经济发展之间存在着相互作用、相互影响、相互制约、相互促进的关系。在这一研究领域，药物经济学研究一个国家用于卫生保健的投入占国民收入的多大比例较为合理？或某一地区用于卫生保健的投入占其财政收入的多大比例较为合理？在卫生保健费用中，药物支出（包括注射费等用药时必不可少的连带费用）所占的合理比例应为多大？针对具体国情，应选择什么程度的卫生保健水平和标准，以及选用什么水平的药物或药物相关的干预方案？这些内容的研究，也是预算影响分析所需要的。

从目前的研究与实践来看，药物经济学所研究的内容绝大多数属于第一方面研究领域的内容。随着药物经济学的不断完善和发展，药物经济学的研究领域与研究对象将更加广泛。

三、药物经济学的服务对象

药物经济学研究内容的广泛性，决定了其服务对象的多样性。药物经济学的研究对象包括一切对药物资源的配置和利用有经济性要求的组织和个人。如：政府管理或决策部门（药品审评部门、药品价格制定部门、药品报销目录的制定及医疗保障基金管理部门、基本药物的遴选部门等）、医疗服务提供者（医疗机构或医生）、承办医疗保险业务的保险公司、医药企业、患者等。

药物经济学的服务对象不同，进行药物经济学评价所持的观点和立场相应地也不尽相同，从全社会角度出发所进行的药物经济学评价采用的是全社会观点（通常被称作社会观点、社会角度），从承办医疗保险业务的保险公司、医药企业、患者等角度所进行的药物经济学评价采用的观点属于非全社会观点（或非全社会角度）。

> **知识拓展**
>
> 药物经济学在中国基本医疗保险药品准入中的作用
>
> 2017 年，中共中央办公厅、国务院办公厅印发了《关于深化审评审批制度改革鼓励药品医疗器械创新的意见》，提出探索建立医疗保险药品支付标准谈判机制，及时将新药纳入基本医疗保险支付范围，支持新药研发。2018 年，国家医疗保障局成立。其后，国家基本医疗保险药品目录每年调整一次。2019 年，《基本医疗卫生与健康促进法》以法律形式确立循证医学和经济性评价是调整基本医疗保险基金支付范围的依据。2022 年，党的二十大报告明确生物医药产业在创新型国家战略中的地位。2025 年 7 月，国家医疗保障局和国家卫生健康委员会印发《支持创新药高质量发展的若干措施》，进一步明确药物经济学、卫生技术评估等技术方法是医保支付标准的测算依据。

四、药物经济学的作用

药物经济学研究与评价能够为政府部门、组织机构和个人等的与医药相关的决策和选择提供科学依据，从而促进药物资源的优化配置和高效利用。从较为宏观的层面看，主要作用如下。

（一）对医药行业的作用

1. 为药物研究开发决策提供依据　药物研究开发包括新药的研制和老药的改进。新药的研究开发工作是一项投资大、风险高、周期长的系统工程，具有全球公认的"三高一长"（高技术、高投入、高风险、周期长）的突出特征。新药研究开发所需投入之多、成本之高、周期之长、风险之大，使得新药研究开发决策的正确与否关系重大。药物经济学评价可在药物漫长的研发过程中及早判定药物的经济性，从而及早做出继续或退出研究开发工作的决策，使新药研发所可能遭受的损失降至最小。此外，药物经济学研究可以为药物研究开发工作指明方向，指导药物研究开发工作在实现药品的安全性、有效性的同时考虑其经济性，使药物研究开发决策更加科学，药物研究开发更加经济、合理。

2. 促进医药企业的健康发展　在满足安全性、有效性要求的基础上，药品的经济性正日益成为决定药品能否得到广泛使用的重要因素。药品经济性的好与差，取决于药品的生命周期成本及药品的疗效。所谓药品的生命周期成本，是指药品从研究开发、生产、流通、使用直至使用后各环节所需投入的全部成本，既包括我们所熟悉的药品研究开发、生产、流通成本，也包括药品使用过程中所必需发生的成本（如注射剂的注射成本等），还包括药品使用后可能引起的不良反应的成本。药品的经济性要求，将推动医药企业不断地探寻降低药品生命周期成本（如选择经济合理的剂型、减少药物不良反应、降低生产经营成本、减少医护人员的监护成本等），提高药品疗效的途径与方法，从而使医药企业在药品的研究开发、生产和流通领域不断提高技术水平和管理水平，促进医药企业的长足发展。

3. 为制定药品政策提供依据 发展中国家有关药品的政策措施主要是以世界卫生组织倡导的基本药物概念为核心建立的国家药品政策体系，其框架主要包括法律与法规、基本药物的选择及供给与合理使用、药品经济策略、人力资源发展、检测与评价机制等。具体表现为基本药物目录、药品报销目录及药品价格政策等相关政策。一国制定药品政策的目的在于保障其国民对药品的公平可及性与持续性，促进药品的合理使用及控制药品费用的合理增长。把药物经济学研究与评价结果用于指导医药政策的制定，将起到其他方法所无可替代和比拟的重要而巨大的作用。从药物经济学的定义及研究范畴可知，药物经济学研究与评价能为科学合理地制定药品政策提供决策依据。事实也充分证明了仅仅依据药品的安全性和有效性，或单纯地依据成本来制定药品政策都不能很好地实现药品政策的目的，科学、合理、有效的药品政策的制定有赖于参考药物经济学研究与评价结果。

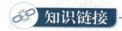

药品临床综合评价

药品临床综合评价本质上是多准则决策方法的应用，考虑的属性包括安全、有效、经济、创新、适宜、可及，经济性是其中的一个维度。2021 年 7 月，国家卫生健康委员会发布《药品临床综合评价管理指南（2021 年版 试行）》。2022 年 6 月，国家卫生健康委员会卫生发展研究中心发布《心血管病药品临床综合评价技术指南（2022 年版 试行）》《抗肿瘤药品临床综合评价技术指南（2022 年版 试行）》《儿童药品临床综合评价技术指南（2022 年版 试行）》。2024 年 12 月，国家卫生健康委员会卫生发展研究中心发布《药品临床综合评价质量控制指南（2024 年版 试行）》。

（二）对医疗卫生行业的作用

1. 为医疗决策提供依据 随着医学和药学的不断发展以及医药科技水平的不断提高，临床上用于治疗某一疾病可供选择的药品品种、规格、剂型以及相应的治疗方法与手段等越来越多，而不同品种、不同规格或不同剂型的药品以及不同的治疗方法与手段，往往具有不同的价格、不同的治疗成本和不尽相同的治疗效果，药物经济学研究与评价能够帮助医生或临床药师经济合理地选择药品、治疗方法、治疗手段等。

2. 促进医疗机构的健康发展 药品的使用通常伴随着或多或少的医疗服务。不同的医疗服务提供者（医院、医生等）所提供的相同种类的医疗服务的成本通常不同，而不同的医疗服务成本将影响干预方案的经济性。因此，医疗服务成本的高低是决定医疗机构在日益剧烈的竞争中能否占据优势地位的关键要素之一。开展药物经济学研究与评价工作，能够促进医疗机构不断地加强管理，在保证和提高医疗水平的同时不断地提高医疗服务的经济性，从而促进医疗机构不断地健康发展。

3. 为制定卫生决策提供依据 卫生决策直接关系到医药卫生资源的配置与利用效率，因此世界各国都对卫生决策的科学、合理性给予越来越多的重视。药物经济学研究与评价能为科学、合理的卫生决策提供参考依据，帮助决策部门科学、经济、合理地制定相关政策。例如，定点医院的合理选择、营利性和非营利性医院的合理确定以及对非营利性医院合理补偿幅度的确定等，都有赖于药物经济学研究与评价。此外，药物经济学研究与评价还能够为国家、组织和个人之间的利益调整提供参考依据。

（三）对人类社会的作用

1. 有利于人群整体健康效果的改善与提高 受伦理学生命至上观念的影响，世界各国对药物进行评价的传统指标曾一度仅限于安全性和有效性两大方面，医疗必需和社会责任也曾一度成为卫生决策的理论依据。然而，医药资源毕竟是稀缺的、有限的，世界各国对医药开支的经济承受力毕竟有限，这意味着医药资源并不能充分满足所有的医疗必需。因此，在医药资源有限的情况下，采用上述评价指标和决策依据的结果常常是一些人过分消费药物资源，而另一些人却得不到最为必需而基本的药物资源。也即一部分人的医药需求得到较好的满足，而另一部分人的医药需求却得不到基本的满足。医疗卫生保健的公平性与可及性的实现程度较低。因此，传统的评价指标和决策依据并不能较好地满足人群整体的医药需求，也无法使生命至上真正落到实处。只有同时全面考虑安全性、有效性和经济性，才能使所做的评价与决策真正符合伦理学要求，同时有利于人类的生存、繁衍和社会的不断进步。药物经济学研究与评价有助于医药需求被经济、合理地满足，从而使有限的医药资源能较好地满足更多人的医药需求，提高医疗卫生保健的公平性与可及性的实现程度，使人群整体的健康效果得到最大限度的改善和提高。

2. 促进医药经济与国民经济协调发展 医药投入可以被看作对人力资源的投资，它所产生的对人们健康状况的改善和提高对社会经济的发展具有重要的作用。医药经济和国民经济之间具有相互作用、相互依赖和相互影响的关系。用于医药投资的资金可用量的多少受一国经济的发展水平和综合国力的影响，同时，医药投入的多少又反过来影响一国人力资源的健康水平，并进而影响国家经济发展水平和综合国力。因此，用于医药的投入占整个国民经济的合理比例时才有助于医药经济与国民经济协调发展。药物经济学研究能够为这一合理比例的确定提供依据。

3. 提高药品使用的合理性 合理用药包含两方面含义：一方面是指从全社会角度，如何优化配置、高效利用有限的药物资源；另一方面是指如何使具体的消费者安全、有效、经济、适当地使用药物。合理用药既关系到医药资源的使用效率，又关系到人民健康等其他很多方面，因此是备受世界各国普遍关注的问题。发展中国家在合理用药方面存在的问题较多，我国不合理用药的现象十分普遍。药物经济学研究与评价能够为合理用药提供科学的参考依据，促进全社会合理用药水平的提高。

从国内外的实践来看，药物经济学具体作用的发挥主要表现为以下几方面：为新药审批提供参考；为药物研究开发决策提供依据；为药品的合理定价提供依据；为基本药物及报销药物的选择提供依据；为临床治疗路径的合理选择及合理用药提供依据；为医疗决策提供依据；为制定药品政策提供依据等。

五、药物经济学的学科性质、特点、学科地位与作用

（一）药物经济学的学科性质

药物经济学起源于成本－效益分析在药物治疗方面的应用，是 20 世纪 70 年代后期发展起来的一门新兴的、仍处于发展和完善过程中的应用学科，是一门横跨自然科学和社会科学的综合性、交叉性学科。药物经济学借用了药学、经济学、药物流行病学、卫生技术评估、统计学、决策学、循证医学、伦理学等诸多相关学科的基本原理与方法，与众多的相关学科有着较为密切的关系。

（二）药物经济学的学科特点

药物经济学具有较为突出的学科特点，具体表现为：综合性强、定量性强、比较性强、预测性强、应用性强等。

1. 综合性强 主要体现在以下两个方面。

（1）药物经济学所研究的问题具有较强的综合性，它所研究的既不是纯经济问题，也不是纯药学或纯医学问题，而是药学、医学和经济学的共同领域。药物经济学研究既涉及备选方案的经济效益问题，也涉及备选方案的医学效果问题，还涉及伦理、人文、情感及社会效益等问题，因此，药物经济学所研究的问题本身具有较强的综合性。

（2）药物经济学不是孤立的学科，它融入了经济学、决策学、统计学、药学、医学、药物流行病学、伦理学等多种学科，是一门自身理论和方法具有较强综合性的学科。

2. 比较性强 药物经济学评价过程是对备选方案的比较、选优过程。可以说，没有比较就没有药

物经济学评价结果。

3. 定量性强　药物经济学评价是药物经济学的主要研究内容之一，对备选方案的比较、选优离不开成本和收益的量化数据。虽然对难于计量的成本和收益可能需要附之以定性描述与分析，但总体而言是以定量分析为主的。

4. 预测性强　药物经济学研究的预测性特点主要表现为评价所需的成本、收益数据基于样本或模型等。药物经济学评价所使用的成本和收益数据通常来自样本，也即对有某种疾病的部分患者实施备选方案后所获得的数据，以样本的数据及其经济性评价结果来推测总体（该种疾病的全部患者）实施相应方案的经济性。基于样本或模型所得的数据只能作为对总体实际情况的预测，并不是总体发生的实际情况。

5. 应用性强　药物经济学研究与评价所用的基础数据、资料来源于实践，且研究与评价的落脚点重在指导实践。

（三）药物经济学学科的重要地位与作用

药物经济学学科虽然尚属于处在不断发展和完善阶段的新兴学科，但其重要作用已在国内外的实践中得以发挥和体现。具体来讲，药物经济学学科的重要地位与作用主要体现在以下三个方面。

（1）药物经济学学科促进了药学与其他学科的交叉、融合和发展。同时，也拓展了经济学应用的领域以及药品管理的范畴。

（2）药物经济学学科有利于提高医药资源的配置效率和医药决策的科学性，有利于提高药品管理水平。

（3）药物经济学学科有利于促进药学的发展。随着药物经济学学科的发展，促使医药领域相关标准和决策的关键要素由传统的安全、有效两大要素转向安全、有效和经济三大要素，这种系统要素的增加，一方面可能会伴随系统"涌现效应"（也即通俗而言的"$1+1>2$"的作用）的出现，同时，也对药学的发展提出了新的要求。

PPT

第二节　我国研究与应用药物经济学的必要性

一、各国研究和应用药物经济学的广泛必要性

稀缺性的客观存在，使得如何优化配置和高效利用有限的资源成为国家、组织、个人所必须面对的问题。随着新药研究开发所需投入的技术、资金、人员、时间等的大幅度增多，开发难度的不断加大，以及医药支出的不断上涨等，药物资源的"有限"和人们对生命质量、健康水平需求的"无限"之间的矛盾也随之日益突出。因此，如何合理地配置药物资源、提高药物资源的使用效率，使有限的药物资源最大限度地提高生命质量、产出最大化的健康效果，是世界各国所面临的日益突出而重要的共同问题。基于此，研究和应用旨在为有效解决上述问题提供科学依据的药物经济学对世界各国具有普遍的重要性和必要性。

二、基于我国国情的紧迫性

我国是人口大国，国家对百姓的生命和健康高度重视，人均寿命不断提升。随着老龄人口比例的上升，带病生存的人群比例随之增大，而有研究表明，老龄人群的医药费用通常为普通人群的 3 倍。同时，国家对罕见病、肿瘤等疾病负担较重的疾病领域的重视程度不断提升，对创新药的鼓励和支持力度不断提升。我国面临着与其他国家相同的问题，即用有限的医药资源去满足不断增长的生命的健康需

求，同时人口大国以及党和国家对人民高度负责的具体国情，又决定了我国解决上述问题的要求和目标更高，要用有限的医药资源更好、更多地满足人民对生命和健康的需求。因此，我国应用药物经济学指导医药实践就更为紧迫和重要。

三、药物经济性评价自身特点的客观要求

药物经济性评价不仅要考虑经济因素，还必须考虑人文的、情感的等非经济因素，而这些非经济因素又与价值观和文化背景密切相关。不同国家（地区）的价值观和文化背景不尽相同，甚至存在较大差异。药物经济学研究与评价中所需要的诸多方法与参数，都与国情密切相关，例如用于测量健康结果产出的量表的开发及与其配套使用的效用积分体系的构建、社会贴现率的确定，以及成本–效果分析、成本–效用分析中不可或缺的经济性判定标准——阈值的确定等，均需要结合本国（地区）实际，不同国家（地区）之间不能简单照搬，否则所得数据及评价结果会因不符合本国（地区）的实际而不足以指导本国（地区）的实践。

截至目前，我国在构建基于中国人群的成本–效用分析的效用积分体系、开发用于测量健康产出的量表、成本–效用阈值的确定等很多重要方面都开展了越来越多的研究，也在实际中逐渐形成了日趋明晰的国家医疗保障局在基本医疗保险价格谈判测算中未公开的成本–效用阈值。但是这些研究和探索仍有待提升和完善，特别是基于不同的测定方法得出的中国成本–效用阈值并不一致，甚至结果相差较大。无论是成本–效用分析的效用积分体系构建、用于测量健康产出的量表的开发，还是成本–效用阈值的确定等，其科学合理性都关乎药物经济性评价中的重要数据和参数的科学合理性，由此决定着对效用的测量值能够较好地反映实际值还是存在较大偏差，以及能否对干预方案的经济性做出科学判定和正确选择。因此，开展结合本国（地区）实际情况的药物经济学研究工作至关重要，是决定和影响药物经济学能否得以切实应用的基础和前提。

第三节　药物经济性评价方法与指标概述

PPT

一、经济评价指标

药物经济性评价是药物经济学的主要内容研究之一。药物经济性评价是公共领域的经济评价原则与方法在医药这一特定领域的应用。虽然医药领域面临着不同于一般领域的诸多的特色，但针对医药领域所进行的药物经济性评价毕竟隶属于经济评价范畴，与公共领域的经济评价存在着必然的内在联系以及诸多的共同或相似之处。公共领域经济评价指标与方法相对成熟，已被广泛地应用于各领域指导实践。

在公共领域的经济评价中，对一项活动或项目的考察和分析主要从两大方面进行：成本和收益。成本（cost）是为达成一事或获得一物所必须付出或已经付出的代价，通常以货币形式予以计量。收益（profit）是指有利的或有益的结果（并不是活动或项目所产生的全部结果，而是其中所期望的结果）。公共经济评价领域中用于比较不同方案经济效果的评价指标有很多。按照最常见的分类方式可将常用的经济评价指标分为三大类：时间性指标、价值性指标、效率性指标。时间性指标用时间来衡量项目对所投资金的回收或清偿能力；价值性指标反映项目的净收益绝对量的大小，也即反映项目的获利能力；效率性指标反映单位资金的获利能力，也即项目的资金使用效率。

二、药物经济性评价方法与指标

药物经济性评价是建立在公共领域经济评价的理论和方法的基础上并结合医疗领域特殊性而发展起

来的。药物经济性评价对卫生保健系统中的与药物治疗相关的干预方案的成本（资源消耗）及其收益（临床的、经济的、人文的）进行识别、测量和比较。为实现对成本和收益的比较，药物经济性评价最早使用的方法是成本－效益分析，该方法来自公共领域经济评价效率性指标中的收益－成本比指标。在公共领域经济评价中，收益－成本比指标中的成本和收益均以货币形态予以计量，而以货币计量的收益通常被称作效益，因此该指标被称作效益－成本比。与药物相关的干预项目的收益虽然有些情况下可以实现货币化计量（如预防项目的收益主要表现为卫生资源的节约，可以实现对其货币化计量），但更多的情况下则难以实现货币化计量（例如治疗项目的收益主要表现为挽救人的生命或改善人的健康等情况，较难对其实现货币化计量）。因此，对于药物相关干预方案的收益以货币予以计量虽然是必要的，但却不足以适用于所有情况。鉴于此，人们尝试着以其他指标来量化收益，效果（临床效果指标，如挽救的生命数、治愈的病例数、有效率等）、效用（人们在消费医药商品和服务时所感受到的满足程度）指标被先后用于计量干预项目或方案的收益。效用通常可转化为质量调整生命年（quality adjusted life years，QALYs）或其他指标予以计量。

收益－成本比指标中的收益，在公共经济评价领域常以效益予以计量，在药物经济学领域则以效益、效果或效用的多种形式予以计量，因此与收益的不同计量方式相对应，形成了药物经济性评价的常用方法——成本－效益分析（cost－benefit analysis，CBA）、成本－效果分析（cost－effectiveness analysis，CEA）、成本－效用分析（cost－utility analysis，CUA），以及最小成本分析（cost－minimization analysis，CMA）。最小成本分析可看作成本－效益分析、成本－效果分析、成本－效用分析在收益相同（或相当）情况下的特例，属于效率性指标，也可以视作来自通用经济评价指标中的价值性指标中的费用现值指标。

药物经济性评价常用方法之间的差异主要体现在收益的计量方面，不同方法的成本均以货币形态予以计量，而收益则分别以不同的形态（单位）予以计量，如表1－1所示。

表1－1 药物经济学评价方法

评价方法	成本计量单位	收益计量单位
成本－效益分析	货币	货币
成本－效果分析	货币	临床效果指标（如挽救的生命数、治愈的病例数、血压降低值等，包括中间指标和终点指标）
成本－效用分析	货币	质量调整生命年或其他单位
最小成本分析	货币	与被比较方案收益相同或相当

三、药物经济性评价常用指标与方法面临的问题

（一）特有指标的表现形式与客观上的内涵要求不统一

效益、效果和效用是计量收益的不同方式和方法。在目前的药物经济性评价工作中，对于常用评价方法——成本－效益分析、成本－效果分析、成本－效用分析中的成本和收益（效益、效果和效用）比，采用成本比收益（成本/收益），还是收益比成本（收益/成本），尚没有规范性要求与规定。目前较为常见的做法如下：与公共领域经济评价相同的成本－效益分析采用收益比成本形式，即效益/成本；结合医药领域特色而开发的方法——成本－效果分析和成本－效用分析则采用成本比收益（成本/收益）形式，即分别为成本/效果、成本/效用。

收益比成本形式，即效益/成本，是公共经济评价领域所一贯采用的指标形式。其经济含义是单位成本所能获得的效益。采用这一指标的适宜假设是，可供使用的药物资源有限、相对确定。与此假设相对应的评价和比较的原则是：以有限的药物资源获得好且多的收益，以实现资源的最优配置和最佳利

用。简单地说，效益/成本比指标所反映的经济含义是：药物资源有限，将其用于哪里、怎么用？才能获得最大化的健康收益。

成本比收益（成本/收益）的经济含义是获得单位收益（效益、效果或效用）所需支付的成本额。采用这一指标的适宜假设是：所要达成的干预目标或获得的收益一定。与此假设相对应的评价和比较的原则是：用最低的成本实现预定的干预目标或获得预期的收益。简单地说，成本/收益比指标所反映的经济含义是：想要达到的健康效果或所要节约的药物资源等既定，如何实现才最为经济。

虽然成本/收益和收益/成本这两个指标看似差别不大，只是分子、分母互为颠倒，似乎并不影响实际的评价和比较，但是这两个指标所蕴涵的经济意义是不同的。从药物经济学的研究目的来看，显然收益比成本（收益/成本）指标更为科学、合理。

（二）CEA 和 CUA 缺乏内生的经济性判定标准

进行经济评价需要有科学合理的评价指标，以及依据评价指标的取值情况对所评价项目的经济性予以判定的标准（即经济性判定标准）。

药物经济性评价中的成本－效益分析所采用的是与公共经济评价领域完全一致的指标——效益/成本（B/C），其中的成本和效益都以货币形式予以量化和计量，因此该指标本身存在内生的经济性判定标准，即只要 B/C≥1，则表明实施该方案是经济的；反之，则不经济。正是有了这一判定标准，才能够运用效益/成本（B/C）指标实现对单一或多个备选方案经济性的判定和比较。

药物经济学常用的评价方法——成本－效果分析和成本－效用分析，其效果或效用与成本的计量方式及计量单位（货币化计量）不同，因此不存在类似于 B/C 指标中客观的、内生于指标自身的判定经济性的标准"1"，只能人为地、外在地给出判定经济性的标准（"阈值"），这是其方法自身所存在的缺陷与不足。如果没有阈值，就意味着运用成本－效果分析和成本－效用分析对备选方案进行评价和比较时没有判定经济性的标准，因而无法得出方案是否经济以及哪个方案经济性较优的结论，也即阈值的有无决定着成本－效果分析和成本－效用分析能否切实得以广泛应用。而在卫生保健系统中，备选方案的收益难以货币化计量的情形较多，也即大多数备选方案适合采用的方法不是成本－效益分析，而是成本－效果分析或成本－效用分析。因此，如何科学、合理地制定符合本国（地区）具体情况的阈值是成本－效果分析和成本－效用分析所面临的主要问题，也是药物经济学所面临的来自其评价方法本身的挑战。

第四节　药物经济性评价步骤

药物经济性评价是药物经济学的主要研究内容之一。科学合理的药物经济性评价需要遵循一定的步骤来完成。药物经济性评价的主要步骤如下。

1. 明确问题及其预期目标　明确所要评价或解决的问题，以及通过评价所要达成的预期目标。目标决定着所研究问题的边界和范畴。

2. 明确评价的服务对象　药物经济性评价的服务对象广泛多样。不同的服务对象所追求的目标或所希望达成的目的往往不同，识别和计量成本和收益的原则和标准也就不同。因此，即使是对同一事物进行评价所得的结论往往也可能不同。进行药物经济性评价必须明确服务对象，进而明确评价立场和观点是全社会的、卫生体系的、医生的还是患者及其家属的等。

3. 确定备选方案　围绕所要解决的问题以及所要达成的预期目标，找出所有与药物治疗相关的干预方案构成备选方案。备选方案的确定需要注意以下问题：理论上应包括所有可供选择的措施或项目；必须是可行方案（指方案要合情、合理、技术上行得通等）；方案要完备且具有可比性。

4. 选择适宜的评价指标和评价方法 评价时所用的评价方法和评价指标应与所要解决的特定问题相适宜。药物经济性评价常用方法成本－效益分析法、成本－效果分析法、成本－效用分析法分别适用于收益以货币、临床效果指标和效用计量的不同方案，最小成本分析则仅适用于收益相同或相当的干预方案间的比较。不同的评价方法和指标类型具有不同的特点和适用条件，因此所要解决的问题不同，所选用的评价方法和指标类型也应随之而异。

5. 识别并计量成本和收益 成本和收益数据是进行药物经济性评价的基础和前提，正确地识别成本和收益，以及科学合理地计量成本和收益至关重要。成本和收益的识别要基于所确定的研究与评价立场和观点，即使同一干预方案，因采用的评价观点不同对其所进行的成本和收益的识别结果也可能不同。成本和收益的数据、指标等有关资料的收集往往在药物经济学研究设计的基础上进行和完成，因此药物经济学研究设计的科学性、合理性直接关系到成本和收益数据的科学、合理与否，关系到药物经济学研究与评价工作本身是否经济合理。因此，药物经济学研究设计工作是药物经济学评价的重要的基础性工作。

6. 比较成本和收益 运用所选择的评价指标和方法求算经济性评价指标值，并依据具体情况对所得结果加以必要的论述和分析，在备选方案中选出经济性好的方案，为决策提供依据和参考。

7. 进行不确定性分析 药物经济学的学科特点之一是预测性强，也即在药物经济性评价过程中所用的数据不是备选方案真正实施于总体后的实际数据，而是备选方案实施于过去的或现在的样本而得的数据。无论是成本还是收益，由于影响其数据大小的因素是多方面的，且这些因素未来的变化均具有程度不同的不确定性，加上研究条件的差异及患者的个体差异等因素的作用，以及有赖于药物经济学研究设计是否科学、合理的样本数据本身的代表性、真实性和可靠性等，所有这些影响都可能导致样本数据与总体实际发生的数据之间存在偏差，从而可能使评价结论产生偏倚或错误，最终导致相关决策的失误。

不确定性分析帮助人们了解各种影响因素可能的变化，以及发生变化时对备选方案经济性的影响程度，帮助人们提高决策的科学性，尽可能地降低决策失误的风险、减少损失。

第五节 药物经济性评价指南及其作用

PPT

一、药物经济性评价指南

药物经济性评价指南（pharmacoeconomic guidelines）是进行经济学研究与评价所应遵循的一般规范。其主要内容是基于药物经济学理论并结合本国或本地区实际情况，针对药物经济性评价步骤与过程中所涉及的诸如研究角度、成本及收益的计量范围、评价指标与评价方法的选择、贴现率的选择等问题给出建议和指导，引领本国或本地区的药物经济性评价按所推荐的方法及内容进行。旨在实现各个不同的评价主体进行药物经济性评价时，能够按照相同的评价准则进行方法等的选择以及成本、收益数据的取舍等，以提高药物经济性评价的规范性和质量，提高药物经济性评价结果的可比性。

药物经济性评价指南可以分为正式指南和非正式指南。正式指南通常指强制性使用的政府指南，非正式指南通常指推荐性使用的指南。不同的指南因各国国情、卫生保健体系、药品政策和制定者的不同，其内容上也有很大的差异。

为了规范药物经济学研究与评价，确保药物经济学研究与评价的可操作性和结果的可比性，世界上已有30多个国家或地区制定了药物经济性评价准则或指南。我国尚未制定药物经济学评价的国家指南，已有的《中国药物经济学评价指南》是中国药学会药物经济学专业委员会组织制定的药物经济性评价的方法学指南。

二、药物经济性评价指南的作用

药物经济性评价指南的主要作用之一在于提高研究的规范性进而提高可比性。理论上，药物经济性评价要求其备选方案要包括实现某一特定目标的所有可供选择的方案。备选方案是否包括了所有可供选择的方案是一个不容忽视的重要问题，它关系到所选择方案的经济性是否为切实是最佳的。假定治疗某一疾病的所有可供选择的与药物相关的干预方案有 N 个，药物经济性评价不应仅仅限于对研究者所关心的 N 个干预方案中的部分方案进行经济性评价与选择，而应该对 N 个干预方案的全部进行比较和选择，甚至还应针对病情利用现有的药物资源去构思、创造、发现或发展新的治疗方案，这样才能使备选方案包括了所有可能的（而不是其中的一部分）方案，才能确保最终所选择和实施的方案切实最优。如果仅对全部备选方案中的部分方案进行评价，则所得结论可能会误导决策。例如，临床上治疗某种疾病的可供选择的干预方案总计有 10 个，如果仅对其中的 3 个方案进行评价和比较，则所得的最优方案仅仅是被评价的 3 个方案中最经济的一个，并不一定是 10 个方案中最经济的那个，因此可能误导相应的选择和决策。然而，在现实的评价工作中，因各方面条件的限制，常常难以由一个评价主体对所有可能的备选方案进行全面的评价，而通常是某个评价主体便于对全部可供选择的备选方案中的一部分进行评价，全部可供选择的备选方案的药物经济学评价工作由不同的多个评价主体分别完成。为确保不同评价主体所得的评价结论具有可比性，客观上要求各个评价主体必须按照相同的评价准则进行评价。药物经济性评价指南的作用就在于可以有效规范不同的评价主体所进行的评价工作，从而使其各自分别进行的评价结果具有可比性。

此外，鉴于药物经济学是一门新兴学科，药物经济性评价工作在很多国家（地区）尚未广泛开展，药物经济性评价指南可以为进行药物经济性评价的研究者提供指导，为相关决策部门的决策者提供评估依据和参考。

综上可见，药物经济性评价指南是切实而广泛地开展药物经济性评价工作所不可缺少的。

答案解析

思考题

随着药物经济学在我国的应用日益广泛，其在创新药的基本医疗保险准入、商业健康保险准入、医疗机构药品准入及合理用药等方面将发挥越来越重要的作用。请结合上述背景回答下述问题：

1. 药物经济性评价的步骤是什么？

2. 药物经济性评价结果如何更好地服务于创新药基本医疗保险准入、商业健康保险准入、医疗机构准入？

3. 药物经济性评价指南的作用是什么？

（孙利华）

书网融合……

本章小结

微课

习题

第二章　成本的识别、计量与比较 微课

　　成本是经济学中一个非常重要的概念，是各种形式的经济评价的核心内容。药物经济性评价指标的测算离不开成本和收益这两大要素，没有成本、收益数据就无法实现对备选方案经济性的评价与比较。

　　成本研究是药物经济性评价的基础，也是疾病经济负担研究的主要内容。成本的概念、识别及其计量的科学、合理与否，直接关系到药物经济学研究与评价结果的科学性、合理性。因此，明确药物经济学研究与评价中的成本概念及其构成，掌握其识别与计量的方法，是药物经济学研究与评价的重要内容。

第一节　成本的定义与分类

PPT

一、成本的定义

　　在经济评价中，成本是指为了达成一事或获得一物所耗费的资源或所付出的代价，通常以货币支出的形式予以计量。

　　药物经济学中的成本概念服从于公共领域经济评价中的成本概念，在此基础上，结合医药领域的特点，可以将其具体化为：药物经济学研究中的成本是指实施预防、诊断或治疗等干预项目所耗费的资源或所付出的代价，包括所消耗人、财、物、时间等资源，以及因实施干预方案而产生的恐惧、不安、痛苦、行动不便等。

　　药物经济学中的成本概念不同于一般会计核算中的成本概念，也不同于日常生活中所常用的"费用"，更不同于价格。在药物经济性评价中，成本是指实施预防、诊断或治疗项目所消耗的资源或所付出的代价的机会成本；费用是实施预防、诊断或治疗项目所发生的实际支出；价格则是用于计量成本的货币尺度。

　　机会成本（opportunity cost）是指将某种具有多种用途的资源用于某种特定用途时所放弃的置于其他用途时可能带来的最大收益。或者说，当面临多个选择机会时，因选择了某个机会而不得不放弃其他的机会，因而也就放弃了利用其他机会所可能获取的收益，在所放弃的所有机会中可能获得的最大收益就是所做选择的机会成本。只要资源是有限的，做出某种选择或决策就必然包含着机会成本。机会成本不是实际发生的支出，而是在评价和决策过程中需要予以认真考虑的客观因素。考虑机会成本的意义在于有利于资源的优化配置和高效利用。

二、成本的分类

无论是公共领域的经济评价还是药物经济学研究与评价，为了便于研究和计算，优化成本管理，通常根据不同的需要从不同的角度对成本进行分类。药物经济性评价中常见的成本分类如下。

（一）医疗成本和非医疗成本

药物经济学研究与评价中，最为常用的成本分类之一是按照所发生的成本与医疗的相关性而将成本分为医疗成本与非医疗成本。

1. 医疗成本（medical cost） 是指实施某预防、诊断或治疗等干预项目所消耗的医疗产品或服务。如：预防接种的疫苗成本，医疗过程中的药品成本、化验成本、注射成本、手术成本，防治疾病过程中直接消耗的卫生材料和低值易耗品的成本等。

2. 非医疗成本（nonmedical cost） 是实施预防、诊断或治疗等干预项目所消耗的医疗资源以外的其他资源。也即在实施预防、诊断或治疗项目过程中，所需耗费的医疗产品或服务之外的产品或服务，或所需付出的医疗成本之外的代价，如患者为到达治疗地点所需负担的交通成本、家人陪护所需的租房成本、患者本人及其家人的误工损失等。

（二）直接成本与间接成本

从已有的文献来看，对药物经济性评价中的直接成本与间接成本的划分标准不尽相同，常见的划分标准如下。

1. 按照是否需要分摊而进行划分

（1）直接成本（direct cost） 是指实施预防、诊断或治疗项目所发生的无需进行分摊而可直接计入该项目的成本。具体来说，一种资源仅被消耗于一种产品、服务或项目中，则该种资源耗费就是该种产品、服务或项目的直接成本。如药品成本、一次性注射器的成本等医疗成本，以及患者及其陪同家属因专程为诊治疾病而发生的交通成本等非医疗成本，都是所采取的干预项目的直接成本。

（2）间接成本（indirect cost） 是指不能直接计入而需要按一定标准分摊计入各种相关项目的成本。具体来说，间接成本就是被两个或两个以上项目所共享的一种资源消耗。如医院的行政管理成本、辅助科室成本、固定资产折旧等。间接成本的特点是资源同时被多个（两个或两个以上）项目或服务所使用，无法、也不应该直接计入其中的某一个项目中去，该资源的成本应该在所有这些项目之间被分配。

2. 按照成本与医疗服务的相关性进行划分

（1）直接医疗成本（direct medical cost） 是指与获得或提供医疗服务直接相关的成本。如：药品耗费、防治疾病过程中所消耗的医疗产品或服务。

（2）间接医疗成本（indirect medical cost） 是指与获得或提供医疗服务间接相关的成本。如：患者及其陪同家属因诊治疾病而发生的交通成本等。

显然，这种划分标准与医疗成本和非医疗成本的划分标准重叠，因此导致实际中常见医疗成本与直接成本相混淆、非医疗成本与间接成本相混淆的问题。

3. 按照是否伴随货币的转移而进行划分

（1）直接成本 指伴随着货币转移的资源耗费。如：来自医护人员的对重症患者的护理，医疗服务中的检查费和药品费等。

（2）间接成本 则是不伴随着货币转移的资源耗费。如：来自家庭成员的对患者的无偿护理，因病而致的患者本人及其家人的误工损失等。

直接成本与间接成本的划分不是绝对的，而是随着所研究问题的系统边界的变化可相互转化的。随着系统边界的扩大，间接成本通常可转化为直接成本。例如，在某一专门的卫生服务中，如结核病的专门防治机构，其所投入的全部产品或服务的成本都是防治结核病的直接成本，包括管理人员的工资、固定资产折旧和办公费等，而在综合医院中，管理人员的工资、固定资产的折旧等却是需要被多个科室所分摊的成本，属于间接成本。

（三）有形成本与无形成本

按照是否伴随资源耗费，可将成本分为有形成本和无形成本。

1. 有形成本（tangible cost）　是指在实施或接受医疗干预项目过程中所消耗的产品或服务的成本，其特点是伴随着资源的耗费而发生。

2. 无形成本（intangible cost）　也叫隐性成本，是指因疾病引起的或因实施医疗干预项目而引起的患者及其亲朋的行动或行为不便、肉体或精神上的痛苦、忧虑或紧张等，以及由医疗干预项目引发的医院声誉受损或社会不安定等。此类成本的特点是其发生并不伴随资源的耗费。无形成本是真实存在的，也是进行方案选择时需要考虑的。

在上述不同的成本分类中，实际应用较多的是直接医疗成本、直接非医疗成本、间接成本和无形成本的概念。其中，直接医疗成本、直接非医疗成本的概念是建立在医疗成本与非医疗成本划分的基础上，并融合了是否与医疗成本与非医疗成本直接相关的标准而划分的；间接成本通常指误工、亡故等成本。

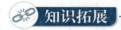　**知识拓展**

我国药物经济学应用中的成本测算

药物经济性评价中的成本有多种分类，不同类型的成本其测算难度和数据可获得的难易程度不尽相同，甚至差异巨大。我国国家医疗保障局每年组织开展国家基本医疗保险药品价格谈判，要求作为重要决策依据的药物经济性评价优先从医疗卫生体系角度测算直接医疗成本。

除上述最常见的成本的划分类型外，在药物经济学研究中还应注意疾病自身成本与疾病治疗成本的区分。疾病因消耗资源而具有成本。按照是否对疾病采取医疗干预措施而对成本进行划分，可将成本分为疾病自身成本和疾病治疗成本。疾病自身成本指在不采取任何医疗干预措施情况下因病所需付出的代价，包括因病而致的生产能力丧失或失能以及死亡的损失，患者及其家属的误工损失，以及疼痛或痛苦等无形成本等。疾病治疗成本指为诊断、治愈、缓解或控制疾病所消耗的资源或所付出的代价，也即患者因病而采取医疗干预措施所需付出的代价，包括所消耗人、财、物、时间等资源及因实施干预方案而产生的恐惧、不安、痛苦、行动不便等。

对疾病自身成本和疾病治疗成本的划分，首次出现于本教材的第一版。此前，在国内外已有书籍中能够发现的只有关于对疾病成本（cost of illness）的认识和定义。在 J. Lyle Bootman 等人所编写的《药物经济学原理》（*Principles of Pharmacaeconomics*）一书中疾病成本被定义为：指因疾病而造成的资源消耗和代价，包括治疗疾病所消耗的医疗资源及相关的非医疗资源、因病而致的生产能力丧失或失能，以及疼痛或痛苦等无形成本之和。显然，这一定义包含了疾病自身成本和疾病治疗成本两方面成本，并没有对这两方面成本进行划分。疾病治疗成本伴随着医疗干预方案的实施而发生。实施医疗干预方案的目的是治疗、预防疾病或减缓疾病的严重程度，当这一目的得以实现时，疾病自身成本随之降低，减少了的疾病自身成本是所实施的医疗干预方案的收益。也即，支付疾病治疗成本的目的在于减少或降低疾病自身成本，疾病自身成本通常随着疾病治疗成本的变动而呈反向变动。由此可见，将疾病成本进一步细分为疾病自身成本和疾病治疗成本，才能更为准确、合理地识别和计量成本与收益。

除上述成本的划分外，在药物经济学研究中还常用到以下的成本概念。

固定成本（fixed cost）：在一定时期和一定业务量范围内，不随产出量（产量或服务量等）的变动而变动的成本。

变动成本（variable cost）：随产出量的变动而变动的成本。

平均成本（average cost）：单位产出或服务的资源消耗，即总成本/总服务量或总产出。

边际成本（marginal cost）：多提供一单位产品或医疗服务所需增加的成本量，也就是多生产一单位产出而导致的总成本的变化值。例如，提供 M 单位的医疗服务的总成本为 C_M，提供（$M+1$）单位的医疗服务的总成本为 C_{M+1}，则此状况下的边际成本应为 $C_{M+1}-C_M$。

第二节　成本的识别

PPT

科学、正确地识别成本是科学、合理地计量成本的基础和前提，是进行药物经济性评价最为基础和首要的内容。

一、成本的识别原则

成本是相对于目标而言的，是对目标的负贡献。也就是说，在实施预防、诊断或治疗等干预方案的全过程中，凡是对目标构成负贡献的，就是该项目的成本。因此，明确目标是识别成本的基础和前提。

因为进行药物经济性评价的服务对象可以是患者、医疗机构、保险公司、政府管理或决策部门等，不同服务对象的目标往往不同，由此导致成本的边界和内容不同，因此即使对同一方案进行的药物经济性评价，其成本识别的结果也会因不同的服务对象从不同的角度出发而有所不同。

二、成本的边界划分

成本的边界划分服从于评价目标。药物经济性评价的服务对象不同，所追求的目标就不同，评价中所持的观点或所站的立场也就不同，所研究与评价的问题的成本边界随之而异。

（一）从医疗机构角度出发的成本

医疗机构的目标是保持公益性前提下的自身效益最大化，凡是减少其自身收益或增加其自身成本的就是医疗机构观点下的成本。

从医疗机构角度出发的成本，通常只包括需要由其提供的医疗产品或服务的成本，即医疗成本，包括直接成本（具体指直接医疗成本）和间接成本（具体指间接医疗成本）。通常不包括非医疗成本及无形成本。

（二）从保险公司或医疗保障部门角度出发的成本

保险公司的目标是收取的保险费最大化和自身支出费用最小化的统一，凡是增加公司支出的就是保险公司观点下的成本。

医疗保障部门的目标是以有限的保障资金投入，获得尽可能多、尽可能好的被保障群体的健康产出。

从保险公司或医疗保障部门角度出发的成本，通常只包括医疗成本中的报销部分，而不包括非医疗成本及无形成本。

（三）从患者角度出发的成本

从患者角度或观点进行药物经济性研究与评价时，患者的目标是用最少的个人支出和无形成本获得最佳的预防和诊治结果，成本的边界就是患者及其家庭自身。因此，因病而需要由患者个人及其家庭付出的成本或健康损失都是患者角度下的成本。例如，某疾病的全部诊治成本中的自费部分。而由患者个人及其家庭之外付出的成本，如医药费用中的可报销部分，虽然用于患者却无需患者及其家庭支付，因此不是患者角度下的成本。

从患者角度出发的成本主要包括：由患者个人及其家庭负担的医疗成本、非医疗成本，直接成本、间接成本（如误工成本等），以及无形成本。

（四）从全社会角度出发的成本

为国家层面的决策提供依据的药物经性评价需要采用全社会观点。从全社会角度进行药物经济学研究与评价时，所追求的目标是以有限的全社会药物资源实现国民总体健康结果产出最大化，成本的边界是整个国家。因此凡是因项目或方案而引致的本国社会资源的减少就是成本，既包括患者的自费部分，也包括非自费部分。全社会观点下的药物经济性评价，不论所发生的成本由患者及其家庭、保险公司、医疗保障部门、政府负担，还是由国内任何单位或个人的补贴或捐助负担，只要耗费了本国的资源就都是该评价观点下的成本，包括直接成本和间接成本、医疗成本和非医疗成本、有形成本和无形成本等成本分类中所涉及的所有成本。但是，如果成本由国外组织或人员负担，则因为所耗费的资源来自本国之外，没有减少国内资源可用量，因而不再是该评价观点下的成本。

三、成本识别中需要注意的问题

成本识别的关键是必须包括所有相关的资源耗费或代价，而不仅仅是那些显而易见的或是容易确定的资源耗费或代价。成本识别中需要注意的主要问题是对成本的识别既不能重复也不能有遗漏，为此需要特别注意评价角度不同对成本识别所带来的影响、把握成本与收益的辩证关系等问题。

（一）注意评价角度不同对成本识别的影响

成本是相对的，随着目标的变化而变化。在某一目标（评价角度）下的成本，在另一目标（评价角度）下可能就不是成本。例如，患者为诊治疾病而支付的交通成本，从患者或全社会的角度进行成本识别，则是成本；但是从医疗机构角度来看就不是其成本。

全社会观点下的药物经济学研究与评价不仅要考虑前述所介绍的各项成本，而且要考虑外部成本（external cost）。外部成本指因实施某方案而导致的、无需该方案自身承担的成本。如对某传染病有采取诊治和不诊治两种方案，如果患者选择不诊治方案，则基于患者角度的成本就是其自己及家庭所需付出的该传染病的疾病自身成本；但从全社会角度来看，因该传染病未采取干预措施而对其他健康人群造成了传染，并由此导致了相应的诊断和治疗成本，这些诊断和治疗成本就是最初的患者选择了对该传染病不治疗方案的外部成本。该外部成本虽不由最初的传染病患者承担，但毕竟会导致社会为此耗费资源、付出代价，因此在全社会观点下的药物经济性评价中应予以识别和计量。

（二）把握成本与收益的辩证关系

成本可能随着备选方案的不同而不同。在一组备选方案的某个方案中是成本，在另一方案中可能变为收益。

在经济评价中，通常把维持原状或现状视作备选方案之一，且称该方案为"0方案"。参照此做法，在药物经济性评价中，可以把不采取任何医疗干预措施的方案称作"0方案"，并作为备选方案之一；把实施预防、诊断或治疗等医疗干预的情况称为"非0方案"。如果疾病自身成本就是"0方案"的成本；而备选方案中的"非0方案"，往往可减少疾病自身成本甚至使其完全不复存在，这种减少或消失了的疾病自身成本是"非0方案"的收益，而不是成本。可见，疾病自身成本的全部是0方案的成本，疾病自身成本的部分或全部是非0方案的收益。

再如，如果"0方案"导致的患者的误工时间为20天，可供选择的两个"非0方案"（甲、乙）均可缩短患者的误工时间，甲方案可将患者的误工时间缩短为15天，乙方案可将患者的误工时间缩短为10天，则对于甲方案而言，比乙方案所少缩短的5天误工成本就是其成本项；而对于乙方案而言，比甲方案所多缩短的5天误工成本就是其收益项。需要注意的是，这5天的误工成本只能以上述的成本项或收益项计入一次。

（三）发现并及时剔除沉没成本

沉没成本（sunk cost）是指以往发生的与当前决策无关的成本。沉没成本是已经付出的、无论当前做出何种选择都不能挽回或被收回的成本。具有理性的决策只能忽略它，也即在药物经济性评价或决策过程中，对沉没成本不予计算和考虑。因此，在成本识别过程中，需要准确识别沉没成本并及时予以剔除。

第三节　成本的计量

PPT

正确、合理地计量成本是确保药物经济性评价结果科学、合理的基础和前提。

一、成本的计量原则

从理论上讲，在实施预防、诊断或治疗项目的全过程中，凡是需特定的评价主体所付出的人、财、物、时间等资源的消耗及恐惧、痛苦、不便等代价都应计入该评价主体的成本项。既不能有遗漏，也不能有所重复，更不能把非成本项计入成本。

在实践中，鉴于间接成本、直接非医疗成本及无形成本等的难以计量，包括我国在内的世界上绝大多数国家目前要求必须计入的成本都仅为直接医疗成本，在此基础上建议具备条件或需要时计入直接非医疗成本、间接成本及无形成本等成本项。此外，在实际的评价中，主要的间接成本——误工成本通常以干预方案的收益形式予以计量。因此，对成本计量的介绍将主要围绕直接医疗成本而展开。

二、成本计量的步骤及主要内容

药物经济学研究与评价中的成本的计量可通过以下5个步骤来完成：①识别所消耗的资源或代价；②计数每一种资源或代价的单位量；③赋予资源或代价以货币价值；④考虑资金时间价值，调整时间上的差别（贴现）；⑤进行敏感性（也称为敏感度）分析。

步骤①的内容主要在成本的识别阶段完成，步骤⑤的内容通常在药物经济性评价的不确定性分析部分进行。因此，在成本计量阶段所要进行的主要内容是：计数每一种资源或代价的单位量、赋予资源或代价以货币价值，以及对已经通过前述内容实现了货币化计量的成本进行贴现。

在药物经济性评价中，成本数据的收集至关重要。研究者需要从不同的数据来源中提取患者的费用信息，这些数据可能来自临床试验、真实世界研究、医疗数据库、保险理赔记录等。不同数据来源在患者特征、治疗环境以及费用构成上存在差异，因此如何选择合适的患者数据以及采用恰当的统计指标（如平均数、中位数等）直接影响成本测算结果的代表性和准确性。

（一）成本数据选择的理由

具体选择哪种成本数据构建模型取决于研究目的、数据质量、患者代表性和模型假设。

1. 研究目标影响成本数据选择　如果模型是为提交给监管机构或用于药物上市前评估，通常优先使用临床试验数据，因为这些数据更严谨，能直接反映药物的临床试验结果，且监管机构通常更认可试验数据。如果目标是支持药物定价、医保报销或真实世界效果评估，真实世界数据更合适，因为它能反映药物在实际使用中的成本和资源消耗。但是，我国基本医疗保险药品价格谈判中，创新药尚未充分在市场上销售，即申请进入基本医疗保险药品目录，这种情况下临床试验数据由于因果关系明确，是更为合理的数据来源。但是在续约谈判中，真实世界数据更为合适。

2. 数据质量与可获得性 如果临床试验数据详细记录了每名患者的治疗成本（如药物剂量、住院天数、检查费用等），且样本量足够，这种数据适合直接用于模型。如果真实世界证据（RWE）的成本数据完整（如包含所有直接医疗成本和间接成本），且数据来源可靠（如医保数据库或医院 HIS 系统），则优先使用。但若数据缺失严重（如部分患者成本未记录），需谨慎使用。

3. 患者代表性 临床试验人群可能不代表目标患者群体（如排除重症患者或老年人），导致成本数据偏离实际。真实世界数据通常覆盖更广泛的患者，能更好地反映目标人群的成本，但需注意人群异质性对成本的影响。

4. 模型假设 决策树或马尔科夫模型通常需要平均成本或状态转移成本。如果临床试验数据能提供明确的成本分布（如每名患者的平均治疗成本），可直接用。若 RWE 数据更能捕捉状态间的真实成本（如疾病进展后的住院费用），则用 RWE。对于个体模拟模型（离散事件模拟），如果每名患者都有独立成本数据，RWE 可能更适合，因为它能保留个体变异性，而临床试验数据可能过于标准化。

（二）成本数据选择的具体策略

基于上述成本数据选择的原则，提出下列成本数据选择的策略。

1. 优选选择策略 一般情况下，真实世界数据更适合药物经济学模型，因为它反映实际医疗环境中的成本，与决策者的需求（如医保支付意愿）更相关。但前提是数据质量高且代表性强。计算所有患者的平均成本，作为模型的基线输入，这种方法简单，适用于大多数情况。对成本数据拟合分布（如伽马分布，常见于成本数据），用于概率敏感性分析（PSA），反映成本的不确定性。如果患者特征差异大（如年龄、疾病分期），可按亚组计算成本，分别输入模型。

2. 折中选择策略 用临床试验数据校准效果（如生存率、疾病控制率），用 RWE 估算成本。这种方法常见于药物经济学文献中。也可以在基线分析中选择一种数据（如 RWE），然后用另一种数据（如临床试验数据）进行敏感性分析，测试成本选择的稳健性。

3. 数据处理策略 如果使用临床试验数据，需调整试验中的成本（如去掉协议驱动的额外检查费用），使其更接近现实。如果使用 RWE，需对成本数据进行统计处理（如计算均值、中位数，剔除异常值），并考虑通货膨胀或地域差异。

三、计数资源或代价的单位量并赋予其货币价值

计数资源或代价的单位量并赋予其货币价值是在识别所消耗的资源或代价之后进行的。理论上要求将所消耗的资源或代价全部识别出来，并予以计量。但是，现实中这样做的结果可能是行不通的或不经济的。科学、合理的做法应该是剔除数量相对很小、对评价结果不会有实质性影响的资源或代价，集中力量计量需要计量的资源或代价，但这种剔除必须是在识别出全部所消耗的资源或代价，并依据资源或代价的数量及其对评价结果影响的重要程度评价之后进行。

对每一种需要计量的资源，首先应该明确用于计数其数量的单位，例如：药物的计数单位为使用剂量，误工时间的计数单位为天数，耗费的医、药、护人力资源的计数单位为该类人员的服务时间（小时）等；其次，利用该计数单位计算出所消耗资源的数量；最后，对所识别和计数的资源赋予其货币价值。价格是价值的货币表现，因此，赋予资源以货币价值必然离不开价格问题。资源消耗单位数与该资源单位价格的乘积就是该资源的货币价值。例如，某项目的实施需要共计 4 小时的药师服务，该药师服务的价格每小时 25 元，则该药师服务的货币价值就是 100 元。

将资源消耗量以计数单位来计量有助于对不同资源对总成本的影响程度做出进一步判断。每位患者

"需要消耗价值100元的药师服务"和"需要共计4小时的每小时25元的药师服务"这两种表达方式相比,前者所揭示的信息少于后者,没能阐明反映药师服务价值的价格,因此也就无从判定所计数的服务量及反映药师服务价值的价格的合理性。

四、成本计量中所使用的价格

成本是依据商品或服务价值的货币表现——价格计量的,在合理计数所消耗资源的基础上,能否赋予所消耗的资源以准确、合理的货币价值,也即能否准确计量备选方案的成本,取决于所采用的价格是否合理。

(一)非全社会角度评价中的价格

在以患者、医疗服务提供方及保险公司等非全社会观点进行的药物经济学研究与评价中,追求的目标是患者或医疗服务提供方或保险公司所实际支付的资金尽可能少,以及其实际所获得的收益尽可能多,因此采用的价格是反映备选方案实际收支的交换价格,即评价主体在实施备选方案时与外界进行商品或服务交易的实际价格。例如,从医院观点来看,计量药品成本时所用的价格是药品的实际购入价格加上医院相关人员在药品采购中付出的劳动价值(不包括因出售药品而获得的利润);而从患者观点来看,药品的成本则是医院所出售的药品的价格(包括了医院因出售药品而赚取的利润)。

(二)全社会角度评价中的价格

从全社会角度进行的药物经济学研究与评价,追求的目标是全社会药物资源的配置与使用效率的提高,采用的价格应真实反映资源的经济价值。如果实际交换价格能反映资源的经济价值,那么以全社会观点进行的药物经济学研究与评价就也应当采用这种价格。然而,在现实经济中,能真实反映实际经济价值的交换价格体系只能在比较完善的市场机制下形成。而药品及医疗服务自身性质及作用等方面的特殊性,使得世界上绝大多数国家都对药品及医疗服务市场进行较多的行政干预与管理,从而导致药品及医疗服务的实际价格往往不能真实反映其实际的经济价值。

在以全社会观点进行的药物经济学研究与评价中,为使药物资源得到合理配置和有效利用,必须使用能够真实反映其经济价值的价格。这种价格在经济评价中被称为影子价格。所谓影子价格,是指商品或生产要素可用量的任一边际变化对目标的贡献值。简单地说,就是人为确定的能够真正反映商品或生产要素实际价值的价格。一般而言,备选方案的投入物的影子价格就是它的机会成本——资源用于国民经济其他用途时的边际产出价值,也即资源用于该方案而不能用于其他途径时放弃的边际收益。备选方案产出物的影子价格就是消费者的支付意愿——消费者为获得产品或服务所愿意支付的价格。

十分准确地确定影子价格非常困难,往往需要花费相当多的时间和精力,使得经济评价本身的经济性大大降低。因此在实际的药物经济学研究与评价中,影子价格的确定只要求相对准确即可。本着科学合理、简便实用的原则,考虑到现实经济中的交换价格毕竟是对资源价值的一种估价,且这种价格信息又是最大量、最丰富地存在于现实经济之中,因此获得影子价格的基本途径是以交换价格为基础(外贸品——其生产或使用会直接或间接影响国家进口或出口的产品或服务,可分为直接进口与出口、间接出口与进口、出口占用及进口替代的产品或服务——影子价格的基础是国际市场价格;非外贸品——其生产或使用不影响国家进口或出口的产品或服务,可分为天然非外贸产品或服务和非天然的非外贸产品或服务——影子价格的基础是边际生产成本或国内交换价格),将交换价格调整为影子价格。

五、成本的折现

干预项目的实施及其预期目标的实现通常不是一蹴而就的,而是需要延续一定的时间,并通常在不同的时点支付不尽相同的成本,对重大慢性病的干预项目尤为如此,往往干预项目的作用或影响时间会延续数年。当干预项目的作用或影响时间超过一年时，计量该干预项目的成本就需要进行折现（也叫贴现），而不能将不同年份发生的成本额进行简单的加和，原因在于资金具有时间价值。

不同时间发生的数额相等的资金在价值上存在差别。把不同时间发生的数额相等的资金在价值上的差别称为资金的时间价值。资金的时间价值可以从以下两个方面予以理解：①随着时间的推移，资金伴随着生产与交换的进行而不断地运动，给投资者带来利润，表现为资金的增值；②资金一旦用于投资，就不能用于现期消费，资金的时间价值体现为对放弃现期消费的损失所应做的必要补偿，主要表现为利息。

资金时间价值是客观存在的，在经济评价中必须予以考虑，药物经济性评价也不例外。资金时间价值的客观存在，决定了不同时点发生的资金不能直接相加和比较，而在药物经济学研究与评价中，通常会遇到对干预周期超过一年的干预方案进行成本测算的问题，因此需要掌握有关资金等值折算的知识与方法。资金等值是指在不同时间发生的数额不相等的资金具有相等的价值。基于资金等值的概念，可以实现将某一年份发生的资金折算成另一年份的等值金额，这种折算叫作资金等值折算。最常见的资金等值折算形式是折现（也叫贴现），因此下面将主要对折现的概念和计算方法进行介绍。

（一）折现的概念

把将来某一时点发生的资金额换算成现在时点或相对于该将来时点的任何较早时点的等值金额，这一换算过程就叫作折现（discounting）。通常把未来时点发生的资金金额称为将来值或未来值，把折现后所得的资金金额称为现值。将来值与其折现后的现值数额不相等，但价值是相等的。例如，三年后发生的 M 元医疗成本可折现为现在时点的 N 元，从数额上看 $M \neq N$，但两者的价值相等。

（二）折现的公式与计算

进行折现计算时需要使用反映资金时间价值的参数，这一参数叫折现率（discount rate），通常以符号 i 表示。

如果未来第 n 年末的成本额为 F 元，在折现率为 i 的情况下进行折现，则计算其现值（P）的公式为：

$$P = F(1 + i)^{-n} \text{ 或 } \quad P = \frac{F}{(1 + i)^n} \tag{2-1}$$

如果从现在开始，未来第 1、2、3、……、n 年的年末发生的成本额依次为 F_1、F_2、F_3、……、F_n，P_t 为 F_t 的现值，则计算所有这些成本额的现值之和的表达式为：

$$P = \sum_{t=1}^{n} P_t = \sum_{t=1}^{n} F_t(1 + i)^{-t} \tag{2-2}$$

基于上述情况，当未来第 1、2、3、……、n 年的年末发生的成本额均相等时，也即 $F_1 = F_2 = F_3 = \cdots = F_n = A$ 时，则所有这些成本额的现值之和可用如下公式求算：

$$P = A \frac{(1 + i)^n - 1}{i(1 + i)^n} \tag{2-3}$$

备选方案资金发生的时点通常并不是恰好在某年的年初或年末，而计算现值的公式却要求资金发生的时点必须在某年的年初或年末。为此，在进行折现计算时，通常需要对备选方案的成本的发生时点进行简化处理，即把每个年份实际发生在不同月份的成本都假定其发生在该年的年初或年末。从已有的药物经济性评价文献来看，常用的处理方法有两种：①假定每年所发生的成本均在当年的年初发生；②假定每年所发生的成本均在当年的年末发生。成本发生的时点不同所得的现值随之不同。例如：某疾病的预防有两个备选方案 A 和 B 可供选择，两方案在各年发生的成本见表 2-1，贴现率为 3%。

表 2-1　某疾病两种预防方案的成本数据

年份	方案 A 的成本（万元）	方案 B 的成本（万元）
1	30	10
2	20	10
3	0	10
4	0	10
5	0	10
成本合计（不考虑贴现）	50	50

如果不考虑成本的折现，则两方案的成本总额均为 50 万元。两方案成本相同。显然，不考虑资金的时间价值是不客观、不科学和不符合实际的。

在考虑资金的时间价值的情况下，如果假定每年的成本均在当年的年初发生，则两方案的成本现值分别为：

$$P_A = 30 + 20 \times (1 + 3\%)^{-1} = 49.42（万元）$$

$$P_B = 10 + \frac{10 \times \left[(1 + 3\%)^4 - 1\right]}{3\% \times (1 + 3\%)^4} = 47.17（万元）$$

如果假定每年的成本均在当年的年末发生，则两方案的成本现值分别为：

$$P'_A = 30 \times (1 + 3\%)^{-1} + 20 \times (1 + 3\%)^{-2} = 47.98（万元）$$

$$P'_B = \frac{10 \times \left[(1 + 3\%)^5 - 1\right]}{3\% \times (1 + 3\%)^5} = 45.80（万元）$$

可见，将每年所发生的成本假定均在当年的年初发生与假定均在当年的年末发生这两种简化处理方式所得的成本现值不同，处理方法有待统一，以避免由此导致的药物经济性评价结果的差异。

（三）折现率的选择

在进行折现时需要使用折现率。折现率是经济评价中的重要参数，自然也是药物经济性评价中的重要参数，科学合理地选择和确定折现率至关重要。

1. 合理选择折现率的重要性　折现率是反映个人和社会对时间偏好的一个重要参数，是反映资金时间价值的基准尺度。折现率的选择和确定是否恰当及其取值的大小，直接关系到对资金时间价值的量度是否科学、合理，关系到经济评价中各备选方案的评价指标值的大小，进而关系着备选方案的取舍。因此，折现率的取值是否科学、合理，直接决定着经济评价结论的科学、合理与否，进而关系到相关决策的科学、合理与否。

2. 折现率的影响因素及其选择原则　折现率的确定受未来的投资机会、项目风险大小、资金来源的构成、国民的时间偏好以及通货膨胀等多种因素的影响，会随着国情不同、时间不同、评价主体的不同而不同。

对于社会公共项目的折现率，传统上一直有两种常用的选择方法：①最低希望收益率法；②社会时间偏好率法。前者又称为最低可接受的收益率或最低要求收益率，它是投资者从事投资活动可接受的收益率的最低值。后者是指未来消费对现时消费的边际替代率，即社会因放弃现在消费进行投资而希望在未来得到的回报率。

从个人角度出发的经济评价中，在遵循客观合理性和主观愿望相结合的基础上，对折现率选择的自由度较大；但是从某一组织（企业或部门等）角度出发的经济评价中，则通常选择投资项目所在行业的基准折现率；从全社会角度出发的经济评价中，所选择的折现率为社会折现率。基准折现率和社会折现率的恰当选定是一个极为重要又十分困难的问题。基准折现率和社会折现率的确定通常由国家相关部门组织进行。

在目前的药物经济性评价中，折现率的选择通常遵循两个惯例：①采用官方的药物经济性评价指南中建议的折现率；②在没有官方折现率的情况下，有研究者建议，为了提高研究间的可比性，使用一个与现有文献一致的折现率。

3. 国内外药物经济性评价中社会折现率的选择情况　目前，不同国家已通过药物经济性评价指南明确给出了折现率的取值并推荐使用，见表 2-2。

表 2-2　主要国家药物经济性评价中关于折现率的规定

国家	规定的出处	成本折现率（%）	敏感度分析时使用的折现率（%）
加拿大	安大略省药品经济分析指南（2017）	1.5	0，3
英国	制药企业提交技术评估申请指南（2013）	3.5	1.5
法国	药物经济学研究指南（2020）	2.5（超过30年的项目为1.5）	0，4.5
澳大利亚	药物经济学评价指南（2016）	5	0，3.5
西班牙	卫生技术经济学分析方法学标准（2009）	3	0，5
意大利	国家经济学评价指南（2020）	3	0~5
德国	经济学评价指南（2009）	3	0，5，7，10
韩国	药物经济学评价指南（2006）	5	0，3，7.5

美国约克大学卫生经济中心的一项研究结果显示，在药物经济性评价的实践当中，大多数国家认同使用的基准折现率处于 0%~7%，且 3%、5% 最为常见。国际上一般推荐使用 5% 的折现率，与之不同者应进行敏感度分析，且至少需进行折现率为 0%、2.5%、5% 的敏感度分析，以观察折现的影响。国外的相关资料显示，Drummond 等建议使用 5% 作为初始折现率，并进行更广范围内的敏感度分析；Shepard 和 Thompson 建议使用 5%~15% 范围内的折现率，并应在更广的数据范围内作敏感度分析。

4. 我国药物经济性评价中社会折现率的应然选择　在采用某一特定的观点进行药物经济性评价时，必须采用相同的折现率，以保证不同的研究人员对不同种类和特点的方案进行评价比较时能够遵循和依据相同的衡量标准与尺度，从而确保方案间经济评价指标值具有可比性。

促进药物经济性评价结果在最为广泛的层面上发挥尽可能大的作用的评价角度是采取全社会角度，也正是当药物经济性评价用于为国家层面的决策提供依据时应该选择的评价角度（尽管可能不是唯一的角度）。从全社会角度出发的各领域的经济评价所采用的折现率为社会折现率，药物经济性评价也不应例外。

（1）从决定和影响折现率大小的因素不难得出，无论从投资角度还是从偏好角度来看，不同国家的社会、经济状况不同，势必导致决定折现率大小的因素不同，进而导致社会折现率不尽相同。因此，社会折现率的选择和确定应与国情密切相关，而不能简单照搬他国取值。

（2）成本-效益分析（CBA）是药物经济性常用方法之一，该方法的适用范围是国际学术界一致认同的，那就是可以对医疗项目与非医疗项目进行经济评价和比较。全社会观点下的非医疗项目的折现率选择是该国的社会折现率，这也是经济评价领域所公认的。因此，不难得出，全社会观点下的药物经济性评价应采用的折现率是本国的社会折现率。

再次，从国外的实践来看（表 2-2），国外药物经济性评价中所推荐使用的折现率并不一致，均存在国与国之间的差异，研究表明，各国指南中所推荐折现率与其本国的社会折现率是一致的。

（3）与成本相对应的健康产出的折现在国际上仍然存在争议。一方面，QALYs 在测量中包含了受访者的时间偏好，再进行折现，有重复计算的嫌疑。另一方面，如果不对健康产出进行折现，则评价结果有利于具有长期效应的替代治疗方案。目前各国指南建议对健康产出折现，并且采用与成本一样的折现率。如果不对健康产出进行折现，需要解释原因，同时报告健康产出贴现的结果和不贴现的结果。

综上，不难得出我国药物经济性评价中社会折现率的应然选择是我国相应时间的社会折现率。由于一国的经济处于发展变化之中，决定折现率大小的影响因素并非静止不变，因此，社会折现率也不是一成不变的，而是由国家相关部门适时组织有关人员制定和颁布。

第四节 医院成本的测算

医疗成本通常占干预方案全部成本的较大比重，医疗成本的测算是成本测算的主要内容之一。直接医疗成本是各国药物经济性评价指南中要求必须计入的成本，通常也是各种评价观点下（享受医疗费用可全部报销的患者除外）需要计入的成本。通常情况下，药品总是伴随着医疗服务的消费而消费。患者在接受药物治疗的同时，往往还接受相关产品及医生、护理人员、医技人员等提供的诊断、化验、检查、手术、护理等医疗服务，因此药物经济学研究与评价中的成本不仅限于药物本身的成本，还应包括相关医疗产品和服务的成本。医疗产品和服务的提供方为各级医疗机构（医院），其成本与医院成本紧密相关。

一、医院成本的测算内容

所谓医院成本，是指医疗服务提供方在预防、诊治或干预项目中提供的各项产品和服务所消耗的资源。医院成本的测算内容主要包括以下六大类。

1. 劳务费 医院职工直接或间接为患者提供医疗服务所获取的报酬，包括工资、奖金及各种福利和补贴等。

2. 公务费 包括办公费、差旅费、公杂费等。

3. 药品及其他卫生材料费 包括药品、化学试剂、敷料、X线材料等。

4. 低值易耗品损耗费 包括注射器、玻片等。

5. 固定资产折旧及大修理基金提成 包括房屋、仪器设备、办公及其他设施、家具、被服等各种固定资产的损耗。

6. 卫生业务费用 包括水、电、气的费用，设备维修和更新费用等维持医院正常业务得以开展所需要的费用。

二、医院成本的测算方法

医院成本的测算可通过以下三个主要步骤来实现。

1. 明确成本测算的边界 即确定承担成本的对象。医院成本的最终表现形式通常是医疗项目成本，如挂号、手术、化验、放射线、输血、检查等项目的成本。医疗项目成本既与直接提供该项目的科室成本有关，也与间接为该项目提供服务的科室有关。通常把直接为患者提供医疗项目服务的科室称为项目科室；把间接为患者提供医疗服务的科室，也即直接为项目科室提供服务的科室，称为非项目科室。明确成本测算的边界，就是要确定应计入医疗项目成本的项目科室和非项目科室及其所提供的相应的服务，进而明确哪些成本是项目的直接医疗成本，哪些成本是项目的间接医疗成本。直接医疗成本可直接计入项目成本，而间接医疗成本则需在所提供的所有医疗项目中进行分摊，最终计入某项目的间接医疗成本是分摊到该项目的全部间接成本中的一部分。

从宏观意义上看，明确成本测算的边界、确定承担成本的对象之意义还在于通过确认项目科室和非项目科室，可以明确哪些科室有必要存在，哪些科室可以取消或应降低成本，进而从根本上降低医院成本。

PPT

2. 确定分摊系数　非项目科室直接为项目科室提供服务，但是不同的项目科室对非项目科室所提供的服务的消耗量通常并不相同。因此，非项目科室的服务成本不能平均分摊到相关的项目科室，而应依据项目科室消耗的服务量的多少进行分摊，也即以不尽相同的比例进行分摊，这些不尽相同的分摊比例就是分摊系数。分摊系数的确定遵循"受益原则"，即谁受益谁分摊，谁受益多谁多分摊。

按照"受益原则"确定了各项目科室的分摊系数之后，非项目科室的总成本与该系数的乘积就是该分摊系数所对应的项目科室的间接医疗成本。

3. 测算医疗项目成本　医疗项目成本的测算方法一般可分为三类，即项目法、综合法和病种法。综合法是以门诊部和住院部为测算成本的对象，测算门诊部和住院部的综合成本，并由此可以反映出每一门诊人次和每一住院日的单位平均成本。综合法测算简便，但所提供的成本信息过于粗略。病种法是以病种为成本测算对象，计算出每一病种的成本的方法。该法能够反映出医院的管理水平和经济效益的高低，但因病种繁多，且患者情况各异，存在测算量大、可比性较差、测算困难等不足之处。比较而言，项目法是较为适用、较为合理的方法，因此也是最为常用的方法。

项目法是以医疗项目为成本测算对象，归集与分摊项目科室及其相关的非项目科室的费用，进而测算出医疗项目成本的方法。其测算步骤：首先，归集项目科室所发生的六大类医院成本以及应分摊到的相关的非项目科室的成本，从而得到项目科室的总成本；然后，依据项目科室的总成本以及该科室所提供的服务项目的种类和数量测算出相应医疗服务项目的成本。

采用项目法测算医疗项目成本，可以为制定医疗收费标准、调整医疗机构补偿机制、定点医院的选择以及有关政策的制定等提供可靠的依据。值得注意的是，分摊系数的合理性直接关系到项目法所测算的成本的准确性。因此，分摊系数的确定应力求科学、合理、准确。

三、住院成本的测算

对不同疾病的诊治方案实质上是由各种医疗项目的不同组合而形成的，因此，采用上述步骤测算出各医疗项目的成本后，针对具体的诊治方案的成本而言还需对其所采用的具体医疗项目的组合进行进一步的测算。

疾病的治疗方式主要有两种：住院治疗和门诊治疗（包括住院治疗以外的所有以医药产品或服务为主的治疗方式）。因此，医院成本可依据患者是否需要住院治疗而分为门诊成本和住院成本。住院成本通常远远高于门诊成本，且测算的内容和测算方法基本上可覆盖门诊成本，因而也是测算医院成本的核心内容。因此，医院成本的测算方法主要介绍住院成本的测算。

常见的住院成本的测算方法主要有两种：一种是日均成本；一种是将医院成本细分为常规服务成本和特殊服务成本（以下暂称其为服务类型区分法）。

（一）日均成本法

所谓日均成本，是指治疗周期内每天的医院成本的简单加和平均值。即整个治疗周期内的全部医院成本除以治疗周期天数所得的商。用日均成本测算医院成本的优势在于简便易行，但存在两个问题：①日均成本是整个治疗周期内医院的固定成本和变动成本的平均值，对变动成本占全部医院成本比重较小的备选方案进行评价与比较时，较高的固定成本会弱化备选方案经济性的差别，从而使备选方案变动成本的较为显著的差别被掩盖，最终导致评价结果出现偏差；②日均成本暗含着一个假定——在整个治疗周期内，每天的医院资源消耗量是相等的。而实际上，整个住院期间的成本通常不是均衡发生的，某些情况下住院早期的成本远远大于后期的成本（如突发性或急性疾病），而有些情况下住院早期的成本与后期的成本相比差别不大或基本相同（如慢性疾病）。对于后一种情况，采用日均成本是适宜的；但对于前一种情况而言，采用日均成本则掩盖了住院早期与后期成本不同进而收益与风险不同的事实。住院成本的大小通常随住院日数的不同而显著变化，因而使得合理住院日的确定成为决定住院成本大小及其合理性的关键，而合理住院日数的准确确定通常并不是一件容易的事情。

（二）服务类型区分法

另一种测算住院成本的常用方法，是将医院成本分为常规服务成本和特殊服务成本。常规服务是指那些贯穿所有患病日的相对标准或稳定的服务，如提供病床、病号服的清洗、每日例行的医护人员查访以及其他日常管理事务等；特殊服务是针对不同患者的不同病情而进行的不同的医疗服务，如各种化验、检查、手术及急救措施等。显然，这种测算方法较日均成本更为细致、合理。常规服务适合采用日均成本的方式测算，而特殊服务则通常不宜采用日均成本方式进行测算。

第五节　成本的比较——最小成本分析

药物经济学研究与评价目的在于提高药物资源的配置和利用效率，最大限度地发挥药物资源的效用，用有限的药物资源实现健康水平最大限度的改善和提高。上述目的的实现客观上要求必须综合评价和比较干预方案的成本和收益，而单方面地评价和比较成本将无法保证上述目的的良好实现。综合评价和比较干预方案的成本和收益的常用方法是成本－效益分析、成本－效果分析、成本－效用分析，这三种方法在备选方案的收益（效益、效果或效用）相同或相当的情况下，则无需进行成本－效益分析、成本－效果分析或成本－效用分析，而仅需对备选方案的成本进行比较，也即最小成本分析。

一、最小成本分析的定义

最小成本分析，是指在各备选方案的收益（具体指效益、效果或效用）相同或相当时，仅对备选方案的成本进行比较，其中成本最小的方案即经济性最优的方案。

最小成本分析法，是成本－收益分析法（包括成本－效益分析、成本－效果分析、成本－效用分析）在各备选方案的收益（具体指效益、效果或效用）相同或相当时的特例。因此，最小成本分析法的适用条件是备选方案的收益相同或相当。

二、最小成本分析方法的适用情况

从理论上讲最小成本分析法的适用情况是非常有限的，但医药领域的特殊性决定了在药物经济性评价的实践中最小成本法的适用空间还是较为宽广的。其原因在于，在现有的医药水平下，很多疾病通过采取一种或多种诊治方案的治疗最终能够被治愈。

随着医学的进步和发展，对于可治愈的疾病，可供选择的诊治方案通常不止一种。在这些可供选择的多种方案中，由于个体差异等因素的影响，一部分人群只需采用其中的一种方案即可治愈，而另一部分人群则可能只采用其中的一种方案的情况下不能被治愈。因此，导致这些可供选择的多种方案并不直接符合最小成本分析法的适用条件，方案之间不具有直接可比性。但是，在治疗领域的实践中，对于可治愈性疾病的治疗的实际情况是，当只采用可供选择的多种方案中的一种方案不能被治愈时，改选可供选择的多种方案中的另一个或几个其他方案继续治疗，直至被治愈。具体而言，对于某种可治愈的疾病，假设可供选择的治疗药物有 3 种（A、B、C），对于患病群体而言，单独使用这 3 种药物中的任何一种，都会有相应的部分患者被治愈，但同时也会有部分患者需要转而使用第二种，甚至第三种药物才能被治愈。因此，可以将能够获得治愈结果的所有单一方案（在此指仅使用一种药物的方案）和组合方案（在此指使用两种及以上药物的方案）重新组成治疗该疾病的可供选择的备选方案，这些新的备选方案能够实现相同的治愈目标，符合最小成本分析的适用条件，具有可比性。

　　综上可见，虽然实际中备选方案能够直接符合最小成本分析法适用条件的情况并不多，但是对很多不能直接符合适用条件的情况，可以依据临床治疗实践，通过适当的方案组合或转化方法组成新的符合适用条件的备选方案，并最终实现运用最小成本分析法进行评价。

　　通过对最小成本分析法的良好运用，不仅可以避开成本－效益分析、成本－效果分析及成本－效用分析法对收益予以计量中的问题与困难，而且易于理解、便于求算。针对药物经济学研究与评价中普遍存在的备选方案的收益难以计量的突出特点而言，最小成本分析法在药物经济学研究与评价中的应用将比其在非医药领域经济评价中的应用更加广泛、更具价值，发挥更大的作用。最小成本分析法应作为药物经济学研究与评价的首选的评价方法，特别是在临床实践中，应尽可能地开拓最小成本法的应用空间，在该方法不适用的情况下再考虑选择其他评价方法。

答案解析

思考题

某医疗机构药师正在从事药物经济性评价研究，对于成本测算存在一些疑问，请您帮助解答：

1. 药物经济性评价的视角主要包括哪些？这些视角对成本测算有什么影响？
2. 药物经济性评价用于医疗机构创新药准入时，采用什么研究视角合适？纳入的成本主要是什么？
3. 药物经济性评价中，成本采用什么步骤测算？

（孙利华）

书网融合……

本章小结

微课

习题

第三章　成本 – 效益分析 微课

微课

1. 通过本章的学习，掌握效益的识别原则、成本 – 效益分析的定义、评价指标的计算、判别准则、适用条件与适用范围、增量分析法、运用成本 – 效益分析对独立方案和互斥方案的经济性评价与选择方法；熟悉效益的定义、分类及计量方法、方案的相互关系；了解净现值和内部收益率指标、成本 – 效益分析应用实例。

2. 具有药物经济性评价的批判性思维，实现成本 – 效益分析评价的基本能力。

3. 树立药物经济性评价科学、务实、严谨的学术态度以及团队协作的精神。

成本 – 效益分析（cost – benefit analysis，CBA）是早已被广泛应用于各行各业，而且已经被实践证明了的成熟、有效的经济评价方法。成本 – 效益分析是药物经济学最基本的评价方法，它既是促生药物经济学其他评价方法的基础，又是现有的药物经济性评价方法中唯一能够实现医药领域与非医药领域项目间经济性评价的评价方法。它是最早应用于药物经济学研究，并在药物经济学的兴起和发展中起到重要作用的一种经济评价方法。

构成成本 – 效益分析的两大要素是成本和效益。成本的相关内容已在第二章中予以介绍，本章主要围绕效益的定义、识别、测算，以及成本 – 效益分析的指标与方法进行阐述和介绍，并在此基础上介绍成本 – 效益分析的常见问题以及应用实例。

第一节　基本概念与评价指标

PPT

一、相关概念

（一）效益的定义及分类

效益是收益的货币表现，或者说是以货币形态计量的收益，具体是指有利的或有益的结果的货币表现，或者说是人们预期的、希望得到的有用结果的货币表现。具体而言，药物经济学中的效益，是指实施某一药物治疗或与药物治疗相关的干预方案所获得的所有有利的或有益的结果，且该有利的或有益的结果以货币形态予以计量。或者说，效益是以货币计量和反映的干预方案的收益。

效益的分类类似于成本的分类，最常见的分类方法是把效益分为直接效益（direct benefit）、间接效益（indirect benefit）和无形效益（intangible benefit）（也被称为隐性效益）。

1. 直接效益　是指实施某诊治或干预方案所导致的健康的恢复或改善、生命的延长，以及卫生资源耗费的减少或节约。

2. 间接效益　是指实施某诊治或干预方案所导致的生命、健康、卫生资源之外的成本节约或损失的减少，如因有效治疗而减少的误工、休学损失等。

3. 无形效益　指实施某诊治或干预方案所导致的患者及其亲朋的行动或行为不便、肉体或精神上的痛苦、忧虑或紧张等的减少，以及由医疗干预项目引发的医院声誉的提高等。

（二）成本－效益分析

成本－效益分析（CBA）是对备选方案的成本和收益均以货币形态予以计量和描述，并对货币化了的成本和收益进行比较的一种方法。成本－效益分析既可以对单一方案的经济性做出判定，也可以对多个方案的经济性进行比较和选优。

二、经济评价指标及其计算

成本－效益分析的评价指标为效益－成本比（benefit－cost rate，B/C），是指方案在整个实施期或作用期内的效益之和与成本之和的比值。

效益－成本比的计算主要分为以下两种情况。

1. 无需考虑贴现　当干预方案所经历的时间短于一年时，通常可以不考虑资金时间价值（也即无需考虑贴现），此时干预方案的效益－成本比可通过式（3－1）计算。

$$B/C = \sum_{t=0}^{n} b_t / \sum_{t=0}^{n} c_t \tag{3－1}$$

式中，B/C 为效益－成本比；b_t 为备选方案在第 t 年末的效益；c_t 为备选方案在第 t 年末的成本；n 为治疗周期，即干预方案发生成本、收益的年限。

2. 需要考虑贴现　当干预方案所经历的时间达到或超过一年时，必须考虑资金时间价值（也即必须考虑贴现），此时干预方案的效益－成本比可通过式（3－2）计算。

$$B/C^* = \frac{\sum_{t=0}^{n} b_t (1 + i)^{-t}}{\sum_{t=0}^{n} c_t (1 + i)^{-t}} \tag{3－2}$$

式中的符号界定同式（3－1）。

三、判别准则及方案选择

（一）判别准则

经济评价指标值的求算是为判定干预方案的经济性服务的。根据经济评价指标值判定干预方案是否经济需要遵循一定的原则和标准，通常将这些原则与标准称为判别准则。

（1）对单一方案而言，若 $B/C \geq 1$，则表明实施该方案是经济的，也即该方案从经济性角度来看可以接受、选择，值得实施；反之，则方案不经济。也即 1 是成本－效益分析的阈值，是 B/C 指标内生的判定经济与否的标准。

（2）对多个方案进行选择时，方案之间的关系不同，所适用的选择方法不尽相同。因此，需要首先判定干预方案之间的相互关系，并据此选择适宜的方法并依据相应的判别准则进行方案经济性的判定和选择。

（二）方案的相互关系

药物经济性评价中，有待评价和比较的方案往往不止一个而是多个，且不同情况下这些干预方案之间的关系往往也不同。运用经济评价指标针对不同关系的方案所进行评价的方法不尽相同，因此在进行具体的经济评价之前，有必要首先明确被评价的多个（两个或两个以上）方案之间的关系。不仅进行成本－效益分析如此，运用后续章节将介绍的成本－效果分析、成本－效用分析也应如此。

干预方案之间最常见的关系有三类，即独立关系、互斥关系、相关关系。

1. 独立关系　是指各干预方案之间互不干涉、互不影响，其中任一方案被采纳与否都不会影响其他方案是否被采纳。有着独立关系的一组（两个或两个以上）方案称为独立方案。

2. 互斥关系　是指各干预方案之间互不相容、互相排斥，从中选取某一方案就必须放弃选择其他方案。有着互斥关系的一组（两个或两个以上）方案称为互斥方案。在互斥方案中至多只能选取或采用其中一个方案。

3. 相关关系　是指各干预方案中，如果选择某一个方案就会显著地改变其他方案的成本或收益，或接受（或拒绝）某一方案会影响对其他方案的接受（或拒绝）。有着相关关系的一组（两个或两个以上）方案称为相关方案。

（三）多方案的经济性判定与选择

药物经济性评价中，常见的干预方案是互斥方案和独立方案，其中互斥方案最为常见。因此，对多方案经济性的判定与选择方法的介绍围绕互斥方案和独立方案而展开。

1. 独立方案的选择　对一组独立方案进行评价、选择，其中的每一个方案都可视作单一方案，因此无需进行方案之间的经济性比较，仅需对其中每一个方案自身的经济性进行判定并据此决定方案的取舍。

决定方案取舍的判别准则也与单一方案经济性的判别准则相同，即当 $B/C \geq 1$，表明实施该方案是经济的，也即该方案从经济性角度来看可以接受、可以选择或值得实施；反之，则方案不经济。因此，一组独立方案中，$B/C \geq 1$ 的方案都是经济的，均可以选择。反之，$B/C < 1$ 的方案都是不经济的，均不选择。

2. 互斥方案的选择　对互斥方案的选择，需要进行方案之间的横向比较，通过比较选出经济性最好的方案（选出一个或都不选择）。进行方案间的比较选优时面临的情况通常可分为两大类：一类是被比较方案的作用或影响期（方案产生作用或影响所持续的时间）相同；另一类是被比较方案的作用或影响期不同。下面以方案的作用或影响期相同类型为例来分析方案比选的实质。

假定方案 X 和方案 Y 是作用或影响期相同的两个可供选择的方案，当识别和计量出其各自的成本及收益后，X 与 Y 进行比较的所有可能情况有六种，如表 3 - 1 所示。

表 3 - 1　作用或影响期相同的方案间比较结果的可能类型

类型	I	II	III	IV	V	VI
收益（B）	相等	较高	较高	较低	较低	不等
成本（C）	不等	较低	较高	较低	较高	相等

显然，如果属于表 3 - 1 中的类型 I、II、V、VI，则无需进一步评价便可得出方案 X 与 Y 的经济性比较结论。只有类型III、IV尚无法对方案 X 与 Y 的经济性做出孰优孰劣的判定，必须进一步评价、比较。对互斥方案比较和选择的实质是对类型III、IV的方案进行比选。因此，在对互斥方案进行评价、选择时，应首先识别出相互关系属于类型 I、II、V、VI的备选方案，并做出判定和选择，继而仅对类型III、IV进行进一步比较。

在公共经济评价领域，对一组互斥方案的评价、选择，其方法主要有两类：直接比较法和差额分析法。直接比较法是将每个方案的经济评价指标值直接对比进而选优的方法，在常见的三大类经济评级指标中只有价值性指标适用于该方法。增量分析法（incremental analysis）又称差额分析法，其实质是判断投资或成本大的方案相对于投资或成本小的方案所多投入的资金或成本（增量投资）能否带来满意的增量收益。如果增量投资或成本能够带来满意的增量收益，则投资或成本大的方案较优，反之则投资或成本小的方案较优。

鉴于药物经济性评价中的成本－效益分析属于效率性指标，因此不适用于采用直接比较法对互斥方案进行比较和选择。也即按照效益－成本比指标值直接进行排序选优可能会导致错误的结论。因为效

益 - 成本比指标所求算的是相对值，而相对值最大并不能保证其总量上的经济性最优，也即 B/C 最大的方案并不一定是最优方案。因此，对互斥方案而言，不能依据备选方案的效益 - 成本比指标的大小直接对其经济性进行比较和选优。

用效益 - 成本比指标对互斥方案进行经济性比选时，需要采用增量分析法。增量分析法，是指对被比较方案在成本、收益等方面的差额部分进行分析，进而对方案的经济性进行比较、选优的方法。增量分析法的具体分析过程所采用的方法是剔除法，即对所有备选方案分别进行两两方案比较，依次剔除次优方案，保留最优方案与剩余的未被比较的方案进行两两比较，最终保留下来的方案就是备选方案中经济性最好的方案。具体步骤是：①对所有备选方案按照成本额由小到大排序。②判断成本额最小的方案的经济性，只有较低成本额的方案被证明是经济的（$B/C \geq 1$），较高成本额的方案才可与之比较。这一过程的目的是确保作为比较基准的较低成本额的方案自身是经济的，从而保证最终选取的方案本身是经济的，而不仅仅是相对经济性较好。也即确保最终选取的方案既是经济性最好的，又符合 $B/C \geq 1$。如果面临的问题属于必须从备选方案中选择其一的情况，则这一步骤可以省略，此时只需计算成本额最低的方案的 B/C，而无须考虑其得值是否大于或等于 1。③用成本额较低的方案与成本额较高的方案进行比较，若增量成本能带来满意的增量收益，即 $\Delta B/\Delta C \geq 1$，则成本额高的方案的经济性优于成本额低的方案；反之，则成本额低的方案优。这样，依次剔除次优方案，用保留下来的方案与剩余方案比较，就可以从备选方案中选出经济性最好的方案。

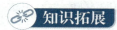 **知识拓展**

药物经济性评价中的阈值

药物经济性评价中，阈值的有无及其科学合理与否是关系到能否对药物经济性评价测算结果得出结论以及所得结论是否科学合理的关键。本章所讨论的成本 - 效益分析中效益成本比指标的阈值是"1"，在第四章讨论了增量成本 - 效果阈值的数学推理过程，第五章设置了"成本 - 效用阈值"专门一节讨论了全世界应用广泛的增量成本 - 效用阈值。这些知识点之间的关联有利于深刻理解阈值及药物经济性评价的本质。

【例 3 - 1】某地区疟疾防治项目的实施，需要投入资金 102519 元，预计可由此避免 7031 人发病。如果 7031 人发病，则由此而造成的治疗费用（包括药费、医务人员出诊费）、患者误工和（或）陪伴误工费等经济损失共计 437502 元。试判断此疟疾防治项目的经济性。

解：该疟疾防治项目的收益和成本均以货币形态予以计量，其经济性可用效益 - 成本比指标进行评价，即

$$B/C = 437502/102519 = 4.27$$

因为 $B/C > 1$，表明实施该疟疾防治项目是经济的。

【例 3 - 2】治疗某疾病有方案 M、N 可供选择，具体的成本和收益数据见表 3 - 2。试用成本 - 效益分析法对方案的经济性进行评价与选择。

表 3 - 2　方案 M、N 的成本和收益

方案	成本现值（元）	收益现值（元）
M	1100	2257
N	1600	3117

解：此例属于用 B/C 指标对互斥方案进行比较、选优，因此需要用增量分析法。首先需要判定成本较低的方案 M 的经济性：

$$B/C = 2257/1100 = 2.05$$

因为方案 M 的效益 – 成本比大于 1，表明实施方案 M 是经济的。实施方案 N 比方案 M 所需要多投入的成本的现值为 1600 – 1100 = 500 元，因此而多获得的收益的现值为 3117 – 2257 = 860 元，增量效益 – 成本比为：

$$\Delta B/\Delta C = 860/500 = 1.72$$

因为 $\Delta B/\Delta C > 1$，表明方案 N 比方案 M 所多投入的成本是经济的，因此，应选择方案 N。

讨论与分析：如果例 3 – 2 对方案 M、N 的比选直接依据 B/C 进行，则

$$B/C_{(M)} = 2257/1100 = 2.05$$

$$B/C_{(N)} = 3117/1600 = 1.95$$

因为 $B/C_{(M)} > B/C_{(N)}$，据此会得出方案 M 的经济性优于方案 N 的错误结论。

四、适用条件与适用范围

成本 – 效益分析方法的适用条件：备选方案的成本和收益能够并适合于用货币予以计量。

成本 – 效益分析方法的适用范围较为广泛：①既可对单一方案的经济性做出判断，也可对多个备选方案的经济性进行评价与比较；②既可以对同一疾病的不同备选方案的经济性进行比较，也可以对不同疾病的备选方案的经济性进行比较；③既可以对结果相近或类似的方案进行比选，也可以对结果完全不同的方案进行比选，还可以用于医疗领域项目与非医疗领域项目之间的经济性比较，从而为医药卫生项目和非医药卫生项目之间的资金分配决策提供依据。成本 – 效益分析是药物经济性评价常用方法中唯一适用于医药领域与非医药领域间项目经济评价的方法，在为宏观决策提供依据方面具有不可替代的重要作用。此外，效益的广泛可比性，使得当以不同观点所进行的药物经济性评价结果相矛盾时，成本 – 效益分析方法能够为不同利益主体间的利益调整提供参考依据。

成本 – 效益分析方法具有适用范围广泛、评价指标所反映的成本和收益内容较为全面、主观因素较少、评价指标通用性较强等优势，但也面临着巨大的挑战——以货币形态计量备选方案的收益，对一般领域内的绝大多数投资项目来说通常是能够且容易做到的，但是对于医药领域内的大多数干预方案而言，却往往难以实现，或虽可以实现货币化计量，但货币化的健康状况、生命价值、减少的痛苦、增加的快乐等通常令人们在情感上难以接受，或上述情况兼而有之。例如挽救人的生命、健康状态的改善、减少的疼痛等，既难以货币化计量又令人难以在感情上接受。因此，成本效益 – 分析方法对涉及非经济因素较多的医疗领域的干预方案进行经济评价时，面临着较多的问题。此外，有研究者认为，由成本 – 效益分析方法所得的评价结论通常具有一定的倾向性，倾向于高收入者，成本 – 效益分析方法也因此受到争议。然而，即便如此，成本 – 效益分析方法仍不失为一种十分重要且在药物经济学领域应用前景广阔的评价方法。与药物经济学特有（相对于公共经济评价而言）的评价方法成本 – 效果分析、成本 – 效用分析相比，成本 – 效益分析方法不仅具有广泛的可比性、适用性，还具有内生的判定方案经济性的"金标准"（$B/C \geqslant 1$），这是成本 – 效果分析、成本 – 效用分析所没有的。成本 – 效果分析、成本 – 效用分析需要人为地、外在地确定判定方案经济性的标准，而人为地、外在地确定判定标准，可能会影响标准的客观性、科学性和准确性。

五、相关知识拓展

药物经济性评价中，当收益以货币形态计量时，相应的经济评价方法为成本 – 效益分析，其经济指标为 B/C。但是在公共经济评价领域，当收益以货币（绝大多数情况均如此）计量时，相应的经济评价方法远不仅仅为成本 – 效益分析，其经济评价指标更不仅仅为 B/C，而是包括时间性指标、价值性指标

和效率性指标三大类。在这三大类经济评价指标中，净现值和内部收益率指标是国内外经济评价中最为常用的指标。为拓展相关知识，下面对净现值和内部收益率指标予以概要介绍。

（一）净现值

净现值（net present value，NPV）是国内外进行经济评价的最常用指标之一，它是将方案在整个实施期内各年的效益及成本均按一定的折现率折现而得的效益现值与成本现值的代数和。或者说，将方案在整个实施期内各年的效益与成本的代数和均按一定的折现率折现，所得的现值代数和即为净现值。净现值的表达式为式（3－3）：

$$NPV = B - C = \sum_{t=0}^{n} b_t (1+i)^{-t} - \sum_{t=0}^{n} c_t (1+i)^{-t} = \sum_{t=0}^{n} (b_t - c_t)(1+i)^{-t} \tag{3－3}$$

式中，NPV 为净现值；B 为各年效益的现值之和；C 为各年成本的现值之和；b_t 为第 t 年末发生的效益；c_t 为第 t 年末发生的成本；n 为方案运行的年限；i 为贴现率。

依据净现值指标判定方案经济性的判别准则：①对单一方案或独立方案而言，若 NPV≥0，则表明方案经济；若 NPV<0，则表明方案不经济；②对互斥方案而言，净现值越大的方案其经济性越好。

净现值指标既可以判定单一方案的经济性，也适用于对多个方案的比较、选优。该指标既适用于直接比较法，也适用于增量分析法。

【例3－3】拟实施的全社会性的针对某种疾病的预防方案，有关的成本和收益数据见表3－3。试用净现值指标判断该方案的经济性。已知贴现率为8%。

表3－3　某疾病预防方案的现金流量表 （单位：元）

年份	0	1	2	3	4	5	6
成本	10000	5260	5260	5260	3100	3100	3100
效益	0	7785	7785	7785	6940	6940	6940

解：$NPV = -10000 + \sum_{t=1}^{3} (7785 - 5260)(1+8\%)^{-t} + \sum_{t=4}^{6} (6940 - 3100)(1+8\%)^{-t}$

$= 4362.11（元）$

因为该方案的 NPV>0，所以实施该方案是经济的。

【例3－4】互斥方案 A、B、C，其有关的成本与效益数据见表3－4。试比较选优。

表3－4　互斥方案 A、B、C 的有关数据 （单位：万元）

方案	成本现值	效益现值
A	8.0	11.5
B	12.1	18.0
C	13.4	17.5

解：方案 A 的净现值为：NPV = 11.5 - 8.0 = 3.5（万元）

方案 B 的净现值为：NPV = 18.0 - 12.1 = 5.9（万元）

方案 C 的净现值为：NPV = 17.5 - 13.4 = 4.1（万元）

A、B、C 三个方案中，B 方案的净现值最大，所以应选择 B 方案。

（二）内部收益率

内部收益率（internal rate of return，IRR）是净现值为零时的折现率。求算内部收益率的表达式为式（3－4）：

$$NPV = B - C = \sum_{t=0}^{n} b_t (1+i)^{-t} - \sum_{t=0}^{n} c_t (1+i)^{-t}$$

$$= \sum_{t=0}^{n} (b_t - c_t)(1 + i)^{-t} \qquad (3-4)$$

由式（3-4）求算出 IRR，并可据其取值情况判定方案的经济性。判别准则为 IRR $\geq i_0$（i_0 为给定的基准折现率）则方案经济；反之，方案不经济。IRR 指标属于效率性指标，其对多方案经济性的判定和选择方法与 B/C 指标相同，这里不再赘述。

第二节 效益的识别与计量

PPT

一、效益的识别

（一）识别原则

与成本的识别相类似，效益的识别也是相对于目标而言的。不同的是，成本是对目标的负贡献，而效益则是对目标的正贡献。也就是说，在实施预防、诊断或治疗等干预方案的全过程中，凡是对目标构成正贡献的，就是该项目的效益。因此，明确目标是正确识别效益的基础和前提。

因为进行药物经济性评价的服务对象可以是患者、医疗机构、保险公司、政府管理或决策部门等等，不同服务对象的目标往往不同，由此导致即使对同一方案而言，从不同的服务对象的角度出发而进行的药物经济性评价，其效益识别的结果也会不同。例如，因有效的药物治疗而缩短病程及减少的疾病自身成本，对患者来说是效益，但对医疗机构而言就可能不是效益。

（二）效益识别中需要注意的问题

效益识别的关键是必须包括所有相关的健康产出结果以及资源耗费或代价的节约，而不仅仅是那些显而易见的或是容易确定的效益；同时，又要避免效益的重复计入。

值得注意的是，全社会观点下的药物经济学研究与评价还要考虑外部效益（external benefit）。外部效益是指因项目而导致的，但不需要受益者支付成本或付出代价的收益。例如对传染病的有效治疗，从直接接受治疗的患者的角度来看，其效益就是恢复了健康、减少了休学或误工损失，以及减少了病痛等；但从全社会角度来看，因该传染病的有效治疗而避免或减少了对健康人群的传染，进而避免了一系列诊治成本的发生，这些避免或减少了的诊治成本就是有效治疗该传染病的外部效益，这些被避免传染的健康人群也是该传染病治疗项目的受益者，但这一受益群体无需为所受益处而付出成本。对于项目产生的外部效益，在进行基于全社会观点的经济评价时应予以识别和计量。

二、效益的计量

药物经济性评价中成功运用成本-效益分析的关键在于对效益进行科学、合理的货币化计量。如前所述，效益是有用结果的货币表现。在诸多领域的项目经济评价中，项目的有用结果通常能够较为容易地实现货币化计量。在药物经济性评价中，对于以卫生资源的节约形式反映的诊治或干预项目的有用结果，可以根据所节约资源的数量及其价格直接计算即可；因干预方案的有效治疗减轻或避免患者身体、精神上的痛苦等无形效益可以采用意愿支付法获取；因干预方案的实施而减少的患者健康时间损失、劳动生产力恢复或死亡风险下降类型的效益（间接效益）可以采用人力资本法、意愿支付法或显示偏好法实现货币化计量，联合分析法是近年来在药物经济学研究中用于测量受访者偏好的一种相对较新的分析方法。目前，人力资本法和意愿支付法是用于计量间接效益的最常用的两种方法。

（一）人力资本法

1. 基本概念 人力资本法（human capital approach，HCA）是较早应用于卫生服务项目效益评估的一种方法。人是最活跃的生产力。人力资本法的基本思路就是将人视为经济资本，把旨在维护人力资源健康的卫生项目投入看作是对人力资本的投资，该投资的产出就是因实施该项目而获得的患者的健康时间的产出。健康时间的产出通过该期间的工资实现货币化计量，通常用患者在健康产出时间内恢复或增加的工资或影子工资收益的现值来计量项目的健康产出效益。

人力资本法的优点主要表现为：具有较强的客观性；所需数据，如收入指标等容易采集；比较容易进行定量分析，且数值相对稳定。

2. 存在的问题与争议 人力资本法存在的主要问题与争议在于以下几个方面。

（1）仅以项目产出的健康时间内的工资收入来计量生产力，不足以客观全面地反映项目的实际产出。原因在于：①难以评估与患者生产力改善无关的健康结果。即使某个治疗项目大大改善了患者健康状态，如躯体功能、精神状态等，但若患者仍不能参加劳动（如脑卒中患者经过治疗由坐轮椅转变为能缓慢行走），则由于没有生产力的改变，人力资本法就无法评估其健康产出。②该法主要关注损失的工作时间，因此局限于劳动力人群。对于非劳动力人群，如失业人员、老人和儿童，以及患者某些疾病者（如阿尔茨海默病）的健康改善无法评估，因为这些人群的健康改善没有导致生产力的改变。

（2）现实中的劳动力市场还存在诸如性别歧视、种族歧视等歧视性因素，因此会影响市场工资水平，进而影响对项目健康时间产出之价值估计的客观性和准确性。

（3）该法仅仅涉及现在与将来的个人收入，而没有考虑人们病痛减轻、精神状态改善的价值，因此运用该方法评估的健康产出值较低。美国进行的生命价值评估结果显示，人力资本法估算的生命价值为条件价值法（意愿支付法）的 1/10 ~ 1/5。

（二）意愿支付法

1. 基本概念 支付意愿是消费者对商品或服务所愿意支付的最高价格，它度量了商品或服务的真实价值。支付意愿通常高于消费者的实际支付价格，是消费者实际支付价格与消费者剩余之和。患者对健康恢复或改善的支付意愿需要采用调查方法获得。条件价值评估法（contingent valuation approach, CVA）是目前被广泛应用于估算公共产品支付意愿的一种技术。CVA 通过调查等方式了解受访者在假设性市场里的经济行为，使研究者透过各种不同的假设情形，了解公众对于公共产品的偏好，进而评估公共产品的价值。

意愿支付法（willingness to pay, WTP）运用条件价值评估法，在一定的假设情境下，调查并收集患者或付费方对获得诊治或医药干预项目的健康产出，或者避免和减少发生某些不利结果的支付意愿，依此实现对健康产出的货币化计量，如图 3－1 所示。

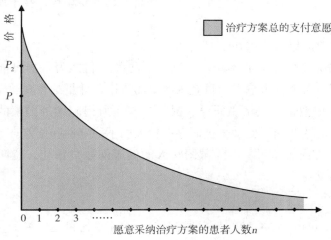

图 3－1 消费者支付意愿

在图 3-1 中，横坐标代表对健康产出的需求量，可用患者人数表示；纵坐标代表健康产出的价格。需求与价格呈反向变动关系。需求曲线下的面积即该治疗方案的总的支付意愿，即每位患者的支付意愿之和。

在调查和收集患者或付费方的支付意愿时，需要注意以下几点：①假设的情境要清晰、明了，利于被调查者准确表达支付意愿；②使被调查者明确需要其给出的数据是其对健康产品或服务所愿意支付的最高价格。

2. 提问方式　采用条件价值评估法所估算的支付意愿的真实性和精确性在很大程度上受提问方式的影响，可以说提问方式的科学合理性从根本上决定和影响着调查结果的信度和效度。

调查问卷的提问方式分为开放式（open-ended question）和封闭式（close-ended question）两种。

（1）开放式提问　该提问方式只向受访者提出问题，而不给其任何的参考答案。如"为了获得某种健康产出或减少某病痛，你最多愿意支付多少钱？"该提问方式的优点是保证受访者不受任何影响而独立回答，所获得的支付意愿真实，可有效减少偏倚的发生；缺点是所获得的支付意愿数值可能较为分散、变动范围较大。此外，受访者可能因没有参考答案感到茫然而拒绝回答的情况较多，或者给出虚假的支付意愿等

（2）封闭式提问　该提问方式提供参考答案，供受试者选择。常用的方法有重复投标博弈法（iterative bidding game）（也叫竞标法）和取舍法（trade-off method）等。

1）重复投标博弈法　针对某一具体健康产出，调查者先给出一个支付意愿的初始参考值，提问受访者是否愿意支付。如果受访者回答愿意，则增大该参考值；若受访者回答不愿意，则减少该参考值。如此循环，直到获得受访者愿意支付的最大值为止。该法的优点是操作容易，受访者的反馈率较高；缺点是受访者可能会受到初始参考值的影响而产生偏倚。此外，调查者针对同一调查对象的不断重复提问极易使受访者产生厌烦情绪，导致投标值尚未能够接近真实的支付意愿时，受访者就已经给出虚假的回答。

2）取舍法　模拟公共产品交易决策过程，间接获取受访者的支付意愿。运用该方法时，需要首先估计支付意愿的可能范围，在此范围内随机产生支付意愿测试值，受访者只需要对给出的支付意愿回答"是"或者"不是"即可，研究者根据受访者对不同的支付意愿测试值所回答"是"（或者"不是"）的概率，建立统计模型，从而求出支付意愿的估计值。该提问方式的优点是能很好地模拟市场的讨价还价行为，受访者容易回答；缺点是提供给受试者的支付意愿的范围较难估计。

3. 存在的问题与争议　与人力资本法相比，意愿支付法的主要优点，在于所考虑的项目健康产出不仅仅限于生产力方面的变化和差异，相比而言更加全面；其主要缺点，在于所获得的支付意愿数据具有较强的主观性。

意愿支付法存在的主要问题与争议在于以下几点。

（1）支付意愿受付费方支付能力的影响。不同付费方的支付能力差异可能很大，由此导致其支付意愿存在较大的差异。因此可能会影响对项目健康产出的货币化计量的客观、合理及准确。

（2）所获取的支付意愿数据，受情境假设、提问方式及所提问题等因素的影响较大，由此会导致所得数据因影响因素的不同或变动而变动，进而存在较大的不稳定性和偏差。

（3）来自伦理和情感方面的争议。因为试图将人的健康问题货币化，意愿支付法面临着一些伦理方面的争议和情感方面的反对。

（三）联合分析法

联合分析法（conjoint analysis，CA）是一种相对较新的用于定量地研究消费者选择偏好的多元分析方法，可以间接测量卫生服务项目或方案的支付意愿，近年来在药物经济学领域中的应用日渐增多。

　　联合分析法通过对消费者购买决策过程的现实模拟，研究产品或服务属性的效用及其相对重要性，以及影响消费者购买选择的因素。采用分解的办法，通过让消费者给一系列的产品轮廓（product profiles）赋值来计算偏好参数，如属性效用值（path－worth）、权重（importance weight）等，建立联合分析模型，最终模拟消费者的购买选择。

　　联合分析法测量支付意愿的基本步骤如下：①确定项目或方案对患者判断或决定是否采用该项目或治疗方案有明显影响的属性或因素，如药物剂型、给药频率、治疗周期、不良反应风险、治疗效果，以及该方案的费用等；②确定各个属性的水平，可据具体的药物剂型数、给药次数、治疗时间等临床实际情况或预期水平确定；③拟定待评的虚拟治疗方案集，也即依据属性或因素及其水平列出的组合，为简化研究过程，可采用正交设计等方法合理有效地减少组合而得的虚拟治疗方案集的数量；④通过全轮廓法、权衡矩阵法、离散选择法等调查方法收集偏好资料；⑤确定偏好模型；⑥运用统计方法进行数据分析，并由此获得支付意愿。

　　相对于直接测量受访者陈述偏好的意愿支付法，联合分析法不要求受访者直接回答其支付意愿，而是通过对待评价项目或方案属性的分解和重新组合，用多重观察指标来测量受访者对具体属性的偏好，通过回归等统计分析技术估计受访者对各属性的效用值，进而得到方案的总效用值和支付意愿，因此具有较好的内部有效性和技术上的一致性。另外，联合分析法可衡量项目或方案的各个属性的权重，因此具有更广泛的应用范围。基于以上原因，联合分析法正日益受到研究者的青睐和重视。但是，由于联合分析实质上是集方案设计、数据收集和统计分析为一体的技术方法，实际应用时技术操作难度较大，且有待研究工具与研究方法的进一步发展而发展。

　　鉴于效益测算方法本身的有待进一步完善与发展，以及调查者和被调查者等多方面主观、客观因素的综合作用与影响，目前对效益的测算还存在较多的偏倚和较大的误差，需要在实践中引起足够的重视和注意。

应用实例

答案解析

思考题

　　某精神分裂症长效注射剂有月制剂、半年制剂、年制剂，均为单独用药，无需与其他药品联用。如果基于全社会角度进行经济性评价，试思考以下问题：

　　1. 该类精神分裂症长效注射剂的效益应包括哪些内容？

　　2. 应采用什么方法测算精神分裂症长效注射剂的效益？

　　3. 如何在这三种精神分裂症长效注射剂治疗方案中选择价值最大的方案？

（孙利华　伍红艳　郭　莹）

书网融合……

本章小结

微课

习题

第四章　成本－效果分析

📖 **学习目标**

1. 通过本章学习，掌握成本－效果分析的基本概念、效果指标识别及其计算以及成本－效果分析的适用范围；熟悉中间指标和终点指标、成本－效果阈值、效果指标的识别和测算以及间接比较；了解效果指标的特征评价、成本－效果象限几何含义、成本－效果阈值的作用。

2. 具有阅读成本－效果分析中英文文献，从事成本－效果分析研究的基本能力。

3. 树立安全、有效、经济合理用药的观念，培养严谨求实的学术态度、批判性思维，使药物治疗方案在成本效果方面得到优化。

成本－效果分析（cost－effectiveness analysis，CEA）是在成本－效益分析的基础上针对药物诊治或干预方案的收益不能或不便货币化计量的局限性而产生的，是药物经济学最基本的评价方法之一。成本－效果分析不同于成本－效益分析，对健康产出以临床指标来进行评价，从而对药物治疗等医疗卫生服务干预方案的成本和效果进行综合评价，以判断干预方案的经济性。本章将重点介绍成本－效果分析的基本概念、评价指标、效果的识别与计量。

第一节　基本概念与评价指标

PPT

一、相关概念

（一）效果的定义

效果（effectiveness）是药物经济性评价中收益的表示方式之一。效果是指有用结果，具有满足人们各种需要的属性。药物经济性评价中的效果是指用一般医疗卫生服务的卫生统计指标或对疾病和健康影响的结果指标来表示的干预方案的有益产出或有用结果，如某些传染病的发病率和死亡率下降、一些疾病的治愈率和好转率提高以及人均期望寿命的增加等。简单地说，效果是以临床指标予以表达和计量的收益，是干预方案所产生的有益的结果。

值得注意的是，药物经济学研究的效果指标与临床试验的功效指标是有区别的。功效（efficacy）是干预方案在严格控制条件（包括严格的试验方案设计和纳入排除标准等）下的干预结果。效果则指干预方案在实际医疗环境下的干预结果。效果与功效可能存在偏差，在数据可获得的前提下，推荐优先使用实际临床效果（"真实世界"数据）作为药物经济性评价的结果指标。

（二）效果指标

效果指标是直接反映临床治疗或干预结果的定量表达，其确定取决于研究目标，数据来源包括传统临床试验、实效性临床试验、观察性研究以及系统评价或 Meta 分析。根据研究目标、疾病种类、数据来源，设计和选择特定可观察的症状、体征、实验室的各类检查项目、观察随访的终点及病情的变化，可以从患者的临床反应以及各种生理仪器的测试结果和实验室的生理生化测量指标来评价干预方案的效果，也可以采用临床的终点结果，如抢救患者数、延长的生命年、治愈率等表示。临床症状分级有时也可作为判定疗效的一种测定方法，如对胃肠道疾病患者采用胃肠道症状分级标准作为效果指标等。

药物经济性评价中，"效果"通常是指干预方案所导致的患者的自然健康结果的变化。效果指标通常分为中间指标和终点指标两大类。

1. 中间指标（intermediate outcome） 一般是指预防和治疗的短期效果指标，通常表示患者在完成特定的治疗周期之后呈现的治疗结果，可揭示患者对干预方案的反应。例如：急性传染病的发病率、疾病的治愈率和好转率提高、生理生化指标恢复正常等属于中间指标。中间指标可大致分为两类：一类是来源于临床各种生理测量和诊断的结果，反映治疗过程中疾病状况的改变，如血压、血糖、血脂或其他生理、生化、免疫学等指标及 X 线片、CT 及 MRI 检测的结果等；另一类是预测和判定疾病进展或严重程度的指标，如肿瘤分期等。反映不同疾病的中间指标各不相同，不存在普适性的中间结果指标。

中间指标的获取通常耗时较短，且简便、经济，可节约长期随访成本，因此在临床试验中该指标应用广泛。好的中间指标具有下列特点：①相对测量简便、没有侵入性操作而且能反映治疗的真实效应；②中间指标与研究定义的终点指标有较强的相关关系；它既可以是终点指标的一部分，也可是接近终点指标的中间过程，也就是中间指标可能反映了疾病的自然史或干预后其生物学机制的变化情况（包括其病理生理变化情况），例如高胆固醇血症→动脉粥样硬化→心肌梗死→死亡，这揭示了中间指标（血清高胆固醇水平）与终点指标（死亡）之间的关系；③好的中间指标应该与终点指标能产生同样的推论，即一个干预方案如果能通过中间指标（中介变量）发挥作用，并且中间指标与终点指标之间的统计学关系是明确的、显著的，那么干预方案与终点指标之间也应呈现一致的统计学关系。以高血压为例，患者的收缩压/舒张压数值（血压水平）为中间指标（中介变量），而心脑血管事件发生率（比如脑卒中、心肌梗死）为终点指标（结局变量）。已有研究发现，服用高血压药物可以显著降低血压水平；血压水平越高，心脑血管事件风险也越大，因此可以推测服用高血压药物可以降低心脑血管事件风险。

中间指标用于临床效果评价的证据强度取决于：①中间指标与试验目的在生物学上相关性大小；②中间指标对临床结果预后判断价值的流行病学证据；③药物或其他非药物干预方案对中间指标的影响程度与药物对终点指标影响程度相一致的证据。

2. 终点指标（end points） 是指反映干预方案的长期效果指标，主要包括发病率、患病率、治愈率、某疾病好转率、某疾病死亡率、某疾病病死率、生存率、人均期望寿命、药品不良反应发生率等。

观察终点指标的临床试验所需样本量大，研究耗时长、费用高、试验难度较大，例如抗肿瘤药品的主要终点指标是总生存期（overall survival，OS）、客观缓解率（objective response rate，ORR）、无进展生存期（progression free survival，PFS）等，OS 与抗肿瘤药的临床治疗目的挽救人的生命距离更近，但是ORR 更容易观察到。可见，终点指标能直接反映患者获益，药物经济性评价应该优先采用终点指标。但是，采用什么终点指标也会受到临床试验设计的影响，对于判断治疗方案的性价比也有一定影响。

（三）成本－效果分析

成本－效果分析（cost－effectiveness analysis，CEA），是将干预方案的成本以货币形态、收益以效果指标计量，并对干预方案的成本和效果进行比较，进而判定干预方案经济性的一种评价方法。

成本－效果分析是在成本－效益分析的基础上，针对备选方案的收益难以或不宜货币化计量的问题而通过临床效果指标予以表示，从而成为一种解决或弥补成本－效益分析以货币化计量收益所存在的局限性与不足的评价方法。成本－效果分析法中的收益直接采用治疗或干预方案实施后所产生的健康效果或临床结果指标予以描述和计量，无需进行货币化计量。有关成本的识别、计量和计算方法则与成本－效益分析法相同，即实施方案所消耗的全部资源的价值。这一方法体现了医疗卫生服务体系计量生命、健康产出的特色。因此，成本－效果分析方法一经提出便引起人们的广泛关注、应用和深入研究。国际上，成本－效果分析有时泛指药物经济性评价的所有研究内容，有时还将成本－效果分析和成本－效用分析两者混用。Michael Drummond 认为需要将成本 - 效果分析作为单独一类分析方法来研究，因为两者是互为补充的方法，对健康结果的测量有本质区别。

二、经济评价指标及其判别准则 🅔 微课

（一）经济评价指标

成本 - 效果分析采用的经济评价指标为成本 - 效果比（cost - effectiveness ratio，CER）是将成本（cost，C）作为分子，效果（effectiveness，E）作为分母，计算两者的比值 CER = C/E，由此可获得单位效果所需的成本。

与成本 - 效益分析类似，当运用成本 - 效果分析方法对多个方案进行经济评价与方案选择时，需要使用增量分析法，相应的指标为增量成本 - 效果比（incremental cost - effectiveness ratio，ICER）。ICER 是指两种备选方案之间的增量成本除以增量健康产出，表示增加一个单位的健康产出所消耗的增量成本，可用于评价两个或两个以上备选方案之间的相对经济性。在干预方案相比对照方案的成本和效果均增加的情景下，当"增量成本 - 效果比"不超过某一特定值（阈值）时，干预方案的相对经济性更优。在干预方案相比对照方案的成本和效果均减少的情况下，当"增量成本 - 效果比"超过某一特定值（阈值）时，干预方案的相对经济性更优。此为增量分析法在成本 - 效果分析中不同情景下的具体应用。

"增量成本 - 效果比"用式（4-1）表示，其中 ΔC 表示干预方案与对照方案投入成本的差值，ΔE 表示干预方案与对照方案临床效果的差值。

$$ICER = \frac{\Delta C}{\Delta E} \tag{4-1}$$

（二）判别准则

1. 单一方案的经济性判定　成本 - 效果分析所用的经济评价指标为 C/E，即成本与效果之比。因为成本与效果分别使用货币、效果量纲予以计量，致使 C/E 指标的分子、分母单位不同，由此导致 C/E 指标缺乏判定方案经济性的内生标准（类似于 B/C 中的"1"）。因此，无法直接依据 C/E 的值判定单一方案的经济性，需要给定判断干预方案是否具有经济性的外生评价标准，该标准的本质在于：获得单位效果的最高成本额不超过多少才是经济的，该标准被称为"成本 - 效果阈值"或"经济性阈值"，通常简称为"阈值"。

单一方案的 C/E 只有在与事先设定的阈值进行比较才有意义。即当干预方案 C/E 的值小于或等于阈值时，方案经济；反之，方案不经济。

2. 多方案的经济性判定与选择　适用于成本 - 效果分析的备选方案，其方案间的关系主要是互斥关系及独立关系。不同关系的方案，其经济性判定与选择的方法不同。对多方案的经济性判定和选择与成本 - 效益分析类似，即备选方案为一组独立方案时，仅需对其中每一个方案自身的经济性进行判定并据此决定方案的取舍。决定方案取舍的判别准则也与单一方案经济性的判别准则相类似；备选方案为一组互斥方案时，需运用增量分析法对方案的经济性进行判定和方案的选择。具体步骤参见本教材第三章的第一节"三、判别准则及方案选择"中的相关内容。

与成本 - 效益分析类似，当对两种具有互斥关系的方案进行比较时，成本与效果的所有可能情况有以下几种：效果不同，成本相同；效果相同，成本不同；效果较高，成本较低；效果较低，成本较高；效果较高，成本较高；效果较低，成本较低。首先应识别出其中的前 4 种情况，直接判定被比较方案的相对经济性。对于后两种情况，因无法直接判定其经济性，需要进行成本 - 效果分析。

【例 4-1】假设有 4 种不同的疾病普查方案，实施不同方案的总成本和效果见表 4-1。

表 4-1 某种疾病普查的不同方案的成本-效果

方案	总成本 C（元）	效果 E（查出患者数）	C/E（元/人）
A	240000	300	800
B	308000	280	1100
C	360000	400	900
D	450000	450	1000

假定上述 4 个方案是独立方案，在阈值未知的情况下无从判定方案的经济性，进而无法进行方案的选择。

假定上述 4 个方案是互斥方案，则因方案 B 相对方案 A 属于总成本高、效果低，可以直接判定 B 方案相对方案 A 不经济，因此首先剔除方案 B。通过对剩余方案进行增量分析，可知 $\text{ICER}_{C-A}=1200$（元/检出一个患者），$\text{ICER}_{D-A}=1400$（元/检出一个患者），$\text{ICER}_{D-C}=1800$（元/检出一个患者），在阈值未知的情况下依然无从判定方案的经济性，进而无法进行方案的选择。

假设阈值为"1500 元/检出一个患者"，选择方案的方法如下：①当上述 4 个方案是独立方案时，4 个方案均经济、可行，相应的选择是 4 个方案均选取；②当上述 4 个方案是互斥方案时，对方案 A、C、D 的增量分析步骤如下。

方案 A 成本最低，作为基准方案。基准方案 A 可以视为该方案与零方案的增量。基准 A 方案与"零方案"相比的 $C_{A-0}/E_{A-0}=800$（元/检出一个患者）小于阈值，A 方案经济；$\text{ICER}_{C-A}=1200$（元/检出一个患者），小于阈值，C 方案的经济性优于 A 方案；$\text{ICER}_{D-C}=1800$（元/检出一个患者）大于阈值，C 方案的经济性优于 D 方案。相应的选择是选取 C 方案，放弃 A、B、D 方案。

3. 判别准则的经济学推理 理解经济性判别准则的关键在于深刻理解增量成本-效果指标的内涵，而进一步理解该指标含义的工具是成本-效果象限。成本-效果象限源于 1985 年 Anderson 的卫生政策空间象限（health policy space）。1990 年，Black 提出了类似于图 4-1 的成本-效果象限。

原点（0 点）表示基准方案，也就是对照方案或者被比较方案。在此图中表示"什么也不做"（nothing to do），也就是空白方案或零方案。因此，备选方案 A 相对 0 方案的增量成本效果比为：$(C_A-0)/(E_A-0)=C_A/E_A$。这是方案点 A 与零方案点 0 连线的斜率。其含义是备选方案与零方案对比时，增量成本-效果比等于该方案自身

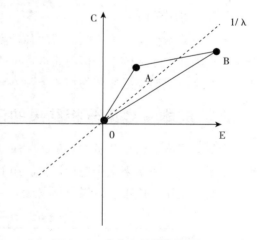

图 4-1 成本-效果象限

的成本-效果比，这一含义将成本-效果比及增量成本-效果比这两个指标建立了联系。备选方案 B 与基准方案（0 点）对比，也可以得到类似的结论。

当备选方案 B 与备选方案 A 比较时，增量成本-效果比 = $(C_B-C_A)/(E_B-E_A)$，这个计算公式就是方案点 B 与方案点 A 的连线的斜率，其药物经济学含义是增量成本-效果比比成本效果阈值（边际资源的机会成本）低，即认为备选方案 B 经济性更优。这一含义可以由下述推理得到。

在某种情景下，人会面临多种选择和预算约束，这些选择包括消费普通商品、消费医药商品，预算约束主要是医疗保险基金、个人自有资金等。因此，人面临的效用函数可以定义为 $U(c, m_1, m_2)$，其中 c 表示消费的普通商品的数量，m_1、m_2 代表消费的不同类型的医药商品的数量。预算约束是 $p_c c + p_1 m_1 + p_2 m_2 = I$，其中 p_c、p_1、p_2 分别代表普通商品 c、医药商品 m_1、m_2 的价格，I 代表收入，也就是可

用的预算。

根据福利经济学，人要实现福利（效用）最大化，就是使效用函数 $U(c, m_1, m_2)$ 在上述预算约束下取得最大值。根据拉格朗日乘数法，转换为求取以下公式的极值：$L = U(c, m_1, m_2) + \lambda * (I - p_c c - p_1 m_1 - p_2 m_2)$。从而可以求得取得极值的条件是：$p_1 / (\partial U / \partial m_1) = p_2 / (\partial U / \partial m_2) = p_c / (\partial U / \partial c) = 1/\lambda$，也就是 $\lambda = (\partial U / \partial m_1)/p_1 = (\partial U / \partial m_2)/p_2 = (\partial U / \partial c)/p_c$。

上述推理中的 $1/\lambda$ 表示达到每种边际效用所付出的代价。而 λ 则可以理解为一定预算下每增加一元投入所获得的边际效用的增量。

可见，成本 - 效果分析寻求的是增量成本 - 效果比低于成本 - 效果阈值（$1/\lambda$）或者增量效果 - 成本比高于效果 - 成本阈值（λ）的干预方案。成本 - 效果阈值体现了其他备选方案的机会成本，也就是当前方案每获得一个增量效果所需支付的最高成本，反映了边际资源的机会成本。因此，成本 - 效果阈值体现了预算持有者可接受的最大支付意愿。上述推理是边际分析的思路的运用，这也是增量分析法的逻辑起点。

三、适用条件与适用范围

（一）适用条件

成本 - 效果分析的适用条件是备选方案的收益能以相同或同类指标予以反映和计量。如果效果指标（临床治疗指标）不同，就难以比较，而且即使比较也不能说明问题。此外，成本 - 效果阈值是决定成本 - 效果分析能否得以广泛应用的重要适用条件。在绝大多数情况下，成本 - 效果阈值的缺失将导致成本 - 效果分析无法实现对方案经济性的判定和方案的选择。

（二）适用范围

由于效果指标来源于临床干预的各种测量结果，不同疾病的不同干预方案所得到的测量结果不具有可比性，因此成本 - 效果分析不能进行不同临床效果之间的比较，只能用于相同疾病或相同健康产出的两个或两个以上药物或非药物相关干预方案之间的比较。

四、成本 - 效果分析结果的评价

为保证成本 - 效果分析的质量，为决策者和临床相关人员提供科学、客观的参考依据，有必要对成本 - 效果分析研究结果本身进行评价。Drummond 等多位学者提出了对药物经济学研究进行评价的准则，这些准则也适用于成本 - 效果分析（表 4 - 2）。

表 4 - 2　Drummond 卫生技术评估的 10 条准则

评价准则	具体内容
1. 界定良好的问题以可回答的形式表达了吗？	①研究同时对比了成本和效果吗？②干预项目持续的时间合理吗？③研究包括了合适的对照组吗？④明确了分析角度（特定决策情景）吗？⑤研究对象（患者群体）或研究的亚组被明确定义了吗
2. 备选方案是否进行了全面描述？（谁干预、干预什么、干预谁、在哪干预、干预的频率）	①相关的备选方案是否遗漏？②零方案是否考虑了？③患者亚组的备选方案明确了吗？
3. 效果指标数据来源怎么样？	①效果指标来自随机对照临床试验吗？临床试验反映了正常试验的效应吗？②数据是通过对临床试验的系统评价收集或汇总的吗？检索策略明确了纳入和排除标准吗？③效果指标来自观察数据吗？这个过程有没有偏倚？
4. 每个备选方案的重要和相关的成本和结果被识别了吗？	①成本和结果识别的范围是否足以回答研究问题？②覆盖了所有相关的分析角度吗？③资本成本和运营成本包括了吗？

续表

评价准则	具体内容
5. 成本和结果是以合适的单位精确测算了吗？	①资源使用的来源描述和确认了吗？②确认的相关内容有没有遗漏？③有没有特别的情况使测算很难？这种情景处理的合适吗？
6. 成本和结果的赋值可信吗？	①所有赋值的来源（比如单价）明确了吗？②采用的市场价值反映了市场上的盈亏吗？③缺少市场价值或市场价值不能反映实际价值的有没有调整为合适的市场价值？④结果的赋值对回答问题合适吗？
7. 成本和结果折现了吗？	①发生在未来的成本和结果折现到现在了吗？②所用的折现率有正当理由吗？
8. 是否进行了增量分析？	某方案相对另一方案的增量成本有没有和增量效果、增量效益、增量效用对比？
9. 成本和结果的不确定性分析的描述足够吗？	①如果病人水平的成本和结果数据可得，采用的统计方法合理吗？②如果采用了敏感性分析，采用的敏感性分析方法和关键参数的选择理由充分吗？③研究结论对于不确定性分析的结果敏感吗？④患者群体的异质性考虑了吗？比如有没有展示患者亚组的研究结果？
10. 研究结果的展示和讨论包括了应用者关注的所有问题？	①分析结论基于绝对数或成本效果比指标吗？相关解释怎么样？②和同类研究同样问题的研究比较具有可比性吗？分析方法方面有所不同吗？③研究讨论了分析结果在其他情景或人群中的推广的可能性了吗？④研究考虑了决策者面临的各种因素了吗？⑤研究考虑了最优方案执行中可能面临的问题了吗？⑥有没有讨论决策的不确定性、未来需要研究的方向？

参照上述准则衡量所开展的成本－效果分析，有助于保证和提升成本－效果分析自身的研究质量。

第二节 效果的识别与计量

PPT

一、效果的识别

效果的识别原则遵循收益的识别原则。具体效果的识别由实施干预方案所需达到的目标决定，所选指标必须能很好地反映所要达成的目的，要能够回答该干预方案决策者所关心的问题。同时，鉴于疾病种类及患者群体的多样性，因此，应据实际情况决定具体采用何种效果指标。

理想的效果指标通常具备以下特征。

1. 有关性（relevant） 即该指标具有重要的临床价值，能有效地反映医疗卫生服务和药物治疗规划方案和干预方案的目标、内容和实现程度。效果指标是否有效要根据实际情况和经验进行判断。例如，感染的发生率可以作为剖宫产后抗菌药物预防的经济学评价指标，并且可以通过比较寻找到成本－效果最优的抗菌药物。但如在评价其他的药物治疗方案时，感染的发生率就可能不是一个有效的指标了，应视具体的临床方案实施而定。

2. 可定量（quantifiable） 即可用适当的方法测量或评分。

3. 真实（valid） 即能反映实际的治疗效果。

4. 客观（objective） 该指标能够被不同测量或观察者一致测量或解释。

5. 可靠（reliable） 多次测量能得到同样的结果。

6. 敏感（sensitive） 能反映治疗效应的微小变化。

7. 特异（specific） 是指有明确的因果关系，只反映某种干预方案的效果及变化，非此种则不反映。有专属性，不受其他因素干扰，假阳性率低。计划免疫和药物临床治疗方面的一些指标特异性较好，而在卫生服务许多方面要选择特异性较好的效果指标有时是困难的。尽可能采用特异性较好的效果指标以及排除非实验因素的影响是识别效果指标时必须考虑的。

8. 精确（precise） 变异小。并非所有结果指标都必须满足上述所有特征，但研究者在方案设计时就应考虑其结果指标的选择，至少上述特征可为研究者提供选择方向。

在成本－效果分析中，表现治疗结果的效果指标往往同时有多个，这些指标对上述特征的符合程度不尽相同。可靠的指标对上述特征的符合程度较高，往往能较为客观地予以测量，受主观因素和测量偏倚影响较小。有些指标则对上述特征的符合程度较低，而且易受主观因素影响，如某些症状或情绪指标（疼痛、焦虑等）。经济学评价时应尽可能选用具备理想的效果指标特征的指标。

二、效果的计量

效果的计量是一个标准化观察和测量复杂临床治疗结果的过程，效果的计量需要注意下列内容：①应当根据研究的目的、内容和对象，确定计量效果的数据来源；②不同的疾病有不同的临床症状和体征，相应的有多种途径以及各种物理、生化检验的项目和指标反映干预效果，效果的计量应根据效果指标识别的要求以及与药物相关的干预方案的干预目的的要求，选择适宜的效果计量指标；③根据不同的研究目的、研究类型、效果指标，需要选择不同的效果计量工具。

常用的效果指标及其计算公式如下。

1. 发病率 即一定时期（年、季、月）某人群中发生某疾病新病例的频率。

$$发病率 =（某时间某疾病的新病例数/同期年平均人口数）×100\%$$

2. 患病率 即某一时点某人群中患有某疾病的频率，常用于慢性病的统计分析。

$$某疾病患病率 =（某时点某疾病的病例数/某时点调查人数）×100\%$$

3. 治愈率 即接受治疗的患者中治愈的频率。

$$治愈率 =（治愈患者数/接受治疗的患者数）×100\%$$

4. 某疾病好转率 即一定观察期间，在某疾病接受治疗的患者中好转的频率。

$$某疾病好转率 =（观察期间某疾病好转的人数/同期该疾病治疗总人数）×100\%$$

5. 某疾病死亡率 表示在一定的观察期内，人群中因某病死亡的频率。

$$某疾病死亡率 =（观察期间因某疾病死亡人数/同期平均人口数）×100\%$$

6. 某疾病病死率 表示在规定的观察期内，某疾病患者中因该病死亡的频率。

$$某疾病病死率 =（观察期间因某疾病死亡人数/同期该病患者数）×100\%$$

7. 生存率 即患者能够活到某时点（年）的生存概率，常用方法有直接法和寿命表法，直接法的计算公式为：

$$n 年生存率 =（活满 n 年的人数/观察满 n 年的人数）×1000\%$$

8. 人均期望寿命 即平均预期寿命，对同时出生的一批人追踪，记下他们在各年龄段的死亡人数直到最后一个人的寿命结束，然后根据这一批人活到各种不同年龄的人数计算平均寿命。用这批人的平均寿命来假设一代人的平均寿命，就是人均期望寿命。根据同一代人在不同年龄的死亡率，再计算各年龄人口的平均生存人数，推算出这一年的人口平均预期寿命（参见有关卫生统计学）。

9. 药品不良反应发生率 接受某药物治疗的患者中发生该药物不良反应的频率。

$$药品不良反应发生率 = \frac{某药物使用后发生不良反应的人数}{接受某药物治疗的人数} ×100\%$$

知识拓展 --

抗肿瘤药物的效果计量

从抗肿瘤药物临床试验设计来看，抗肿瘤药物的效果指标比较多，主要包括以下内容。

1. OS 是从随机化或治疗开始到患者因任何原因死亡的时间。OS 直接反映了药物能否延长患者生命，是评价抗肿瘤药物临床获益的"金标准"。但是，随着肿瘤治疗技术越来越先进，肿瘤患者在慢性病化，生存期越来越长，临床试验有时间和成本限制，观察到 OS 的难度越来越大。但是，为了使肿瘤患者快速得到治疗，从而开始出现替代指标。

2. PFS　是从治疗开始到疾病进展或死亡的时间，反映对疾病进展的控制能力。

3. ORR　是肿瘤体积缩小到预设标准的患者比例，反映了药物的直接抗肿瘤活性。

4. 疾病控制率（disease controlRate，DCR）　是指完全缓解、部分缓解、疾病稳定的患者比例，用于评估药物对肿瘤生长的抑制能力。

5. 缓解持续时间（duration of response，DoR）　是从首次缓解到疾病进展的时间。

6. 治疗失败时间（time to treatment failure，TTF）　综合评估疗效和耐受性。

7. 患者报告结局（patient-reported outcomes，PRO）　是指患者自我报告的疼痛、疲劳、生活质量等数据。

8. 不良事件（adverse event，AE）　指治疗期间出现的任何副作用（如骨髓抑制、肝毒性等），需评估严重程度及与药物的相关性。

抗肿瘤药物的临床指标很多，反映了肿瘤疾病的复杂性和治疗目标的多样性。治疗目标的多样性包括根治性治疗、姑息治疗和维持治疗，根治性治疗主要关注 OS 和治愈率，姑息治疗关注生活质量和症状缓解，维持治疗则需要在疾病控制与用药安全之间平衡。另外，精准医学、泛肿瘤药品也将对成本-效果分析指标选择提出挑战。

三、效果的比较

效果指标比较就是实验组与对照组的效果指标差异。效果指标的数据来源及预算持有者指定的对照组决定了其效果指标比较的方式。效果指标的比较方法有直接比较和间接比较。

（一）直接比较

成本-效果分析的效果指标的数据来源选择需要考虑干预方案与对照方案的临床效果比较方式。如果效果指标来源是头对头临床试验设计，并且对照措施与预算持有者指定一致，就可以在控制混杂因素影响的前提下，采用直接比较的方法来计算干预方案与对照方案的效果差值。所谓头对头临床试验，是指同一个临床试验中比较干预方案、对照方案的有效性、安全性。干预方案这种比较的证据效力是比较高的，但是更多的上市药品无法进行头对头临床试验，主要是安慰剂对照的临床试验。还有的罕见病等重大疾病患者人数很有限，无法设置对照组，只能进行单臂临床试验。这些药品因为没有和预算持有人指定对照组在同一时间、空间的平行数据，就需要间接比较技术。

（二）间接比较

间接比较是通过非头对头临床试验数据进行效果比较。间接比较包括未调整的间接比较、调整的间接比较、网状 Meta 分析。

1. 未调整的间接比较　直接从两个临床试验中提取需要比较的两种干预方案的临床疗效数据，不进行数据调整进行比较。比如干预方案 A 与共同对照方案 C 进行了临床试验，干预方案 B 与共同对照方案 C 也进行了临床试验，分别将两个临床试验中的干预方案 A、干预方案 B 的临床疗效数据进行比较。这种比较方法并没有考虑干预方案 A 和干预方案 B 患者人群的随机化，并且假设两种临床试验设计没有差异，增加了研究的不确定性和偏倚，这种比较证据效力比较低，一般不推荐使用。

2. 调整的间接比较　在没有直接随机对比试验的情况下，不同研究之间往往存在着人群基线特征（如预后因素、效应修饰因子）的差异，这可能导致简单比较产生偏倚。调整的间接比较方法旨在通过对这些差异进行校正，从而获得相对更为可信的治疗效果估计。这种比较方法主要包括基于共同对照组的调整、基于人群的调整。

（1）基于共同对照组的调整　当两项试验中均包含同一对照组（如安慰剂或标准治疗）时，可以利用对照组作为"锚点"来构建间接比较。这种方法的优点在于共同对照组可以部分抵消由不同人群基线特征引起的偏差，但前提是各研究中对照组和治疗组的相对效应能保持可比性。假设有两项临床试验：试验 A 比较治疗 A 与对照 C，疗效的相对效应为 ΔE_{A-C}；试验 B 比较治疗 B 与对照 C，疗效的相对效应是 ΔE_{B-C}。则治疗 A 与治疗 B 之间的疗效相对效应采用差值法计算，即 $\Delta E_{A-C} - \Delta E_{B-C}$。

（2）基于人群的调整　包括匹配调整间接比较（matching – adjusted indirect comparison，MAIC）和模拟治疗比较（simulated treatment comparison，STC），还可以分为基于共同对照组调整的间接比较（有锚定的间接比较）、不基于共同对照组调整的间接比较（无锚定的间接比较）。MAIC 的基本思想是对拥有个体患者数据（individual patient data，IPD）的试验中的患者赋予权重，使得加权后各协变量的分布与另一试验报告的汇总数据相匹配，从而保证不同临床试验比较的可比性。STC 方法不直接采用加权，而是利用临床试验 A 的 IPD 建立回归模型，刻画治疗效应与协变量之间的关系，然后利用临床试验 B 的汇总基线特征进行预测。

锚定的间接比较是两个临床试验均含有共同对照组，利用对照组作为共同锚点，比较相对效应能更好地抵消潜在的基线差异，从而提高比较的稳健性。MAIC 和 STC 都可用于对治疗组数据进行调整，然后通过对照组进行锚定比较。有共同对照组（锚定）的间接比较一般较为稳健，因其比较的是相对效应；而无锚定比较对假设条件要求更高，风险也更大。

无锚定的间接比较则是临床试验间不存在共同对照组时，直接比较经过人群调整后的治疗效应。这种方法要求对所有可能影响预后和治疗效应的协变量进行充分调整，否则易受到残余混杂（residual confounding）的影响。其假设条件更强，要求条件交换性（conditional exchangeability），即在调整后不同研究的人群在所有影响结局的因素上应当等同。MAIC 和 STC 均可用于无锚定的间接比较，但在此情形下，其结果的不确定性和偏倚风险更高。

3. 网状 Meta 分析　网状 meta 分析（network meta – analysis，NMA），又称多治疗比较或混合治疗比较，是一种统计方法，旨在同时比较多个治疗方案，特别是在缺乏直接比较证据时，通过整合间接和直接比较的信息来推断各治疗之间的相对效应。在不同随机对照试验中，各个研究仅对部分治疗方案进行了直接比较时，通过构建一个网络结构，将所有可用的治疗进行关联。比如，若试验 A 比较治疗 1 与治疗 2，试验 B 比较治疗 2 与治疗 3，尽管没有直接比较治疗 1 与治疗 3，但网状 Meta 分析能够通过间接证据推导两者之间的相对效应。可见，网状 Meta 分析为多治疗方案的相对效果比较提供了强有力的统计工具，特别适用于证据不全的情况下。在药物经济性评价中，通过整合直接和间接证据，不仅能够提高证据的全面性，还能为治疗选择和资源分配提供数据支持。不过，在应用过程中需要严格检验一致性假设，谨慎处理试验间的异质性和潜在偏倚，以确保结果的可靠性和适用性。

第三节　成本－效果分析的新发展

PPT

成本－效果分析随着创新药技术的不断发展，我国及世界各国对成本－效果证据应用的不断深入，出现了一些新的发展。

一、多源数据融合与数据开放

1. 多源数据融合　随着真实世界数据和临床试验数据的广泛获得，新方法倾向于整合不同数据源的信息。通过利用网络 Meta 分析或贝叶斯层级模型，可以将临床试验数据与观察性数据相结合，从而提高估计的精确性和外部效度。

2. 开放数据与透明性 越来越多的研究机构和监管部门推动数据公开与模型透明，鼓励共享决策模型及代码。这不仅有助于验证研究结果，也推动了跨机构、跨国界的协作研究，提高了临床成本－效果分析的可信度和可重复性。

二、复杂适应证与评价难度

1. 多适应证用药的评价 随着创新药技术的不断发展，很多药品现在都是多适应证，有的药品高达 10 个以上适应证。对于这一类药品，如果采用临床指标对所有适应证进行综合评价，亟须成本－效果分析方法发展出新的思路。

2. 泛肿瘤药品的评价 有的肿瘤药品可以针对很多肿瘤开展治疗，这种药品采用成本－效果分析如何进行综合评价，还是采用成本－效用分析来解决经济性评价问题，值得探索。

3. 罕见病与小样本研究 针对罕见病或亚组分析，由于直接比较试验数据有限，新发展中引入贝叶斯方法和模拟技术可以充分利用有限数据，进行稳健的成本－效果评价，为这类疾病的资源配置提供支持。

三、精准医疗与动态实时评价

1. 个体化与精准治疗的影响 如何实现个体化成本－效果分析，这是未来成本－效果分析的新趋势。随着基因检测、分子诊断和大数据分析的发展，基于患者个体特征的成本－效果分析正在兴起。研究者可利用个体级数据构建预测模型，从而为特定亚群体评估不同治疗方案的临床获益与成本投入，使治疗决策更加精准。

2. 实时与动态评价 在临床实践不断演进的背景下，实时数据更新使得模型能够动态反映治疗效果与成本结构的变化。例如，利用电子健康记录实时采集数据，进行动态模拟和再评估，确保决策依据与最新证据保持一致。

应用实例

答案解析

思考题

本章应用实例，提供了成本－效果分析的模型评价、间接比较的例子，对于利奈唑胺、达托霉素和万古霉素治疗耐甲氧西林金黄色葡萄球菌具有重要意义。

1. 该应用案例，效果指标选择有什么考虑？选择了什么指标？是如何选择的？
2. 该应用案例，为什么要采用间接比较方法？是如何采用的？
3. 该应用案例对于药物治疗管理具有什么意义？

（左根永）

书网融合……

本章小结

微课

习题

第五章 成本－效用分析 🎧音频

1. 通过本章的学习，掌握成本－效用分析的定义、经济评价指标及判别准则；熟悉健康效用值的测量方法、质量调整生命年的计算方法；了解健康相关生命质量量表的概念和常用普适量表，成本－效用阈值的概念和确定方法。

2. 能够针对具体药品经济性评价问题，应用成本－效用分析方法进行判别。

3. 建立科学素养与批判性思维，能够客观评估成本－效用分析研究设计的合理性，识别分析结果的潜在偏倚；树立伦理意识与社会责任感，关注医疗卫生资源分配的公正性。

成本－效益分析（CBA）需要将成本和产出转化成货币单位来计量，在现实中难以操作。而成本－效果分析（CEA）的产出测量单位是临床指标，未从生命质量和意愿（偏好）的角度评价健康产出，且 CEA 不能同时考虑一项干预措施的多个产出，也不能比较有不同产出单位的多项干预措施。因此，20 世纪 80 年代后期，成本－效用分析（CUA）产生并发展起来。CUA 从偏好的角度同时测量了健康产出的数量和质量，是当前药物经济学界应用最广泛的一种研究方法。

第一节 基本概念与评价指标

PPT

一、效用的概念

1957 年，世界卫生组织（WHO）在其十周年工作回顾的大会上提出："健康不仅仅是没有疾病或虚弱，而是指个体在身体、精神、社会方面处于一种完好的状态。"这一定义首次强调了人类生存不仅要重视生命的数量，还要重视生命的质量，由此引起了人们对生命质量（quality of life，QOL）的关注。而与临床医学领域相关的生命质量，又被称为健康相关生命质量（health - related quality of life，HRQOL）。

由于健康状况评价涉及如何运用心理学和社会学的方法来测量个人对某种健康状况的偏好或主观愿望，因此需要引入效用的概念。在经济学中，效用是指对获得一物的满足感、偏好或赋予的价值。与经济学领域中的确定情况下的效用不同，在药物经济学领域，效用指个体在不确定条件下对某个特定的健康状态的偏好或愿望的定量描述。在与药物治疗相关的干预过程中，各种干预方案会对患者的身体、生理或精神产生作用，引起患者疾病客观状况的恶化、改善或治愈，患者在接受干预前、后也会产生不同的主观感受。因此，干预方案所产生的效用也受两类因素的影响：一类是干预后的客观指标，如血压、呼吸、心率、血细胞计数等，它直接影响效用的大小；另一类是干预后患者的主观感受，如症状减轻、疼痛减轻、功能恢复、精神好转等。

迄今为止，测量健康状态效用所使用的理论仍然是 20 世纪中叶由冯·诺依曼与摩根斯坦（Von Neumann and Morgenstern）提出的期望效用理论，这一理论也是现代风险决策期望效用最大化的理论基础。经过若干年的发展以及不同研究者的努力，后人把冯·诺依曼与摩根斯坦理论的基本含义总结为效用的三个基本公理。具体表述如下。

1. 完备性与传递性 偏好的完备性指在评估两个具有风险的预期 y_1 和 y_2 时，一个人或者偏爱 y_1，或者偏爱 y_2，或者认为二者无差别，即 $y_1 > y_2$，$y_1 < y_2$ 或 $y_1 = y_2$。传递性指，假设存在具有风险的三个预期，y_1、y_2 和 y_3，如果对 y_1 的偏好大于对 y_2 的偏好，对 y_2 的偏好大于对 y_3 的偏好，那么对 y_1 的偏好大于对 y_3 的偏好。数学上表达为：如 $y_1 > y_2$，$y_2 > y_3$，则 $y_1 > y_3$。

2. 独立性 个体对一个两阶段风险前景和一个源于概率法则的其概率相当的一阶段等价物的偏好应该是相同的。如，对于两个风险前景 y_1、y_2，其中 y_1 是由结果 x_1 以及相应概率 p_1 和结果 x_2 以及相应的概率（$1-p_1$）组成，即表示为 $y_1 = \{p_1, x_1, x_2\}$，同理，$y_2 = \{p_2, x_1, x_2\}$。这个公理表示，个体对两阶段风险前景（p, y_1, y_2）和它的概率相当的一阶段等价物 $\{pp_1 + (1-p) p_2, x_1, x_2\}$ 的偏好应该是相同的。

3. 连续性 假设有三个风险前景预期，个体对 y_1 的偏好大于对 y_2 的偏好，对 y_2 的偏好大于对 y_3 的偏好，那么就存在概率 p，使得个体对在确定条件下的 y_2 与由概率为 p 的 y_1 和概率为 $1-p$ 的 y_3 构成的风险前景的偏好是一样的。即，如果 $y_1 > y_2 > y_3$，存在唯一概率 p，使得 $y_2 = py_1 + (1-p) y_3$。

二、效用的指标

CUA 中的用于反映健康效用的指标包括质量调整生命年（QALYs）、伤残调整生命年（disability adjusted life years，DALYs）、挽救年轻生命当量（saved young life equivalents，SAVE）和健康当量年（healthy years equivalents，HYE）等。在国际相关的研究与评价中，最为常用的指标是质量调整生命年，少数研究辅以其他三种指标进行分析。

（一）质量调整生命年

QALYs 指用生命质量效用权重调整患者的实际生存年数所得到的相当于患者处于完全健康状态下的生存年数。具体是指实施干预项目而使人获得的生存年数与反映健康相关生命质量的标准权重的乘积，如在效用权重为 0.8 的条件下生存 3 年将得到 2.4 个 QALYs。这个标准权重就是"效用""价值"或"偏好"（后文将详细介绍三者的概念和区别）。在 CUA 分析中，统一使用"效用"来指代。

QALYs 作为健康产出指标的优势是可以同时测量发病率（质量改善）和死亡率（数量改善）的降低所带来的健康改善，同时能把这两种改善融合成一种指标，并且这种融合是基于对不同结果的相对偏好程度完成的。

图形方法可以形象地表达 QALYs 的概念。如图 5-1 所示，在没有医疗干预措施的情况下，患者的健康相关生命质量会不断恶化，如图中路径 1 的显示结果，且患者会在时间 1 死亡。在有医疗干预措施的情况下，患者的健康状况会恶化的比较慢，即会生存更长一段时间，体现为路径 2，且患者在时间 2 处死亡。曲线下的面积为相应条件下的 QALYs，即效用权重×生存年数。而两条曲线的中间区域就是医疗干预所获得的 QALYs。为了更清楚地说明 QALYs 的组成，可以把这个区域分成如图的 A 和 B 两个区域。区域 A 是由于生命质量改进（患者在没有医疗干预的情况下，也会在存活的期间内获得的健康相关生命质量改善）而获得的 QALYs，区域 B 是由生存期改善（生存期延长，同时包括延长的生存期间的生命质量改善）而获得的 QALYs。

这种图形方法也可以用于表达更加复杂的情况。有时进行医疗干预和不进行医疗干预两条路径可能是交叉的。例如，许多癌症治疗方案可能会带来短期 QALYs 的减少，而获得长期 QALYs 的增加。在另外一些情况下，干预后两条路径在很长一段时间内是平行并临近的，在远期才出现差异，如某些治疗高血压的药物，这类药物具有较好的耐受性，没有不良反应，但是患者的最终健康状态还是会转化为严重的心脏疾病。同时，患者的健康路径可能是不确定的，反映了表面相似的患者的预后差异。这种不确定性可以表现为一系列可能的路径，每个患者进入任意一条路径都有一个概率，并且每一条路径都有与之对应的 QALYs。QALYs 的期望值（或均值）是通过将每条路径上的 QALYs（以概率作为权重）相加而计算获得的。

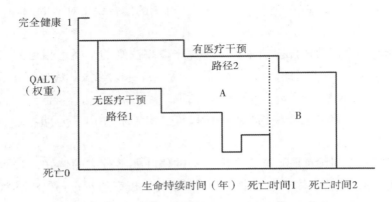

图 5-1   医疗干预措施所获得的质量调整生命年

（二）其他指标

1. 伤残调整生命年（DALYs）   是指从发病到死亡所损失的全部健康年，包括因早亡所致的寿命损失年（years of life lost，YLLs）和疾病所致伤残而引起的寿命损失年（years lived with disability，YLDs）两部分。其中，YLLs 使用标准期望寿命损失年（standard expected years of life lost，SEYLLs）表示，SEYLLs 是患者的死亡年龄与标准寿命表中该年龄组的期望寿命之差；YLDs 是对伤残状态下的生存年数进行测量和折算，通过疾病的伤残权重将其折算为损失的健康生命年，等于某段研究时间内某疾病发生的病例数、疾病的平均持续时间以及疾病伤残权重的乘积。世界银行在 1983 年出版的《世界发展报告·投资于健康》中就正式使用了 DALYs 来测量全球及各地区的疾病负担。

2. 挽救年轻生命当量（SAVEs）   Nord 提出将 SAVE 作为 QALYs 的替代指标。他指出 QALYs 并不适合社会决策的制定，因为传统的 QALYs 不能对社会价值进行测量，它的权重仅代表了个体对其自身健康的偏好，而 SAVEs 法可以直接测量生命质量改善这一过程所带来的价值，因此可以更直观地评价医疗干预措施所带来的社会价值。SAVEs 通过人数权衡法（PTO，下文详述）得到，询问受试者需要让多少人从健康状态 X 转换到较好的健康状态 Y 才能等同于挽救一条年轻的生命。如假设答案是 15 个人，那么使一个人从状态 X 转换到 Y 的价值就是 0.07（1/15）个 SAVEs。因此，SAVEs 分析可以定义为为挽救一条年轻生命（并使此人恢复到完全健康）而进行的人数权衡分析，SAVES 的社会价值就是挽救年轻生命当量。

3. 健康当量年（HYEs）   指将一系列已确定的非完全健康状态下的实际生存年数转化成完全健康状态下的生存年数。HYEs 与 QALYs 一样，也可把生命质量和生存时间两个方面的偏好结合成单一数值。不同的是，HYEs 是统一测量整个时间序列内全部健康状态的效用值，而 QALYs 是先分别计算每个健康状态的 QALYs 值，再进行加和。这意味着 HYEs 可以更加恰当地解释时间和顺序方面的健康状态偏好。然而，这也意味着对健康状态的每次测量都是更为复杂的，而且每个不同时间序列（不同的持续期和顺序）的健康状态都要求有针对其自身的测量。不同时间序列健康状态的 HYEs 由一种双阶段标准博弈法（标准博弈法下文详述）来测量。所谓双阶段，即首先通过标准博弈法测量时间序列健康状态的传统效用，然后在第二阶段再次采用标准博弈来确定具有上述同样效用的健康年数。

三、经济评价指标与适用条件

成本－效用分析（cost－utility analysis，CUA），是将干预方案的成本以货币形态计量，收益则以效用指标来表示，并对干预方案的成本和效用进行比较，进而判定干预方案经济性的一种评价方法。

CEA 和 CUA 的相同之处在成本的测量，不同之处在健康产出的测量。虽然 CEA 和 CUA 的健康产出数据来源是类似的，即文献、实验或专家判断（经由敏感度分析验证），但是两者在健康产出的测量方面存在着本质的差异。首先，CEA 中的健康产出是单一的、医疗干预专属的，而且无价值（人们对其的偏好和喜爱程度）概念。相反，CUA 中的健康产出可以是单一的或多维度的，与医疗干预的专属性相比具有普适性，而且纳入了价值（人们更偏好某种健康产出）的概念。其次，中间产出数据适用于 CEA，但在 CUA 中，由于不能将中间产出数据直接转换成 CUA 中需要的 QALYs（或类似的测量结果指标），因此中间产出数据（如发现的病例数、接收治疗的患者数等）是不适用的，只有最终的健康产出数据（如拯救的生命年、避免的失能天数等）才是充分的和适用的。由于 CUA 和 CEA 有许多相似之处，因此很多研究者混用二者的概念。尤其本学科发展早期的一些研究者，他们将 CUA 作为 CEA 的一种特例。虽然从技术上来讲，CUA 可以简单看成 CEA 的一种特殊形式，但是国际学术界还是坚持使用 CUA 这个名称，这样做的原因有如下几个：①它清晰地将使用普适工具（获得效用）测量健康产出的研究（CUA）与使用疾病专属工具（获得临床指标）的研究（CEA）区分开来，便于在 CUA 研究中进行广泛对比；②最终健康产出指标的应用实现了对长期慢性病健康结果的测量和评价；③在评估健康产出时，它强调了消费者偏好（效用）的特殊作用。

（一）经济评价指标与判别准则

使用 CUA 对备选方案的经济性进行判定时，需使用增量分析法。其中，增量成本－效用比（incremental cost - utility ratio，ICUR）反映两种备选方案之间单位效用差异下的成本差异，用于考察增加的成本是否值得。决策者认为增量成本－效用比不超过某一特定值（阈值），此方案就是具有经济性的，应被选择。增量成本－效用比的公式如下：

$$ICUR = \frac{\Delta C}{\Delta U} \tag{5-1}$$

使用 QALYs 表达的增量成本－效用公式如下：

$$ICUR = \frac{C_1 - C_2}{QALY_1 - QALY_2} = \frac{\Delta C}{\Delta QALYs} \tag{5-2}$$

与成本－效益分析类似，对多方案进行评价和选择时，干预方案两两之间比较时成本与效用的所有可能情况有以下几种：效用不同，成本相同；效用相同，成本不同；效用较高，成本较低；效用较低，成本较高；效用较高，成本较高；效用较低，成本较低。首先应识别出其中的前四种情况，并无需进行进一步的成本－效用分析即可直接判定被比较方案的相对经济性。对于后两种情况，因无法直接判定哪种情况更经济，需要进行成本－效用分析来进行进一步的评价和比较。

（二）适用条件与适用范围

1. 适用条件　因为 CUA 健康产出指标的广泛适用性，对于卫生政策制定者来说它比 CEA 更有价值。在下列条件下，研究者使用 CUA 才能得出可靠的、适用于决策分析的结果：①当健康相关生命质量是重要产出时，如在对比治疗关节炎的干预方案时，任何方案对死亡率可能都不会产生影响，因此关注点就集中在不同方案在提高患者身体功能、社会功能和心理状态上的差异；②当健康相关生命质量是其中一个重要产出时，如在评估低体重新生儿特别护理时，不仅生存率是一个重要的产出，生存质量也非常关键；③当项目方案同时影响患病率和死亡率，而研究者又希望使用一种通用的测量单位将它们的影响综合在一起时，如许多癌症干预方案可以延长寿命和改善长期生命质量，但是会降低治疗过程期间的生命质量；④当干预项目需要与大范围的不同类别的结果相对比，而研究者希望用一个通用的测量单位作为对比指标时，如政策决策者必须对比几个申请政府基金的完全不同的干预项目，如高血压等慢性病检测和治疗、脑卒中或者心肌梗死发作后患者的恢复治疗等；⑤当研究者希望将此研究与已经使用 CUA 方法评价过的项目进行对比时；⑥当研究者的目标是考虑所有可能的选择后，最优化分配有限的卫生资源，以及使用约束优化（例如数学程序）来最大化健康产出时。

2. 适用范围　成本 - 效用分析方法既适用于医疗领域内针对同种疾病的不同干预方案，或具有相同健康效果产出指标的干预方案之间的经济性评价和比选；也适用于对不同疾病的不同干预方案，或具有不同健康效果产出指标的干预方案之间的经济性评价和比选。综上可见，与成本 - 效果分析的适用范围相比，成本 - 效用分析的适用范围更为宽广，但仍不及成本 - 效益分析。与成本 - 效果分析相类似的是，在没有成本效用阈值的情况下，成本 - 效用分析的适用情况会变得相对狭小。

PPT

第二节　效用权重的识别与测量

一、识别与测量方法

效用的识别原则与效益和效果类似，不同的是其测量方法。鉴于效用权重系数的确定是计量效用的关键，因此本节将主要介绍效用权重的测量方法。效用权重系数的确定方法分为直接测量法和间接测量法。

（一）直接测量法

从广义角度讲，偏好、效用和价值是同义词，即对一个健康产出的偏好越大，产生的效用（或价值）就越多。当更确切地定义并测量偏好时，就产生了效用和价值的区别。

偏好是最宽泛的一个概念，效用和价值是偏好的不同形式。测量方法决定了测量的结果是效用还是价值。如果使用的测量方法能够涵盖健康产出不确定性，则获得的测量结果是效用，而如果使用的测量方法不能涵盖健康产出的不确定性，则获得的测量结果是价值。研究者一般会从两个维度区分偏好测量方法：其一是问题设计的方式，即问题中的健康产出是确定的还是不确定的；其二是应答者的回答方式，即应答者是被要求完成一个基于自我思考的刻度测量，还是仅仅做一个选择。研究者根据这两个方面，将偏好的直接测量方法分成四类，参见表 5 - 1。

表 5 - 1　偏好测量方法

回答方法	问题设计	
	确定（价值）	不确定（效用）
刻度法	单元格 1 尺度评分法（rating scale，RS） 类别评分法（category scaling，CS） 视觉模拟评分法（visual analogue scale，VAS） 比例评分法（ratio scale，RS）	单元格 2 无
选择法	单元格 3 时间权衡法（time trade - off，TTO） 配对比较法（paired comparison，PC） 均衡法（equivalence） 人数权衡法（person trade - off，PTO）	单元格 4 标准博弈法 （standard gamble，SG）

使用表 5 - 1 中偏好的各种测量方法时，会使用到风险态度（risk attitude）的概念。从本质上讲，

如果一个人规避更具风险性的选择，而倾向于低风险的选择，他就属于风险厌恶型；如果他对这二者没有倾向，则属于风险中性型；如果他更倾向冒险的选择，则属于风险喜好型。在健康产出的偏好测量中，这一概念体现为，如果患者偏好不确定选择的期望值，而不是不确定选择本身，那么这个人就属于风险厌恶型；在这二者之间没有倾向，则代表他属于风险中性型；如果他更偏好于不确定选择本身，则代表他属于风险喜好型。举例来说，将三个依次较好的健康结果 A、B、C 排列在视觉模拟尺度（VAS）上，如果患者偏好确定的产出 B，而不是不确定的产出 A 和 C（即 50% 概率的 A 与 50% 概率的 C），就属于风险厌恶型。如果患者在上述两种情况下没有倾向二者中的任何一方，则属于风险中性；如果他们更喜欢冒风险，即选择不确定的产出 A 和 C，则属于风险喜好型。需要注意的是，风险态度实际上仅适用于一个特定问题，没有必要要求一个人对多个问题持不变的风险态度。然而，为了实践的方便性，经常假设存在恒定的风险态度，这样方便使用数学方法模拟。

表 5 - 1 中的横轴维度是问题的设计方式。在确定情况下设计问题，是让患者对比两个或多个确定的健康产出。具体来说，就是在考虑每一个健康产出时，要求患者假设产出是确定的，即描述各种特征的时候，没有不知道的情况和概率。在不确定情况下设计问题，是让患者对比两种选择，其中至少一种选择含有不确定性，即其中含有概率。这两种提问方式的不同在于，确定性方法不能捕获患者的风险态度，而不确定方法则可以。表 5 - 1 中的纵轴维度是回答问题的方式。刻度法主要来源于心理和心理测量学，它要求患者通过自我思考来寻找偏好的强度，然后将健康产出标注在刻度尺上。刻度法的优势是花费的时间较少。选择法则主要来源于经济学和决策科学，是显示偏好方法的一个特殊应用（显示偏好是经济学中的一个普遍方法，即个人隐藏的偏好通过其所做的选择而显示出来）。选择法要求应答者在两个或多个选项间做出选择，进而直接反映出偏好。选择作为一项经常而自然的行为，人类在这方面有很多经验，而且它是可以观察到和能证实的。因此，很多研究者在设计研究时都倾向于使用选择法。

根据问题的不同设计和回答方式，表 5 - 1 被划分为 4 个单元格。单元格 1 中的工具需要应答者考虑确定的健康产出，然后提供健康产出（死亡 0 ~ 完全健康 1）的排序或者分值。尺度评分法（rating scale，RS）（提供 0 ~ 1 间的分值）、类别评分法（category scaling，CS）（提供属于哪个类别）、视觉模拟评分法（visual analogue scaling，VAS）（在一条线段中反映健康产出分值的位置）和比例评分法（ratio scale）（标明一个产出与比它稍好的产出相差多少倍）都是同一个类别下的不同方法。在这些方法中，健康产出是确定的，应答者的任务是进行思考并标注出来。目前没有工具被划分至单元格 2。单元格 3 中包含时间权衡法（time trade - off，TTO）、配对比较法（paired comparison，PC）和人数权衡法（person trade - off，PTO）。最后，单元格 4 包含标准博弈法（standard gamble，SG）及其各种变形方法。

最广泛使用的直接测量患者健康产出偏好的三种技术是刻度法（及其变形方法）、标准博弈法和时间权衡法。下文分别对其进行详细介绍。

1. 刻度法——尺度评分法、类别评分法和视觉模拟法 刻度法是效用测量的最简单方法。测量的过程是，首先要求应答者将最偏好的健康产出至最不偏好的健康产出排序；然后，将所有健康产出排列在一个刻度尺上，使得不同健康产出之间的间距或者空间对应着应答者认为的二者之间的偏好差距。也就是说，愿望程度相差较小的健康产出将被排列得比较近，而愿望程度相差很大的健康产出将被排列得间距较远。在实际测量中，应答者应在专业测量人员的指导下仔细排列这些间距。关注的焦点是各个间距间的对比，而不是每个健康产出本身的刻度分值。由于刻度尺上刻度值之间的绝对比率是无意义的，因此患者做类似的对比是无意义的，如"我对产出 E 的偏好程度是产出 F 的 3 倍，所以我在尺度上将它放到 3 倍高"。正确的对比应该类似这样，"产出 E 相对于产出 F 的愿望程度是产出 G 和产出 H 之间的 3 倍，因此我将产出 E 和 F 之间的距离变成 G 和 H 之间距离的 3 倍"。

刻度法有许多变形形式。刻度可以是数字（如 0 ~ 100）、类别（如 0 ~ 10），或者仅仅为一段 10 厘米长的线段。不同的变形形式有不同的名称。尺度评分法（rating scale）通常使用 0 ~ 100 的刻度；类别比例法（category scaling），又称类别尺度法，是一种使用少量类别值的变形方法，类别值通常为 10 ~ 11 个（这种方法假设患者的选择在类别间是等距的）；视觉模拟法（visual analogue scaling，VAS）使用的是一条线段，通常为 10 厘米长，线段两端的取值是确定的，但是线段中间可以有刻度或无刻度。当然，也可以将几种方法结合起来使用。

慢性病健康状态和急性病（暂时）健康状态的偏好测量都可以使用刻度法。当测量慢性病状态时，研究者向应答者描述的慢性病状态是不可逆转的，即应答者需要考虑从发病年龄到死亡这样一个不可逆转的过程。该方法要求患者在刻度尺上选出最好的健康状态和最差的健康状态，最好的健康状态假设是"完全健康"（刻度值一般为 1），最差的健康状态可能是"在发病年龄死亡"（刻度值一般为 0），并将这两个状态标注在刻度尺的两端。然后，再要求患者将其他的健康状态标注在刻度尺上，并使得不同状态间的距离与其偏好差距成比例。如果死亡被判定为最差的健康状态而且在刻度上被赋值为 0，其他状态的相对偏好值就可以简单地在刻度尺上读出。如果判定死亡不是最差的健康状态，而是标注在尺度的某个中间位置，比如说 D，那么其他状态的相对偏好值由公式 $U_2 = (U_1 - D)/(1 - D)$ 给出，其中 U_1 是通过测量获得的健康状态的刻度，而 U_2 是转换到 0 ~ 1 标尺上的偏好值。也就是说，如果回答者将最好和（或）最差的健康状态划在了刻度的两个端点附近，而不是端点上，就必须修改这个公式。处理这种情况的比较简单的方法是，利用线性关系重新分配最好状态和最差状态到 0 ~ 1 的刻度上（即利用上文的公式计算）。例如，当使用 EQ – 5D 量表的 VAS 方法时，假设研究者需要获得传统的 0 ~ 1 表示死亡至完全健康的刻度，就需要这种方法。这是因为，EQ – 5D 中的 VAS 的端点标记为"能想象到的最好的健康状态"和"能想象到的最差的健康状态"，这种方式鼓励应答者将实际的健康状态不放在传统的 0 ~ 1（一个人总是能想象出更好或更坏的健康状态）。

当测量暂时健康状态偏好时，暂时健康状态应被描述为"持续特定时间的状态，状态结束后患者就恢复到正常的健康状态"。测量时，同样是要求患者将最好的状态（健康的）赋值在标尺的一端，将暂时的最坏健康状态赋值在另一端。余下的暂时健康状态也被一一标注在标尺上，使得状态的间距与患者的偏好成比例。如果干预项目的评估只涉及发病率，不涉及死亡率，即如果不需要对比项目在死亡率上的差异时，上述的暂时健康状态的测量程序就是充足的。然而，如果情况不是这样，那么暂时健康状态的偏好间隔就必须转换到标准的 0 ~ 1 的健康偏好。这时，可以通过重新定义最差的暂时健康状态为等价的慢性病状态，然后利用慢性状态的测量技术来测量它的偏好。其他暂时健康状态的值也能够通过线性转换而转换成死亡到健康（0 ~ 1）之间的标准值。

研究者可以从刻度法的测量中获得稳定的健康状态的排序值，以及这些偏好的集中程度的信息。然而，该方法也可能存在测量偏倚主要包括端点偏倚（end – of – scale aversion）和环境偏倚（context effects）。端点偏倚是指部分受访者可能不希望表述自己处于极好或极差的健康状态，因而不会选择靠近刻度两个端点的效用值，导致测得的效用值有偏倚。环境偏倚指患者对某一健康状态的判断可能受同时测量的其他健康状态的影响，若同时测量的其他健康状态较好，这一健康状态测得的效用值可能偏低；若同时测量的其他健康状态较差，这一健康状态测得的效用值可能偏高。同时，刻度法只是要求受访者标注一个数值，并不是基于选择（choice – based）得出的，即受访者并不需要面临风险权衡或在多个备选方案中进行选择，因此有学者认为刻度法并不能真实反映人们的偏好。此外，刻度法基于心理物理学理论，受访者的心理感观和偏好容易受到多种因素的影响，也会影响测得效用值的准确性。

2. 标准博弈法　源于基础的效用公式，是测量基数效用的经典方法，被广泛应用于决策分析领域。该方法可以用于测量慢性病状态或暂时（急性病）状态的偏好。

在测量慢性疾病（长期）健康状态时，根据受访者认为测量的健康状态是优于死亡还是差于死亡，方法略有区别。当受访者认为测量的健康状态优于死亡时，测量方法如图 5 - 2 所示。此时受访者面临 A 和 B 两种选择，选择 A 有两种可能的结果：①立即恢复到完全健康状态且再继续生活 t 年，这种结果出现的概率为 P；②立即死亡，且概率为 $1 - P$；而选择 B 是一种确定的结果，即以某种慢性健康状态 i 存活 t 年。在测量过程中会一直改变概率 P 的大小，直到当概率 P 等于某一数值时，受访者认为 A 和 B 两种选择无差异。此时状态 i 的效用值 U_i 即等于该点的概率 P，即 $U_i = P$。

当测量的健康状态差于死亡时，测量方法如图 5 - 3 所示。相似地，受访者仍然面临两种选择，选择 A 有两种可能的结果：①立即恢复到完全健康状态且再继续生活 t 年，出现这种结果的概率为 P；②以差于死亡的状态 i 生活 t 年，且概率为 $1 - P$；而选择 B 是一种确定的结果，即为立即死亡。在测量过程中会一直改变概率 P 的大小，直到当概率 P 等于某一数值时，受访者认为两种选择无差异。此时状态 i 的效用值 $U_i = -P/(1 - P)$。

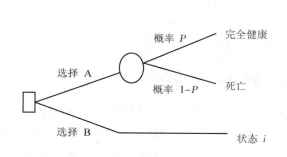

图 5 - 2　标准博弈法在测量慢性健康状态
（测量的健康状态优于死亡）中的应用

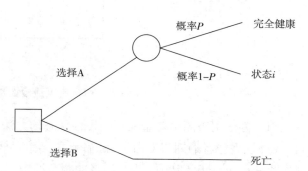

图 5 - 3　标准博弈法在测量慢性健康状态
（测量的健康状态差于死亡）中的应用

由于许多患者不熟悉概率的含义，因此运用标准博弈法时经常使用一些视觉辅助工具，最经常使用的是概率转盘（probability wheel）。概率转盘是一个包含两个不同颜色部分的圆盘，其相对大小很容易改变。使用时，将不同的选择写在卡片上展示给患者，并将两个结果分别显示为概率转盘中不同颜色的两个部分。此时，告知患者每一个结果出现的机会与圆盘上该颜色区域的面积成正比，从而使患者较容易地做出选择。

标准博弈法测量暂时健康状态偏好的测量过程如图 5 - 4 所示。此时，中间状态 i 的取值介于最好的健康状态（完全健康）和最差的健康状态（健康状态 j）之间。注意，所有的健康状态都必须持续同样的时间段（如 t），随后是完全健康。在这种模式下，状态 i 持续时间 t 的效用公式是 $U_i = P + (1 - P) U_j$，其中 i 是需测量的健康状态，j 是最差的健康状态。如果不考虑死亡，U_j 可以被设定为 0，从公式中得出的 U_i 的值等于 P。然而，如果希望将这些值与死亡至完全健康的尺度（0 ~ 1）联系起来，暂时的最差健康状态（j）必须被重新定义为短暂的时间 t 的慢性状态后即是死亡，然后使用上文描述的测量慢性状态的技术进行 0 ~ 1 尺度上的测量。这可以计算出 U_j 在时段 t 的值，进而这个值可用在上述的公式中找出 U_i 在时段 t 的值。

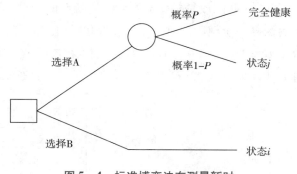

图 5 - 4　标准博弈法在测量暂时
健康状态中的应用

这种方法还有各种变形形式。例如在图 5 - 4 中，状态 j 可以被认为次优于状态 i，而不是最差的健康状态。计算公式仍然是 $U_i = P + (1 - P) U_j$。这种变形意味着状态的偏好值不是必须按顺序获得（从最差的状况开始）。

3. 时间权衡法　1972 年，Torrance 等人为医疗领域专门设计了时间权衡法（TTO）。该方法是一种简单的、非常容易执行的测量工具。TTO 方法可用于测量慢性病健康状态，也可用于测量暂时健康状态。由于测量这两类健康状态时用到的原理和参照健康状态不同，就产生了如下两种测量过程。

TTO 方法用于测量优于死亡的慢性状态的方法如图 5-5 所示。患者面临两种选择：①状态 i 持续时间 t（慢性病患者的期望寿命），随后死亡；②完全健康状态时间 $x < t$，随后死亡。时间 x 一直变化，直到患者认为两种选择没有差异。在这一点上，状态 i 的偏好分数为 U_i，且 $U_i = x/t$。

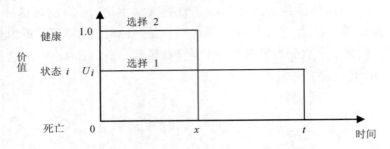

图 5-5　TTO 在测量慢性健康状态（包含死亡）中的应用

TTO 方法用于测量差于死亡的慢性状态的方法如图 5-6 所示。患者面临两种选择：①状态 i 持续时间 t（慢性病患者的期望寿命），随后死亡；②完全健康状态持续时间 x，随后在差于死亡的健康状态 i 中生活（$t-x$）年，其中 t 为受访者的剩余期望寿命年。时间 x 一直变化，直到患者认为两种选择没有差异。在这一点上，状态 i 的偏好分数为 U_i，且 $U_i = -x/(t-x)$。

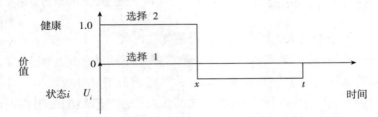

图 5-6　TTO 在测量慢性健康状态（差于死亡）中的应用

TTO 技术用于测量暂时健康状态相对偏好的方法如图 5-7 所示。其中，中间状态 i 相对于最好健康状态（完全健康）和非死亡的最差健康状态（状态 j）而测量。患者面临两种选择：①以暂时状态 i 存活时间 t（时间段是暂时健康状态所特有的），随后恢复完全健康；②以暂时状态 j 存活时间 x（$x < t$），随后恢复完全健康。时间 x 一直变化，直到应答者认为两种选择无差异，在无差异点上状态 i 的偏好分数是 $U_i = 1 - (1 - U_j) x/t$。如果我们设定 $U_j = 0$，则方程就简化为 $U_i = 1 - x/t$。此种方法也存在其他变形方法。如，状态 j 可能不是最差的状态，只要它的状态差于 i 就可以。

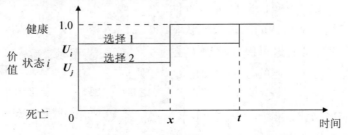

图 5-7　TTO 在测量暂时健康状态中的应用

就像在刻度法和标准博弈法中一样，如果暂时状态的偏好分数要转换成死亡到健康（0~1）的分值，最差的暂时状态必须被重新定义为短期的慢性病持续状态，并使用上述慢性状态的方法来测量。

上述 TTO 方法被称为传统 TTO 方法，其还存在很多变形方法。Buckingham 等人使用三种权衡时间的方法来进行试验，即传统 TTO 法（让应答者将需要测量的健康状态与不期望得到的早期死亡相权衡）、年度 TTO（将需要测量的健康状态与缓慢恢复健康相权衡）、日 TTO 法（将需要测量的健康状态与不必要的睡眠相权衡）。

4. 其他方法　人数权衡法（person trade – off，PTO）是圣地亚哥工作组在发明健康指数量表（quality of well – being scale）的早期工作中使用的一种偏好测量工具。在这种方法中，应答者被要求回答"在指定的健康状态中有多少患者的生命延长 1 年等同于 100 个健康人存活 1 年"。PTO 法与传统技术，如刻度法、标准博弈法和时间权衡法，获得的测量结果并不匹配，并且有较大的差异。由于 PTO 法直接是基于社会的权衡，因此有些学者认为其更适用于资源分配。传统方法的得分直接来自每个应答者对他们自己不同状态的权衡，而 PTO 得分则来源于对应答者对他人收益的权衡。至于哪种方法对于资源分配来说更好至今没有定论。

另一种较新的方法是疾病特异效用测量方法。该方法是一种试图将效用工具和疾病特异健康相关生命质量测量工具（针对某一特定疾病设计的生命质量量表）综合起来的一种方法，它带有两类工具的优点。这类工具的优势是可以概括疾病详细的病情状态，因此具有很好的敏感性和反应性，且可以获得效用权重并用于计算 QALYs 和 CUA。测量过程分为两个阶段。在第一阶段，使用疾病特异工具量表测量效用权重，且尺度的较低端是疾病最严重形式。在第二阶段，从第一阶段获得的效用被放到了传统的健康效用尺度上（0~1）。两个阶段的目的和优势是，从第一阶段获得的疾病特异效用反映了医生和患者在这个疾病领域范围内关注的主要问题，是在这个疾病内进行资源分配决策所需的必要信息。因为第一阶段将患者的注意力主要集中在疾病上，很多疾病不涉及死亡，因此测量误差更小。从第二个阶段获得的效用是卫生政策决策者的主要关注点，而且适用于计算 QALYs 和传统的效用分析。这种方法已经在很多研究中使用。

5. 各种测量方法的总结与评价　总结起来，表 5 – 1 中的所有方法都是测量偏好的。单元格 1 和 3 中的方法测量的是价值；单元格 4 中的方法测量的是效用。单元 3 与 4 的区别在于风险态度，只有单元 4 测量了风险态度。单元 1 和 3 的区别在于选择法和刻度法之间的区别。因为每一个单元格中的任务不同，因此得出的偏好结果不同是正常的。实际上，普遍的发现是，对于优于死亡的健康状态，标准博弈法的分数高于时间权衡法，时间权衡法的分数又高于视觉模拟法。然而，也有研究发现了相反的结论，时间权衡的分数超过了标准博弈法的分数。

在方法的选择上，没有"金标准"，也没有唯一的最好方法。如前所述，在其他条件相同的情况下，研究者倾向于使用选择法，而不是刻度法。在实践中，其他条件不相同的情况下，研究者倾向于依据研究的时间限制选择不同的方法，通常使用刻度法和选择法的混合。在价值和效用之间选择时，研究者可以从理论中寻找答案。期望效用理论显示，对于涉及不确定性、确定性或者二者都有的问题，效用是最适用的。其中，确定性的结果可以看作退化概率分布（degenerate probability distribution）被包括进来（即只有一个结果的概率分布，它的概率是 1.0）。另一方面，基于理论，价值仅仅适用于确定性问题，它的应用受到了较严格的限制。在包含不确定性的医疗问题中，效用能够捕获个体的风险态度的这个特点是非常重要的。大多数研究者都认为，在真实世界中未来健康结果明显是不确定的，因此在不确定条件下测量偏好（效用）更合适。然而，应该强调，从技术上来讲这些理论仅适用于测量个人层面的效用值。也就是说，期望效用理论仅仅适用于个人的决策，如果我们加总所有应答者的效用值，来获知整个社会决策时，这个理论并不直接适用。最后，就时间和方法的复杂程度来讲，单元格 3 和 4 是类似的。所以，综合来讲，大多数研究者推荐效用方法，而不是价值方法。实践中，所有这些方法都在使用。研究者应该仔细地审查并决定研究中应该使用何种方法或者何种工具是符合特定研究要求的，来确定选择了最适宜的方法。

（二）健康相关生命质量量表

近年来，根据多维决策理论建立起来的效用权重测量方法，不但在理论上得到了迅速发展，而且在实践中得到了普遍应用。根据多维决策理论，健康状态由不同维度的功能构成，因此，可以建立一个多维分级系统来描述各种不同的健康状态或产出。由此理论而建立的测量系统被称为多维健康状态分级系统（multi - attribute health status classification，MAHSC），或健康相关生命质量量表。在此系统下，当每一个健康状态或产出的效用确定后，就可以为全部产出（即目标人群可能出现的所有健康状态或某医疗干预可能出现的所有健康产出）建立一套评分系统。该评分系统可以用来比较不同目标人群的健康状态，或者用来评价不同医疗干预项目和技术的结果。因此，在健康产出的测量中，除了使用直接的偏好测量工具外，还可以使用健康相关生命质量量表来测量。

简单说，健康相关生命质量量表是用来描述个人在某一时间点上的健康状态的一种方法。其由影响健康的不同方面（称为属性或维度）组成，每一个方面根据事先定义的具有从正常到很差之间的不同功能等级组成，如一个人的活动水平可以处于从正常到卧床之间的不同等级。个人的健康状态是根据各个维度的功能水平来确定的，不同功能水平的组合代表不同的健康状态。假设考虑一个有 N 个维度的量表，N_i 代表维度 i 上不同的功能水平。一个健康状态就是一个拥有 N 个元素的向量（X_1，…，X_n），其中 X_i 代表维度 i 上的功能水平。当维度的个数和（或）每一维度上不同功能水平的个数相对较多时，量表能够描述较多的健康状态。我们可以通过建立在量表下的偏好评分函数，来计算系统下所有健康状态的偏好评分。建立偏好评分函数只需要直接测量少数健康状态的偏好得分。因此，使用偏好评分函数能提供一个测量偏好的简便有效的方法。

健康相关生命质量量表通常包括如下维度：感官能力［视力、说话和听力（sensory ability：vision，speech，and hearing）］、身体活动能力（physical ability）、社交情感能力（socio - emotional ability）、认知能力（cognition）、自我照顾能力（self - care ability），及其他与治疗有关的症状或诸如疼痛和副作用等健康问题。当然，量表具体需要包括哪些方面主要取决于建立量表的目的。当前，研究者根据不同的目的建立了不同的普适量表（适用于所有疾病）。最广泛使用的 4 个普适量表是欧洲五维健康量表（Euro Qol - 5D，EQ - 5D）、六维健康调查短表（short form - 6D，SF - 6D）、健康效用指数（health utilities index，HUI）和健康指数量表（quality of well - being，QWB）。这 4 个普适量表的原文及评分方程参见本章附件。

1. 欧洲五维健康量表（EQ - 5D）　欧洲生命质量工作组（EuroQol Group）是西欧的一个调查者协会。1990 年，它提出了一个含有 6 个维度的健康测量量表，这 6 个维度是行动、自我照料、主要行为、社会关系、疼痛和心情。随后，他们又将 6 个维度修改为 5 个维度，即行动（mobility）、自我照料（self - care）、日常活动（usual activities）、疼痛/不舒服（pain/discomfort）、焦虑/抑郁（anxiety/depression）。每个维度有 3 个水平（没有困难、有一些困难、有严重困难）的答案，这个体系也被称为 EQ - 5D - 3L。根据这 5 个维度和 3 个水平，可以确定 243 种（3^5）可能的健康状态，另外再加上"无意识"和"死亡"两个状态，共 245 个健康状态。EQ - 5D - 3L 量表已在很多国家建立效用值积分体系，2014 年，基于中国一般人群样本（$N = 1147$），使用时间权衡法测量了 97 个 EQ - 5D - 3L 的健康状态效用值，建立了首个 EQ - 5D - 3L 中国效用积分体系；2018 年，又基于中国一般人群样本（$N = 5503$），使用时间权衡法测量了 43 个健康状态，建立了第二个 EQ - 5D - 3L 中国效用积分体系。EQ - 5D - 3L 是国际上使用最为广泛的普适量表之一，英国健康与临床优化研究所（National Institute for Health and Clinical

Excellence，NICE）等机构还将其推荐作为成本－效用分析首选的生命质量测量工具。基于 EQ－5D－3L，欧洲生命质量工作组又开发了 EQ－5D－5L 量表，即每个维度各包含 5 个水平的答案（没有任何困难、有轻微困难、有中等困难、有严重困难、有极严重困难）。EQ－5D－5L 量表在一定程度上解决了 EQ－5D－3L 量表的天花板效应（ceiling effect）以及对不同健康状态有效区分的问题。2017 年，基于中国一般人群样本（$N=1271$），使用时间权衡法建立了 EQ－5D－5L 中国效用积分体系，值域在 $-0.391 \sim 1$。关于 EQ－5D 更详细的信息可以参见欧洲生命质量工作组的网站。

2. 六维健康调查短表（SF－6D） 是基于普遍流行的健康相关生命质量问卷——36 维健康调查短表（short form 36，SF－36）而创建的效用测量工具。SF－6D 的开发，部分是因为 SF－36 在大量的研究中被广泛使用，因此将 SF－36 的测量结果转换为效用值，进而获得质量调整生命年（QALYs）是非常有用的。1998 年，Brazier 等人对 SF－36 进行了维度和条目重组，最终得到的 SF－6D v1 包含 6 个维度，分别是躯体功能（physical functioning）、角色限制（role limitation）、社会功能（social functioning）、疼痛（pain）、精神健康（mental health）和活力（vitality），每个维度下有 4～6 个水平，共可描述 18000 种健康状态。2002 年，Brazier 等人在英国一般人群（$N=836$）中使用标准博弈法测量了 SF－6D v1 的 249 个健康状态，建立了 SF－6D v1 的首个效用积分体系。

自 SF－6D v1 开发以来，其信度和效度已经在不同国家得到验证。澳大利亚、巴西、葡萄牙、新加坡、日本等也都相继建立了本国的效用积分体系。但有研究表明，该量表的健康状态分级系统体系中存在一些较为模糊的语言表述，可能导致受访者理解存在歧义，并且某些维度下的水平数量较少，使得该维度的区分度不够。鉴于此，Brazier 等人重新回顾了 SF－36 的条目，将躯体功能和角色限制维度下的水平分别由 6 个和 4 个均更改为 5 个，同时也调整了部分维度的语言表述。修改后的 SF－6D v2 共可描述 18750 种健康状态。

目前，中国已有 SF－6D v2 的汉化版量表。2011 年，基于中国香港一般人群样本（$N=582$），使用标准博弈法测量了 SF－6D v1 的 196 种健康状态，建立了中国香港一般人群的 SF－6D v1 积分体系。2021 年，基于中国一般人群样本（$N=3320$），使用时间权衡法测量了 295 个 SF－6D v2 的健康状态效用值，建立了首个 SF－6D v2 中国效用积分体系。关于 SF－6D 更详细的信息可参见官方网站。

3. 健康效用指数（HUI） HUI 建立的最初目的是评估一个新生儿加护项目，之后为了确定儿童健康决定因素的重要方面，相关研究人员进行了一项实证研究，找出 6 个主要维度：感官和交流能力（sensory and communication ability）、幸福感（happiness）、自我照顾能力（self－care ability）、疼痛或不舒服的感觉（pain or discomfort）、学习和上学的能力（learning and school ability）和身体活动能力（physical ability）。这些维度成为之后在加拿大建立的 HUI 的主要维度。当前，已经发展出 HUI 的第 1、2 和 3 版（health utilities index mark 1、2 和 3，或 HUI 1、HUI 2 和 HUI 3）。每个系统都包含一个健康状态分级系统和一个效用积分体系，获得的效用值都是在传统的死亡至健康的 0～1 范围内。HUI 2 和 HUI 3 在加拿大人口普查中得到了成功应用。在 HUI 2 和 HUI 3 的选择上，由于 HUI 3 有着更详细的描述体系和完整的结构独立性，因此应该将 HUI 3 作为主要的工具。而 HUI 2 可以充当额外补充的角色，或作为研究的敏感度分析来使用。两个量表的主要区别之一：HUI 2 的感觉维度在 HUI 3 中拓展为 3 个维度，即视觉、听觉和语言。另外，HUI 2 有一些 HUI 3 没有的额外维度，这些维度在某些特殊的研究中可能是有用的，例如自我照料、感情（主要关注在担心/焦虑上）和生育。

HUI 2 的积分体系是使用视觉模拟法和标准博弈法，通过对加拿大汉密尔顿城及其周边地区在校学生家长的一个随机样本进行测量而获得的。因为同时使用了两种方法，因此价值和效用方程都可以得到，但是还是推荐使用效用方程。在 HUI 2 中，定义了比死亡还差的健康状态，但是其得分和死亡是一样的。HUI 3 的积分体系也同时使用了视觉模拟法和标准博弈法，对加拿大汉密尔顿城居住的成年人群的随机样本进行测量而获得。HUI 3 中差于死亡的状态被标为负值。研究者们估计了一个乘数模型和一个多元线性模型。乘数模型是最受推荐使用的模型。

对于一些临床研究或人口研究，当前 HUI 已经发展了自我完成问卷或者调查访问问卷，这些问卷可以收集足够的数据信息并将患者分级进入 HUI 2 和 HUI 3 体系。HUI 的患者自我完成问卷需要 10 分钟，而调查者访问问卷只需要 2～3 分钟。越来越多语言种类的问卷产生出来，这些问卷可以从加拿大邓达斯健康效用有限公司的网站获得。

4. 健康指数量表（QWB） 是 19 世纪 60 年代美国建立的第一个普适量表。该系统包括 4 个维度，即行动能力（mobility）、躯体活动能力（physical activity）、社交能力（social activity）和健康问题/症状（health issues/symptoms）。前三个维度均包含 4～5 个功能水平，最后一个包括 3 或 4 个症状类别。

QWB 的评分方程是通过类别比例法（category scaling），对加利福尼亚圣地亚哥普通公众的随机样本进行测量而获得的。测量获得的分值是价值，而不是效用。测量时，要求应答者在两端分别是死亡和完全健康的刻度上标出一天的各种状态。最终获得的积分体系就是从死亡（0.0）到完全健康（1.0）的偏好评分。最初的 QWB 问卷需要一位训练有素的调查员和较多的时间才能完成，为一个患者划分健康状态等级大概需要 15 分钟。后来，患者自我完成的版本"QWB－SA"发展起来并通过了验证，然而它还是很费时，大约要花 14 分钟才能完成。

5. 如何在不同的量表间进行选择 当研究者使用基于效用的普适量表时，研究者必须首先根据量表描述患者的健康状态，然后使用相应的评分方程计算得分。但研究者所遇到的第一个问题是应该使用哪个量表。这个问题没有明确的答案，但是可以给出一些选择的原则。

研究者需要明确在不同量表间进行选择是非常重要的。因为这些量表间有非常大的差异。首先，效用系统的设计本身就是不同的，每个量表所包含的健康维度，每一个维度中健康水平的数量，这些等级的描述以及最严重状态的程度等都是不同的。其次，它们所调查的人群和获得偏好评分时所用的测量工具也不相同。最后，在通过模型将偏好数据放入得分方程中所采用的理论方法也不相同。如，虽然都是普适量表（或多维效用系统），但是只有 HUI 在效用方程的估计中使用了多维效用理论。而 EQ－5D 和 SF－6D 使用了计量经济模型。因为这些差异，对比研究显示同一个患者群体使用不同的工具所获得的分数可能是不同的。

在选择不同量表时，研究者应该考虑许多因素。首先需要考虑的是，某个量表系统是否具有可靠性。也就是测量工具的可行性、效度、信度和反应性。在使用某一工具前，需要查阅大量文献证明工具的测量特性和可靠性。其次需要考虑的是，研究中的健康状态分级系统是否覆盖了对患者重要的那些维度和维度中的健康水平等级；工具是否曾经被用在相似的人群中，反应性如何；工具是否可能对研究中期望的患者变化有反映；工具是否存在天花板效应（ceiling effects）或者地板效应（floor effects）（即患者倾向于选择两个极端值）；研究的目标听众是否对某个特别的工具有倾向或者偏好。例如，英国国立临床优化研究所（NICE）指出，测量工具应该是"一个普适的和经过验证的分级系统，使用它可以获得可靠的英国人群偏好，偏好值是利用以选择为基础的方法获得的，例如时间权衡法或者标准博弈（而不是刻度法）"。由此表明，当前在英国最合适的选择是 EQ－5D，但是符合这个要求的其他工具也可以使用。接下来需要考虑的问题是，需要多长时间完成问卷，以及问卷是否清晰和容易完成。就是说，患者的回答负担是否是可以接受的。最后需要考虑使用这个工具的总成本是多少，包括许可费、数据收集成本、评分成本和分析成本。测量工具选择中的另一个问题是，每个工具都有一些基于特定人群获得的评分方程，这些评分方程可能不适用于其他人群。例如，在最初的评分方程中，QWB 的得分是基于美国圣地亚哥居民的偏好获得的，HUI 是基于加拿大汉密尔顿市居民的偏好获得的，EQ－5D 和 SF－6D 是基于英国居民的偏好获得的。研究者的担忧是，当工具用到其他地理区域时评分方程可能并不适用。

然而，实证研究显示这不是一个严重的问题。实际上，在不同的人群中重复测量健康状态偏好工具（控制方法）的所有研究都发现，几乎没有差异或者只有很小的差异。大量研究都显示，偏好的得分并不随着人口特征的变化而有显著的变化，这些特征包括种族、收入和性别等。同样地，它们也不随着先前相关健康状态的经验而系统地变化。证据显示，当在不同国家的不同人群中重复偏好测量工具时，结果是相似的。与不同工具的得分差异相比，地理区域导致的差异非常小。因此，研究者应该关注使用不同工具（QWB，EQ－5D，SF－6D，HUI）进行研究的可比性，而不是关注在美国使用 EQ－5D 或在加拿大使用 SF－6D。然而，当前这些工具已经发展出基于不同国家人群的多种的评分方程。在这种情况下，研究者应尽量选择基于本国人群的积分方程进行应用。

知识拓展

效用权重测量方法——映射法（mapping）

在临床试验设计的数据收集过程中，更多地使用 SF－36 健康调查短表、SF－12 健康调查短表、世界卫生组织生命质量测定量表等非效用普适性量表，或对应特定疾病的非效用疾病特异性量表，无法使用常用的效用量表测量效用权重系数。映射法通过回归分析，可以估计非效用量表和效用量表的数据关系或转换比率，将非效用量表的结果转换为具有同等效力的效用量表的测量效用值。映射法分为直接映射（direct mapping）和间接映射（indirect mapping/response mapping）两类。

二、质量调整生命年

传统的成本－效用分析的关键特征是使用质量调整生命年（QALYs）作为健康产出的指标，且分析的最终研究结果一般表述为每多获得一个 QALY 而增加的成本。

（一）质量权重

为了获得 QALYs 值，除了需要获得患者在每个健康状态的持续时间外，还需要每个健康状态的生命质量权重。这些质量权重就是图 5－1 中纵坐标上的标度。所需要的质量权重可以利用偏好测量工具或普适量表获得。

质量权重的测量必须具备三个条件，才能满足 QALYs 概念的要求。

1. 基于偏好　权重必须建立在对健康状态的偏好上，即越被期望（偏好越强）的健康状态获得的权重越大。

2. 两个端点分别是完全健康和死亡　由于计算 QALYs 时，完全健康和死亡都会被用到，因此这两点必须被包含在质量权重刻度尺上。因为这两点一直在刻度尺上，而且它们能够被很好地识别和理解，因此它们被选择成为质量权重刻度尺的两个端点。这组端点可以被分配任意两个值，原则是赋予死亡的值小于完全健康的值，如（－1，1），（0，10）等。这样得出的两端点间距就是质量权重的刻度尺。然而，有一组值具有非常突出的方便性，即死亡为 0、完全健康为 1，这组值就成了 QALYs 权重的经典刻度。注意，这里仍然允许存在比死亡更差的健康状态，它的数值小于零，而如果存在比完全健康还好的健康状态，它的数值要大于 1。分别分配给死亡和完全健康 0 和 1 的原因有甚多，首先，就死亡而言，如果使用任何不为 0 的数字来代表死亡，就意味着在所有分析中，只要死亡持续（死亡是一个持久状态），就需要将死亡状态的分数（非 0）一直相加到永远。这样，分析中就会出现趋向于无穷的一系列数字结果。其次，考虑完全健康状态。使用 1 来代表完全健康状态的好处是，QALYs 结果可以以"完全健康年"为单位进行表达，即 1 年的完全健康状态为 1QALY，半年的完全健康状态为 0.5QALY，QALYs 权重为 0.5 的 1 年的健康状态为 0.5QALY 等。

3. 使用距离尺度测量是最佳选择　从测量工具角度考虑，测量的尺度分为名义尺度（如颜色——红、蓝、绿）、序数尺度（如规模——特小、小、中、大、特大）和基数尺度（如长度——米，或者温度——摄氏度）。基数尺度有两种，分别是距离尺度（如温度）和比率尺度（如长度）。后两种尺度的差别在于，比率尺度的零点是明确的，零点表示为没有现象被测量到。例如某物体的长度为零，就意味着这个物体没有长度。然而，如果某样物体的温度是零，零仍然是一个温度。由于这个区别，比率尺度可以在乘上一个正的常数后，仍然是相同现象的刻度描述，只是计量单位不同。如，可以通过 Y（码）$= 3 \times F$（尺）公式将码转化成尺。而距离尺度由于没有绝对的 0 值的限制，它可以通过一个正的线性转化后用于相同现象的描述，即可以通过函数 $Y = a + b \times X$（a 可以为任意常数，而 b 为正常数）转化。通过这样转化后，计量单位会不一样。如，可以通过 $F = 9/5 \times C + 32$ 把摄氏温度转换为华氏温度。作为距离尺度，距离的比率是有意义的，但刻度绝对值的比率是没有意义的。比如，如果说 40 度到 80 度的温度差是 40 度到 60 度温度差的 2 倍，这种说法是正确的，但是如果说 80 度的热度是 40 度的 2 倍就是错误的。相反，在比率尺度中，两种类型的比率都有意义。如，就长度来讲，80 米的长度是 40 米到 60 米的 2 倍，80 米的长度是 40 米的 2 倍。

对于经济分析来说，计算 QALYs 权重需要距离尺度，而且距离尺度足以满足测量需要。第一，距离刻度尺上相同长度的距离具有相同的含义，这是距离尺度最基础的特性。即刻度尺上从 0.2 到 0.4 与 0.6 到 0.8 代表了相同的健康改善，这一点非常重要。第二，距离尺度足以满足测量需要，没有必要需要比率尺度。这里有两个原因：首先，因为距离尺度是一种基数尺度，这种尺度被允许进行所有参数的统计计算，如均值、标准差、t 检验、方差分析等；其次，因为所有的经济评估总是要对比项目和对照之间的不同，而所有在距离刻度上进行的对比都是有效的。即采用差异的比率是有效的，例如项目 A 与对照相比所获得的增量 QALYs，是项目 B 与对照相比的 3 倍；例如就每 QALY 的增量成本来说，项目 A 是项目 B 的 1/2；进行统计检验也是有效的，例如在 5% 的显著水平上，项目 A 每 QALY 的增量成本与项目 B 相比不具有显著差异。

（二）质量调整生命年的计算

从概念上来讲，QALYs 的计算是非常直接的。如果两组患者开始时具有完全一致的起始效用，就像图 5 - 1 所表示的那样，增加的 QALYs 就可以简单计算为路径 2 的区域面积减去路径 1 的区域面积。一条路径下的区域面积可以被理解为路径中随时间变化的每一个健康状态下区域面积的加总。另一方面，如果两组患者起始效用不一致，两个路径间的差距必须根据这个差异进行调整，推荐的调整方法是使用多元回归分析。使用每个健康状态持续的时间（年或是一年中的一段时间），乘以健康状态的质量权重，获得的是没有经过折现的 QALYs。

基于效用理论，患者个体质量调整生命年的计算可以推演到人群中，得到实施干预措施后获得的质量调整生命年的群体计算公式：获得的质量调整生命年数 = 健康改进的质量调整生命效用值 × 健康改进维持时间 × 改进人群的数量

QALYs 的计算需要两部分数据：①健康状态路径和每一个健康状态的持续时间；②健康状态的偏好权重。下面的实例将对 QALYs 的计算进行示范（每个量表的效用值参见附件相应评分方程）。在计算 QALYs 的时候，研究者应该首先绘制出 QALYs 图来阐明所需要的计算路径。QALYs 图的绘制如图 5 - 1，它表明了干预组患者的健康相关生命质量路径和对照组患者的健康相关生命质量路径。由于原则是相同的，一旦读者掌握了这些下列实例，将能够处理更复杂的情况。

【例 5 - 1】计算在如下两种情况下每个患者获得了多少 QALYs，即在 HUI 3 的 11311211 状态［参见本章【附】三中健康效用指数 3（HUI 3）量表和健康效效用指数 3（HUI 3）加拿大评分模型］下活 15 年，在 HUI 3 的 12113313 状态下活 20 年。①假设在不需折现的情况下，计算所获得的 QALYs；②假设年折现率

为 5% ，计算所获得的 QALYs（假设每年中出现的所有健康收益或损失都发生在该年的年初，下同）。

解：根据 HUI 3 的评分公式［参见本章【附】三中健康效用指数 3（HUI 3）加拿大评分模型］，即 $U = 1.371（b1 \times b2 \times b3 \times b4 \times b5 \times b6 \times b7 \times b8）- 0.371$，并利用评分表，计算得表 5 - 2。

表 5 - 2　计算所得质量权重表

	健康状态	HUI 3 分数
（1）	11311211	0.7882
（2）	12113313	0.5058

因此　① $0.7882 \times 15 = 11.8 \text{QALYs}$　　$0.5058 \times 20 = 10.1 \text{QALYs}$

② $0.7882 \times \left(\dfrac{1}{1.05^0} + \dfrac{1}{1.05^1} + \dfrac{1}{1.05^2} + \cdots \dfrac{1}{1.05^{14}} \right) = 0.7882 \times \dfrac{1 - 1.05^{-15}}{1 - 1.05^{-1}} = 0.7882 \times 10.8986$

$= 8.5903 \text{QALYs}$

$0.5058 \times \left(\dfrac{1}{1.05^0} + \dfrac{1}{1.05^1} + \dfrac{1}{1.05^2} + \cdots \dfrac{1}{1.05^{19}} \right) = 0.5058 \times \dfrac{1 - 1.05^{-20}}{1 - 1.05^{-1}} = 0.5058 \times 13.0853 = 6.6186 \text{QALYs}$

【例 5 - 2】请绘制出 QALYs 图并计算 1 名经历了 1 年的临床试验的患者会获得多少 QALYs 值。这个患者的基线 HUI 2 状态是 131124，6 个月的 HUI 2 状态是 121122，1 年的 HUI 2 状态是 112111（假设测量间的健康状态转变是平滑的，因此效用分数随着时间的改变被认为是一条直线）。

解：根据 HUI 2 的评分公式，即 $U = 1.06（B1 \times B2 \times B3 \times B4 \times B5 \times B6 \times B7）- 0.06$，并利用得分表，计算得表 5 - 3。绘制 QALYs 图如图 5 - 8 所示。

因此，0 个月时：$1.06 \times（1.00 \times 0.84 \times 1.00 \times 1.00 \times 0.97 \times 0.64）- 0.06 = 0.4928$

6 个月时：$1.06 \times（1.00 \times 0.97 \times 1.00 \times 1.00 \times 0.97 \times 0.97）- 0.06 = 0.9074$

12 个月时：$1.06 \times（1.00 \times 1.00 \times 0.93 \times 1.00 \times 1.00 \times 1.00）- 0.06 = 0.9258$

表 5 - 3　计算所得质量权重表

时间	健康状态	HUI 2 分数
0 个月	131124	0.4928
6 个月	121122	0.9074
12 个月	112111	0.9258

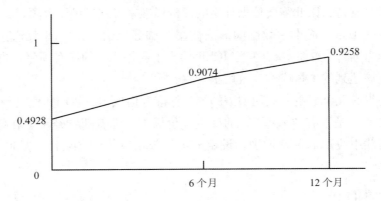

图 5 - 8　QALYs 路线图（例 5 - 2）

【例 5 - 3】请绘制 QALYs 图并计算干预组相对于对照组的 QALYs 差异。其中，干预组典型患者的基线 HUI 2 状态是 133214，6 个月的 HUI 2 状态是 132122，1 年的 HUI 2 状态是 112121。对照组里典型患者的基线 HUI 2 状态是 133214，6 个月的 HUI 2 状态是 123213，1 年的 HUI 2 状态是 123213。

解：计算所得质量权重表见表 5 - 4。绘制 QALYs 图如图 5 - 9 所示。

表 5 – 4　计算所得质量权重表

干预组（T）			对照组（C）		
时间	健康状态	HUI2 分数	时间	健康状态	HUI2 分数
0 个月	133214	0.3785	0 个月	133214	0.3785
6 个月	132122	0.7191	6 个月	123213	0.6125
12 个月	112121	0.8962	12 个月	123213	0.6125

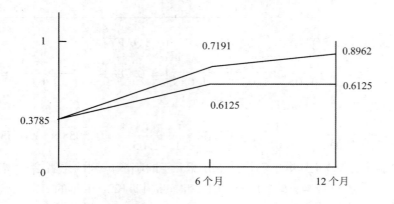

图 5 – 9　QALYs 路线图（例 5 – 3）

由以上结果得：

$$QALYs(T) = (0.5 \times (0.3785 + 0.7191) \times 6 + 0.5 \times (0.7191 + 0.8962) \times 6)/12 = 0.6782QALY$$

$$QALYs(C) = (0.5 \times (0.3785 + 0.6125)6 + 0.5 \times (0.6125 + 0.6125) \times 6)/12 = 0.5540QALY$$

$$\Delta QALYs = QALY(T) - QALY(C) = 0.6782 - 0.554 = 0.1242QALY$$

第三节　成本 – 效用阈值

PPT

成本 – 效用阈值的理念最早由美国经济学家 Weinstein 和 Zeckhauser 于 1973 年提出，其本质是成本 – 效用分析的外生评价标准，即 ICER 的一个临界值。在社会资源有限的条件下，政府无法对所有的医疗干预项目给予财政支持，因此需要依据外生的评价标准来确定何种干预项目是在既定医疗体系和预算约束下具有经济性的项目。成本 – 效用阈值法使用"临界比值（λ）"来反映边际资源的机会成本，确定"临界比值（λ）"后，直接选择并实施 ICER 值小于或等于 λ 的所有项目。也即临界比值（λ）是某项干预被接受时应该达到的增量成本 – 效用水平。

尽管目前全球还没有关于成本 – 效用阈值的统一标准，但成本 – 效用阈值是判断干预项目是否具有经济性（即对资源的利用是否有"效率"）的外生评价标准。随着药物经济学在各国药品报销、定价、临床、研发等决策实践中应用的逐渐增加，设定成本 – 效用阈值的必要性、紧迫性以及重要性也日益凸显。

一、常见表现形式

目前，常见的成本 – 效用阈值表现形式主要有两种：一是每获得 1 个质量调整生命年所需支付的成本（cost per QALY gained，CQG）；二是每获得 1 个生命年所需支付的成本（cost per life year gained，CLYG），其中 CQG 应用最为广泛。此外，还有 WHO 推荐使用的每避免 1 个伤残调整生命年所需支付的成本（cost per DALY avoided），也有学者在加权 QALYs（equity – weighted QALY）的基础上提出了每获得 1 个加权 QALY 所需支付的成本（cost per weighted QALY gained，CWQG），但这些阈值单位目前都尚未得到广泛应用。

二、阈值特性

（一）"刚性"或"柔性"

"刚性"成本－效用阈值是指成本－效用阈值是一个单一值，"柔性"成本－效用阈值则是指一定的成本－效用阈值范围。借用图形的方式可以对成本－效用阈值单一值与成本－效用阈值范围进行清晰的解释，如图 5-10 和 5-11 所示。

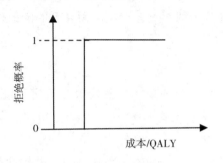

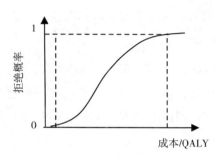

图 5-10　成本－效用阈值单一值　　　　　图 5-11　成本－效用阈值范围

图 5-10 表示在成本－效用阈值单一值下某项干预"被拒绝"的概率曲线。当一项干预的 ICER 值不大于成本－效用阈值时，该干预"被拒绝"的概率为 0，即不会"被拒绝"；当其 ICER 值大于成本－效用阈值时，该干预"被拒绝"的概率会随即上升至 1 并维持在该水平。

图 5-11 表示在成本－效用阈值范围下某项干预"被拒绝"的概率曲线。当干预的 ICER 值低于阈值范围下限时，该干预"被拒绝"的可能性为 0，即不会"被拒绝"；当干预的 ICER 值高于阈值范围上限时，该干预被拒绝的可能性上升至 1 并维持在该水平；当干预的 ICER 值处在成本－效用阈值范围内时，其"被拒绝"的概率处于 0~1，随着 ICER 值的增大，"被拒绝"的可能性也会增大。

从上述分析可以看出，成本－效用阈值范围兼顾了经济性与公平性，同时具有一定的灵活性，但这种将公平和效率混杂在一起考虑的方式可能使得确定成本－效用阈值范围上限和下限变得十分复杂，还可能降低决策的一致性和透明性。成本－效用阈值单一值能够更好地保证决策的一致性和透明性，但仅依据这一标准进行决策制定显然又忽略了公平性和决策目标的多重性。

（二）明确性或隐含性

成本－效用阈值的明确性是指，官方明确指出使用某一具体的 ICER 值或范围作为成本－效用阈值或阈值范围。明确的成本－效用阈值具有较强的透明度和一致性，有助于增进公众对决策的理解，故由此制定的政策具有良好的公开透明性和公众顺应性。

成本－效用阈值的隐含性是指，官方未正式公布成本－效用阈值，但通过对已有的决策进行回顾性的系统分析，可以发现在实践中确实存在着成本－效用阈值或阈值范围。目前已有学者根据现有的决策推断出一些国家在决策过程中使用的隐含的成本－效用阈值。隐含的成本－效用阈值可以使决策者在决策过程中拥有更多的自由裁量权，也可以使决策者避免遭受由设定成本－效用阈值而引起的来自公众和媒体的压力。

（三）固定性或变动性

处于不同医疗预算背景和阈值确定方法下的成本－效用阈值，其固定程度也不相同。如果一定时期内的预算相对固定，为了保证在该时期内的支出不超出给定的预算总额，成本－效用阈值应该是变动的。如果预算在给定时期内具有一定的灵活性，成本－效用阈值就可以是固定的。这就意味着所有 ICER 值低于阈值的药物均应纳入报销目录，而新药物的不断出现导致 ICER 值低于阈值的药物越来越多，报销这些药物的金额也会随之增长，因此要求预算具有一定的灵活扩张性。此外，不同的成本－效用阈值的确定方法、不同时期内的预算总额、行业生产力水平、人们对健康产品的需求等都可能会对成本－效用阈值的固定性或变动性产生影响。

三、确定方法

成本－效用阈值的确定方法可依据预算方式的不同分为两大类，即灵活预算下的阈值确定方法和固定预算下的阈值确定方法。

（一）灵活预算下的阈值确定方法

所谓灵活预算，是指在一定时期内（一般是 1 年），给定的预算金额能够在一定程度上自由扩张。在灵活的预算下，阈值确定方法主要包括社会意愿支付法、人均 GDP 法、回顾分析法、移植借鉴法和经验确定法。

1. 社会意愿支付法　使用 1 个 QALY 的社会意愿支付值作为成本－效用阈值，并据此判断某项干预是否具有经济性。

2. 人均 GDP 法　WHO 从各国经济水平角度考虑，建议使用人均 GDP 法作为判断经济性的阈值，具体标准为：ICER 值小于 1 倍人均 GDP 表示十分具有经济性；处在 1~3 倍人均 GDP 表示具有经济性；超过 3 倍人均 GDP 表示不具有经济性。

3. 回顾分析法　借助分析模型，从已有的相关决策、数据库以及文献资料中，推算以往决策中潜在使用的成本－效用阈值。

4. 移植借鉴法　本质上是在其他健康相关领域中寻找对单位健康收益的意愿支付，并将其转换为卫生保健领域中的成本－效用阈值。经验确定法实质上是一种既无理论依据又无实践证据的方法，但实践中也有很多应用的实例。

（二）固定预算下的阈值确定方法

所谓固定预算，是指在一定时期内（一般是 1 年），给定的预算金额相对固定，不会随需求而任意自由扩张，且难以用其他领域中的资源填补该领域内潜在的资源不足。在固定的预算下，阈值确定方法主要包括影子价格法、机会成本法和阈值寻找者模式（ICER threshold searcher model）。

1. 影子价格法　将固定预算的影子价格作为成本－效用阈值，是确定成本－效用阈值最直接、最具理论正确性的方法。所谓影子价格，是指某种资源处于最佳分配状态时其边际产出的价值。但计算固定预算的影子价格需要满足一系列假设条件，如全部相关方案成本和结果信息的可获得性、方案具有完全可分性、方案间相互独立等，这大大限制了影子价格法的适用性。

2. 机会成本法　当不能满足影子价格法的基本假设时，决策者可以使用机会成本法来确定成本－效用阈值，其核心思想是将单位资源（单位固定预算）用于医疗领域所带来的机会成本作为成本－效用阈值。但由于应用机会成本法需要识别资源的潜在用途，理论上讲应当包括医疗领域之外各个领域当中的所有用途，故在实践中因机会成本难以估量而受到了很多限制。

3. 阈值寻找者模式　该模式认为，当前药物被纳入报销目录不是完全依照效率（ICER 值）从高到低排序来进行遴选的，目录中具备报销资格的药物中包含一部分低效率（ICER 值较高）的药物，而部分效率高（ICER 值较低）的药物却不在报销目录之内。阈值寻找者模式的核心思想是，用未得到报销药物中的高效率药物替换原来已确定报销药物中的低效率药物，此时仍得以报销的最后一个药物，其单位成本边际健康收益的倒数即成本－效用阈值。

四、各国应用情况

不同国家由于经济发展水平不同、医疗体系不同，有关成本－效用阈值的规定和做法也不尽相同。如何利用成本－效用阈值指导公共卫生决策，要与本国具体情况紧密结合。

英国是有明确成本－效用阈值的代表性国家。英国国立卫生与临床优化研究院（NICE）2008 版指南中明确规定："若某项干预 ICER 值小于￡20000/QALY，则认为具有经济性，可以给予预算支持；若 ICER 值处在￡20000/QALY ~￡30000/QALY，则要从 ICER 值的确定与不确定程度、技术创新性等角度进行权衡，再判断此项干预是否具有经济性；若干预的 ICER 值大于￡30000/QALY，除需要考虑以上因素外，还需要有额外的更具有说服力的理由才可能获得资金支持。"

澳大利亚、加拿大、新西兰等国家虽没有官方正式公布的成本－效用阈值，但有学者或机构基于已有分配决策推断出，决策者在进行决策时参考了潜在的成本－效用阈值或阈值范围。学者们通过系统分析澳大利亚药品福利咨询委员会（Pharmaceutical Benefits Advisory Committee，PBAC）在 1994—2003 年的决策发现，尽管 PBAC 未公布明确的成本－效用阈值，但在决策中 ICER 值大于 AU＄69900/QALY 的都未得以报销，AU＄69900/QALY 可能就是 PBAC 实际决策中所使用的潜在阈值。另有学者曾对加拿大 2003 年 9 月—2007 年 3 月的决策进行分析发现，ICER 值不超过 CAN＄80000 的药品将得到积极报销建议，ICER 值处于 CAN＄32000 ~ CAN＄137000 范围的药品则得到消极报销建议。不难发现，得出积极报销建议的 ICER 范围与消极报销建议的 ICER 阈值范围之间存在部分重叠，这也说明隐含阈值在指导决策时可能没有确定的、清晰的临界点或范围。

美国、荷兰的学者和研究机构也在成本－效用阈值方面进行了一些研究和探索。人们一直将＄50000/QALY 作为美国的成本－效用阈值来引用，这一数据最初是美国国家老年医疗保险制度（Medicare）项目中假定每年在慢性肾衰竭患者中花费的每 QALY 成本。有研究表明，当前美国医疗决策中使用的成本－效用阈值可能已经高于＄50000/QALY。尽管学术界对此讨论热烈，美国国家老年医疗保险制度及医疗补助计划（Medicaid）在制定报销目录时依然避免使用明确的成本－效用阈值，而成本－效用阈值在私人医疗保险领域内的应用程度还不明了。荷兰公共卫生及卫生保健委员会（Raadvoor de VolksgezondheidenZorg，RVZ）作为在卫生保健方面为政府提供咨询服务的一个独立机构，认为其自身无权设定成本－效用阈值，但提出了成本－效用阈值的上限建议值€80000/QALY，来引导民众进行民主讨论。对于没有确定成本－效用阈值或阈值范围的国家，则通常借鉴 WHO 的推荐，使用 1 ~ 3 倍人均 GDP 作为成本－效用阈值指导决策。

中国在成本－效果阈值测算领域也已经开展一系列的研究，为医保决策提供了重要依据。目前已发表的四篇具有代表性实证研究分别采用不同方法，结果范围在 0.63 ~ 1.76 倍人均 GDP，体现了方法多样性。Ochalek 等人（2020）首次采用卫生支出效果法，通过分析卫生支出的边际生产率（如计算卫生支出每多支出 1 元钱可避免的 DALY 数量），得出阈值为 0.63 倍人均 GDP/DALY。Cai 等人（2021）运用统计生命价值法（value of statistical life，VSL）推导阈值，VSL 即为社会愿意为降低死亡风险而支付的金钱总额，得出阈值为 1.45 倍人均 GDP/QALY，其值高于卫生支出效果法，反映从社会角度所认为的生命价值可能超过现有投入水平。Ye 等人（2022）和 Xu 等人（2024）均采用意愿支付法（willingness to pay，WTP），通过问卷调查直接获取公众对健康改善的支付意愿数据（如愿意为延长一年健康寿命支付多少费用），并结合人均 GDP 标准化，结果分别为 1.5 倍和 1.76 倍人均 GDP/QALY。总体而言，不同方法的结果差异反映了阈值评估逻辑的多样性，未来需整合多源数据并建立符合中国国情的统一阈值标准，以增强药物经济学评价的科学性与政策指导性。

第四节　成本 – 效用分析的新趋势

一、效用的新指标

2018 年，美国临床与经济评价研究所（Institute for Clinical and Economic Review，ICER）提出等值生命年（equal value life – year，evLY）的概念，并将其作为 QALYs 的替代指标应用于卫生技术经济性评价。evLY 强调干预方案为所有人群带来的生命年延长具有等同的价值，与患者自身的基础健康状态无关。与 QALYs 类似，图形方法可以形象地表达 evLY 的概念和计算。如图 5 – 12 所示，干预方案 B（Tx B）可以带来 0.7 单位的生命年延长，0.6 单位的生命质量提高，干预方案 A（Tx A）可以带来 0.9 单位的生命年延长，0.7 单位的生命质量提高，完全健康生命年的健康效用为 U。干预方案 A 与 B 的 evLY 的计算如下：

$$evLYTxA = \frac{QALY\_A}{LY\_A} \times LY\_B + U \times (LY\_A - LY\_B) \tag{5-3}$$

$$evLYTxB = QALY\_B \tag{5-4}$$

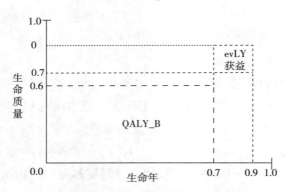

图 5 – 12　医疗干预措施所获得的等值生命年

二、效用测量的新方法

（一）离散选择实验

离散选择实验（discrete choice experiment，DCE）是基于数学心理学和市场营销学发展起来的一种偏好测量方法。近年来，越来越多的学者将 DCE 应用于健康效用的测量。DCE 使用维度与水平描述不同的健康状态。其中，维度指影响健康的不同属性（如抑郁/焦虑），水平指不同属性下划分的有关该属性严重程度或出现频率的顺序等级（如有一点抑郁/焦虑、有很大程度抑郁/焦虑）。在测量健康效用时，DCE 测量受访者在不同维度、水平所组成的健康状态之间的权衡（图 5 – 13），通过其做出的选择，估计不同维度、水平的相对重要性，进而估计出受访者对由这些维度、水平所组成的健康状态的效用值。DCE 问题形式简单，受访者的认知负担较低，具有较大的应用前景。

维度/水平	健康状念1	健康状态2
行动	我可以四处走动，没有任何困难	我不能下床活动
疼痛/不舒服	我觉得中度疼痛或不舒服	我没有任何疼痛或不舒服
日常活动	我能进行日常活动，没有任何困难	我无法进行日常活动
……	……	……
您更倾向于	□	□

图 5-13　DCE 选择问题

（二）优劣标度法

优劣标度法（best-worst scaling，BWS）是近年来更为新兴的一种偏好测量方法。Louviere 和 Woodworth 于 1990 年首次提出 BWS 方法，随后 Flynn 等人发表了 BWS 应用于医疗卫生领域的使用指南。实际应用中，BWS 主要有三种形式。

1. 对象型 BWS（object case BWS）　这种形式仅列出描述健康状态的所有维度，受访者需要在所有维度中选择一个其认为最倾向的和一个最不倾向的（图 5-14）。

2. 组合型 BWS（profile case BWS）　这种形式会列出描述健康状态的每个维度以及该维度下的某一特定水平，受访者需要从中选出一个他认为最倾向的和最不倾向的维度和水平的组合描述（图 5-15）。

3. 多重组合型（multi-profile case BWS）　这种形式与 DCE 最为相似，它会列出 3 个维度及其水平组合的健康状态，受访者需要从所列健康状态中选择自己认为最倾向的和最不倾向的（图 5-16）。获得 BWS 数据后，研究者需要通过计量经济学模型估计每个维度水平的相对重要性权重，从而估计出各个维度、水平组合成的健康状态的效用值。

最倾向的	健康状态维度	最不倾向的
√	行动	
	疼痛/不舒服	
	日常活动	√
	……	

图 5-14　对象型 BWS 选择问题

最倾向的	维度/水平	最不倾向的
√	行动：我可以四处走动，没有任何困难动	
	疼痛/不舒服：我觉得中度疼痛或不舒服	√
	日常生活：我能进行日常活动，没有任何困难	
	……	

图 5-15　组合型 BWS 选择问题

维度/水平	健康状态1	健康状态2	健康状态3
行动	我可以四处走动，没有任何困难	我行动有些不方便	我不能下床活动
疼痛/不舒服	我觉得中度疼痛或不舒服	我觉得极度疼痛或不舒服	我没有任何疼痛或不舒服
日常活动	我在进行日常活动方面有些困难	我能进行日常活动，没有任何困难	我无法进行日常活动
……	……	……	……
最倾向的	√		
最不倾向的		√	

图 5-16　多重组合型 BWS 选择问题

应用实例

本节内容将以一篇典型的经济学评价，《沙库巴曲缬沙坦治疗原发性高血压的药物经济性评价》为例，详细阐述评价的全过程，以使读者更加深刻地理解该类分析的关键步骤和要点。

一、研究背景与目的

高血压是心血管内科的常见病，指以体循环动脉压增高为主要临床特征，常伴有脂肪和糖代谢紊乱，以及其他器官功能性或器质性损害的全身性疾病。过去的十多年间，高血压已经成为全球疾病负担的首位病因。对于高血压的治疗，我国指南中列举的常用降压药物包括钙通道阻滞剂（calcium channel blockers，CCB）、血管紧张素转换酶抑制剂（angiotensin converting enzyme inhibitors，ACEI）、血管紧张素受体拮抗剂（angiotensin Ⅱ receptor blockers，ARB）、利尿剂和 β 受体阻滞剂 5 类，以及由上述药物组成的固定配比复方制剂。由于高血压的病理生理机制复杂，单一降压药物仅能针对一种机制发挥作用，因此国内外指南均推荐联合应用不同作用机制的降压药物作为高血压治疗的基本方法，来协同增强药物的降压作用、抵消或减轻不良反应。沙库巴曲缬沙坦作为一种新型高血压药物，由脑啡肽酶（NEP）抑制剂沙库巴曲和血管紧张素受体拮抗剂（ARB）缬沙坦以 1:1 的比例复合而成。多项临床研究表明，其相比安慰剂或其他单药降压方案用于治疗原发性高血压，具有更好的降压效果；此外，其还可以快速、持久地逆转左室肥厚，降低左心室质量指数（LVMI），且作用独立于降压。本研究将从中国医疗卫生体系角度出发，评价此新型降压药物"沙库巴曲缬沙坦"用于治疗中国原发性高血压成人患者的经济性，以期为高血压药物治疗的临床选择和应用实践提供参考。

二、研究方法

基于沙库巴曲缬沙坦对血压降低和心脏保护的双重作用，研究通过构建 Markov 模型，设计诊室收缩压（OSBP）和左心室质量指数（LVMI）两条通路量化服用不同药品对原发性高血压患者心脑血管事件发生风险的影响，以此为基础模拟患者的疾病转归，评价沙库巴曲缬沙坦与阿利沙坦酯和缬沙坦相比（由于沙库巴曲为新型抗高血压药品成分、缬沙坦为 ARB 类抗高血压药品成分，因此选择 ARB 类抗高血压单药作为对照），用于治疗中国原发性高血压成人患者的成本-效果。此外，研究还将通过单因素敏感性分析和概率敏感性分析对结果稳健性进行验证；同时分别基于不同的抗高血压药物日均成本计算方法、不同的研究角度、停药后 LVMI 变动幅度的不同假设和不同的患者基线特征 4 种情境开展情境分析，以探究模型的方法学和结构不确定性。

纳入模型的参数来源于已发表的临床试验数据、研究文献和专家调研，主要包括临床疗效、各状态间转移概率、直接医疗成本以及健康状态效用值。研究采用质量调整生命年（QALYs）作为患者的健康产出指标。分析中，为了校正不同时间发生的成本和效用并调整货币的时间价值，使用每年 5% 的贴现率对所有成本和效用值进行贴现。

1. 模型结构 研究建立的 Markov 模型包括无心脑血管事件发生、发生过冠心病（CAD）、发生过脑卒中或短暂性脑缺血（TIA）、既发生过冠心病又发生过脑卒中或短暂性脑缺血这 4 个疾病状态，以及心脑血管死亡、非心脑血管死亡 2 个死亡状态，模型结构见图 5-17。假设所有患者均从无心脑血管事件发生的"高血压"状态进入模型，每个周期过后，患者可以仍然处于自身状态，或由于发生了心脑血管事件后进入"发生过冠心病""发生过脑卒中/短暂性脑缺血"或"发生过冠心病和脑卒中/短暂性脑缺血"状态，以上存活状态的患者均可能发生死亡，由不同死亡原因可分成"心脑血管死亡"和"非心脑血管死亡"。模型模拟患者终生（所有模拟患者均死亡，此模型最终运转 50 年），循环周期设定为 1 年。

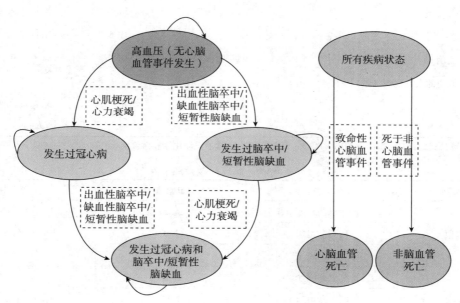

图 5-17 原发性高血压 Markov 模型

2. 模拟人群 本研究的目标人群为中国原发性高血压成人患者。模拟人群的年龄、性别比例、诊室收缩压等基线特征假设与沙库巴曲缬沙坦Ⅲ期临床试验（NCT01785472）人群一致。其他本研究所需要但该试验中未报告的基线特征数据，均来源于近期的针对中国人群的真实世界研究文献。患者的具体特征如下：平均起始年龄为 57.7 岁，男性比例为 52.7%，诊室收缩压初始值为 157.9mmHg，LVMI 初始值为 98.0g/m²，假设患者均无糖尿病等合并症。其他参数值具体见表 5-5。

3. 临床疗效 干预组和对照组患者使用抗高血压药物后，诊室收缩压的下降值和左心室质量指数的下降值分别来自对国际多项临床研究的网状荟萃分析（Network Meta-Analysis，NMA）和一项国际多中心、随机双盲、双模拟、阳性对照、平行组临床试验研究（NCT01870739）。模型假设服用不同 ARB 类型抗高血压药物后的 LVMI 降低值相等。具体数值见表 5-6。

表 5-5 模拟人群基线特征

基线特征参数类别	参数值		数据来源
	男性	女性	
年龄（岁）	57.7	57.7	NCT01785472 试验
男女比例（%）	52.7	47.3	NCT01785472 试验
诊室收缩压初始值 OSBP（mmHg）	157.9	157.9	NCT01785472 试验
左心室质量指数 LVMI（g/m²）	98.0	98.0	盛媛媛，等. 2018
高密度脂蛋白胆固醇 HDL－C（mg/dl）	54.5	59.8	Wang et al. 2019
低密度脂蛋白胆固醇 LDL－C（mg/dl）	119.0	125.2	Wang et al. 2019
腰围（cm）	90.5	85.0	Wang et al. 2019
甘油三酯 TG（mg/dl）	117.8	118.7	Wang et al. 2019
总胆固醇 TC（mg/dl）	197.1	208.8	基于公式计算[1]
吸烟人群比例（%）	58.1	3.8	Liu et al. 2017
居住地为北方的人群比例（%）	50.8	50.8	Xing et al. 2019
城市人口比例（%）	41.8	41.8	Xing et al. 2019
合并糖尿病的人群比例	0%	0%	基于假设
有心脑血管疾病家族史的人群比例（%）			
脑卒中	6.9	6.9	Xing et al. 2019
ASCVD[2]	13.0	13.0	Yang et al. 2016

注：①TC 的计算公式为：TC = HDL + LDL + TG/5；②ASCVD：动脉粥样硬化性心血管疾病。

表 5-6 临床疗效参数

临床参数类别	治疗方案	参数值	数据来源
OSBP 下降值	沙库巴曲缬沙坦	16.24	NMA（Novartis 2020）
	阿利沙坦酯	11.07	
	缬沙坦	11.65	
LVMI 降低值	沙库巴曲缬沙坦	6.83	Schmieder et al. 2017
	阿利沙坦酯	3.55	
	缬沙坦	3.55	

4. 转移概率

（1）心脑血管事件发生概率 模型中对于患者首次发生心血管事件概率的计算，可分为以下 3 个步骤：①基于已发表文献，通过中国人群第 10 年动脉粥样硬化性心血管疾病（ASCVD）发生风险方程，结合包括患者年龄、性别、OSBP、是否吸烟等在内的基线特征参数及中国人群发生 CAD 占 ASCVD 的比例，计算模型中高血压患者人群第 10 年首次发生 CAD 的概率；②由于模型循环周期为 1 年，因此将上述计算的中国高血压人群第 10 年 ASCVD 的首次发生概率转换成第 1 年 ASCVD 的首次发生概率；③根据文献报道，LVMI 和心脑血管事件发生风险间存在正线性关系，且针对中国人群的队列研究显示，不同 LVMI 的区间分组对应不同的心脑血管事件发生风险比（Hazard Ratio，HR），基于模型中高血压人群的 LVMI 基线值及临床研究中 LVMI 的降低值，将心脑血管事件发生的 HR 值应用到 Markov 模型中。具体公式见表 5-7。

表 5 - 7　患者首次发生脑血管事件概率的计算过程及公式

步骤	计算目标	具体公式
①	模型中高血压患者第 10 年首次发生 ASCVD 概率	$P_{1stASCVD}$（men）＝$(1-0.9707^{e^{X-140.68}})$ ×22.62% X＝31.97lnage＋27.39lnTreaSBP＋（26.15lnUntreaSBP）＋0.62lnTC－0.69lnHDL－0.71lnWC＋3.96smoke＋0.36diabetes＋0.48NS－0.16urban＋6.22history－6.02lnage×lnTreaSBP－（5.73lnage×lnUntreaSBP）－0.94lnage×smoke－1.53lnage×history $P_{1stASCVD}$（women）＝$(1-0.9851^{e^{X-117.26}})$ ×22.62% X＝24.87lnage＋20.71lnTreaSBP＋（19.98lnUntreaSBP）＋0.06lnTC－0.22lnHDL＋1.48lnWC＋0.49smoke＋0.57diabetes＋0.54NS－4.53lnage×lnTreaSBP－（4.36lnage×lnUntreaSBP）
②	模型中高血压患者第 1 年首次发生 ASCVD 概率	P_{1stCAD}（men）＝$1-[1-P_{1stASCVD}$（men）$]^{\frac{1}{10}}$ P_{1stCAD}（women）＝$1-[1-P_{1stASCVD}$（women）$]^{\frac{1}{10}}$
③	模型中高血压患者第 1 年首次发生 CAD 的概率	P_{1stCAD_total}（men）＝P_{1stCAD}（men）×1.13——沙库巴曲缬沙坦 P_{1stCAD_total}（women）＝P_{1stCAD}（women）×1.13——沙库巴曲缬沙坦 P_{1stCAD_total}（men）＝P_{1stCAD}（men）×1.19——ARB 类抗高血压药 P_{1stCAD_total}（women）＝P_{1stCAD}（women）×1.19——ARB 类抗高血压药

注：age，年龄；SBP，收缩压（TreaSBP，接受治疗的收缩压；UntreaSBP，不接受治疗的收缩压）；TC，总胆固醇；HDL，高密度脂蛋白胆固醇；WC，腰围；smoke，是否日常吸烟；Diabetes，是否合并糖尿病；NS，是否居住在北方；urban，是否居住在城市；history，是否有动脉粥样硬化性心血管疾病家族史。

　　同理，对于患者首次发生脑血管事件概率的计算，也可分为 3 个步骤，原理和方法与心血管事件类似，此处不再赘述。进一步地，考虑到发生过心脑血管事件的患者再次发生相关事件的可能性更大，因此模型中对此类患者心脑血管事件的发生概率进行调整。以处于"发生过冠心病"状态的患者为例，相比于未发生过任何心脑血管事件的患者，其进一步发生（复发）冠心病或首次发生脑血管事件的风险的比值比（Odds Ratio，OR）为 1.56（数据来源于 2012—2014 年前瞻性研究"中国冠心病患者的抗血小板最佳治疗 ［OPT - CAD，NCT01735305］"），则基于上述公式，发生过冠心病的患者再次发生（复发）冠心病的概率公式为：

$$P_{CAD-CAD}(\text{men})=P_{1stCAD\_total}(\text{men})\times1.56——沙库巴曲缬沙坦$$

$$P_{CAD-CAD}(\text{women})=P_{1stCAD\_total}(\text{women})\times1.5——沙库巴曲缬沙坦$$

$$P_{CAD-CAD}(\text{men})=P_{1stCAD\_total}(\text{men})\times1.56——ARB 类抗高血压药$$

$$P_{CAD-CAD}(\text{women})=P_{1stCAD\_total}(\text{women})\times1.56——ARB 类抗高血压药$$

　　同理，发生过冠心病的患者发生脑血管事件以及发生过脑卒中/TIA 的患者发生心血管事件、脑血管事件的概率计算方式与上述情形类似，具体不再赘述。在此基础上，考虑到冠心病的发生发展会进一步引发心力衰竭（heart failure，HF）。结合文献中报告的冠心病与心力衰竭之间关系的研究结论及临床专家建议，模型中假设患者发生冠心病事件的当次可能会因急性心力衰竭再次入院以及处于"发生过冠心病"状态的患者可能会在下一周期继发心力衰竭从而导致住院。具体发生概率及数据来源见表 5 - 8。

表 5 - 8　心力衰竭事件发生概率

类别	具体含义	概率值	数据来源
1st CAD →HF	（首次）发生冠心病事件的当次因急性心力衰竭再次入院的概率	11.4%	Desta et al. 2017
Post CAD→HF	处于"发生过冠心病"状态的患者在下一周期继发心力衰竭从而导致住院的概率	5.34%	Desta et al. 2017

　　心血管事件和脑血管事件可根据病理性质和病程等因素进一步分类。为精准计算不同类别心脑血管事件的治疗费用与死亡概率，结合临床指南和专家建议，研究将模型中心血管事件分为心肌梗死和心源性猝死，将脑血管事件分为出血性脑卒中、缺血性脑卒中和短暂性脑缺血，各类事件的比例及相应的数据来源见表 5 - 9。

表 5 - 9　心脑血管事件分类及其类别占比

事件	分类	各类别占比	数据来源
心血管事件	心肌梗死	78%	Feng et al. 2018 & Du et al. 2019
	心源性猝死	22%	Feng et al. 2018
脑血管事件	缺血性脑卒中	36.7%	Nakamura et al. 2008
	出血性脑卒中	34.2%	
	短暂性脑缺血	29.1%	

（2）死亡概率　患者发生死亡事件的概率可根据死亡原因分为心脑血管死亡和非心脑血管死亡两部分进行计算。其中，不同心脑血管事件的发生所导致的死亡概率均分别来自基于中国人群的研究文献；一般人群的非心脑血管死亡率通过世界卫生组织（World Health Organization，WHO）公布的全因死亡概率及文献中报告的心脑血管死亡事件占比计算得到；不同疾病状态下患者的非心脑血管死亡概率则通过上述计算出的一般人群非心脑血管死亡概率乘以不同疾病状态人群相比于一般人群发生非心脑血管死亡风险的 OR 值得到。具体见表 5 - 10。

表 5 - 10　心脑血管/非心脑血管死亡率的计算

类别	死亡原因		死亡概率	数据来源
心脑血管死亡	冠心病	心肌梗死	$P_{men}=0.18691 e^{0.01307 age}$	Moran et al. 2010
			$P_{women}=0.23747 e^{0.01087 age}$	
		心力衰竭	4.1%	Zhang et al. 2017
	脑卒中/TIA	缺血性脑卒中	$P_{men}=0.02725 e^{0.02976 age}$	Moran et al. 2010
			$P_{women}=0.01300 e^{0.04182 age}$	
		出血性脑卒中	$P_{men}=0.21753 e^{0.014 age}$	
			$P_{women}=0.26007 e^{0.1233 age}$	
		短暂性脑缺血	0%	基于假设
非心脑血管死亡	一般人群非心脑血管事件死亡概率		一般人群各年龄段全因死亡概率	WHO life table
			不同年龄段心脑血管事件死亡比例	Zhou et al. 2016
	不同疾病状态下患者非心脑血管事件死亡概率		发生过冠心病人群：一般人群的 OR = 1.3	Johansson et al. 2017
			发生过脑卒中/TIA 人群：一般人群的 OR = 2	Brønnum - Hansen et al. 2016
			发生过冠心病 & 脑卒中/TIA 人群：一般人群的 OR = 2.6	基于假设[①]

注：①假设对于既发生过冠心病又发生过脑卒中/TIA 的患者，其发生非心脑血管死亡风险相比于一般人群的 OR 值存在乘法效应，因此其 OR 值等于 1.3×2.0 为 2.6；②事件发生概率（P）与发生率（R）间的转换公式为：$R=-\ln(1-P)$，$P=1-e^{-R}$。

此外，模型中假设未发生过任何心脑血管事件的患者可能会在发生事件前的任意一个周期、出于各种原因（如安全问题、依从性差、经济负担重等）停止抗高血压药物治疗。停药率数据来源于临床试验（NCT01785472），为 5%。模型假设，患者停药后的血压值回升到与服用安慰剂患者相等；由于 LVMI 值变动缓慢，因此假设患者停药后的 LVMI 值保持不变。

5. 医疗资源利用与成本　本研究纳入的成本包括抗高血压药品成本、疾病管理成本、发生急性事件的次均住院成本。对于发生过心脑血管事件的患者，本研究还考虑了其为进一步控制血压和病情，需要加用抗高血压药物的成本。同时，由于急性心脑血管事件的不同类型以及是否导致了死亡均会对住院治疗成本产生较大影响，因此模型中进行了分别测算和统计。而对于发生过心脑血管事件后的高血压患者，一方面，考虑到发生不同类型的心脑血管事件后，日常需要进行的检查、服用药品的种类与数量不同；另一方面，基于临床专家的经验，处于疾病不同时期的治疗费用差异较大；因此，疾病管理成本根据不同心脑血管事件的类型和患者所处不同的疾病周期分别进行计算和统计。此外，由于部分文献或资料中报告的成本信息是以往年份的调查或研究结果，基于对通胀因素的考虑，采用中国居民消费价格指数（CPI）均将其调整至 2021 年水平（表 5-11）。

表 5-11　成本参数（元，2021 年）

成本类型		具体数值	数据来源
用药成本（元/年）			
沙库巴曲缬沙坦（200mg/d）		2322.99	
阿利沙坦酯（240mg/d）		1570.58	
缬沙坦（160mg/d）		1797.03	
发生心脑血管事件后加用抗高血压药品成本（元/年）			
沙库巴曲缬沙坦	发生过冠心病	429.53	
	发生过脑卒中/TIA	438.48	
	发生过冠心病和脑卒中/TIA	601.35	
阿利沙坦酯	发生过冠心病	506.24	
	发生过脑卒中/TIA	814.32	
	发生过冠心病和脑卒中/TIA	814.32	
缬沙坦	发生过冠心病	605.95	
	发生过脑卒中/TIA	814.32	
	发生过冠心病和脑卒中/TIA	814.32	
急性心脑血管事件住院医疗成本（元/次）			
非致命性急性心脑血管事件	心肌梗死	39588.9	
	心力衰竭	31766.2	
	缺血性脑卒中	49848.2	
	出血性脑卒中	28137.7	
	短暂性脑缺血发作	14043.1	真实世界研究专家咨询
致命性急性心脑血管事件	心肌梗死	54967.8	
	心力衰竭	65047.2	
	心源性猝死	29349.7	
	缺血性脑卒中	47969.5	
	出血性脑卒中	58338.0	
无心脑血管事件发生的高血压状态的管理成本（元/年）			
无心脑血管事件发生		1388.7	
发生过冠心病（第 1 年）		18341.1	
发生过冠心病（第 2 年及以后）		9936.4	
发生过脑卒中/TIA（第 1 年）		33517.5	真实世界研究专家咨询
发生过脑卒中/TIA（第 2 年及以后）		5259.4	
发生过冠心病和脑卒中/TIA（第 1 年）		51858.6	
发生过冠心病和脑卒中/TIA（第 2 年及以后）		15195.7	

6. 健康状态效用值　模型中需要输入的效用参数包括不同疾病状态下的健康效用值和急性非致命

性心脑血管事件导致的负效用值两部分。对于不同疾病状态下的健康效用值，无心脑血管事件发生的高血压状态、高血压合并冠心病状态以及高血压合并脑卒中/TIA 状态的健康效用值均来自针对中国人群开展的健康效用值测量研究文献；而由于目前尚无专门针对高血压合并冠心病和脑卒中/TIA 人群开展的健康效用值测量研究发表，因此本研究假设其健康效用值等于高血压合并脑卒中/TIA 状态的健康效用值，减去一项日本研究中报告的高血压合并脑卒中/TIA 状态健康效用值与高血压合并冠心病和脑卒中/TIA 状态健康效用值的差值，具体见表 5 – 12。

表 5 – 12　不同疾病状态下患者的健康效用值

疾病状态	健康效用值		数据来源
	男性	女性	
高血压（无心脑血管事件发生）	0.91	0.85	Liang et al. 2019
高血压合并冠心病	0.86	0.79	
高血压合并脑卒中/TIA	0.80	0.75	
高血压合并冠心病 & 脑卒中/TIA	0.59	0.57	Liang et al. 2019 & Kantar Health database

对于急性非致命性心脑血管事件导致的负效用值，由于目前尚无专门针对中国人群开展的健康效用值测量研究发表，又基于文献中关于东亚/东南亚人群发生急性疾病时报告的负效用值明显好于欧美人群的发现，因此模型中关于发生不同类别急性非致命性心脑血管事件导致的负效用值来自针对东亚/东南亚人群的研究文献。此外，研究假设发生各类急性事件的负效用值的持续时间等于其次均住院天数。具体见表 5 – 13。

表 5 – 13　急性非致命性心脑血管事件导致的负效用值及其次均住院天数

事件名称	负效用值	住院天数（天）	数据来源
心肌梗死	– 0.01	9.32	Chiu et al. 2021 真实世界研究 专家咨询
短暂性脑缺血	– 0.09	13.58	
出血性脑卒中	– 0.09	13.20	
缺血性脑卒中	– 0.09	15.04	
心力衰竭	– 0.05	10.58	

7. 敏感性分析与情境分析　考虑到参数的不确定性，本研究采用单因素敏感性分析来检验单个参数在取值范围内变化对基础分析结果稳健性的影响，并选取对 ICER 值影响程度最大的 10 个参数绘制龙卷风图。同时，本研究还采用概率敏感性分析模拟多个不确定性参数同时发生变化时对基础分析结果的影响，设定模型相关参数服从特定的概率分布，并通过蒙特卡洛模拟迭代 1000 次对结果进行概率敏感性分析，绘制成本 – 效果可接受曲线（cost – effectiveness acceptability curve，CEAC），计算在不同的WTP 下，沙库巴曲缬沙坦相比阿利沙坦酯和缬沙坦具有经济性的概率。其中假设成本服从 Gamma 分布，心脑血管事件发生率方程中系数与变量值服从 Normal 分布，各类别心脑血管事件占比和不同疾病状态下健康效用值服从 Beta 分布。

为应对方法学和结构不确定性，在基础分析结果上，本研究分别在变换缬沙坦日均用药成本的计算方法、基于全社会角度、假设模型中患者均为合并糖尿病的原发性高血压人群和假设停药后患者左心室质量指数回到基线水平 4 种情境下开展不确定性分析。

三、研究结果

1. 基础分析　Markov 模型基础分析结果见表 5 – 14，干预组沙库巴曲缬沙坦与对照组阿利沙坦酯和缬沙坦的总成本分别为 59272 元、54783 元和 56714 元；总质量调整生命年（QALY）分别为和 11. 3843、11. 2431 和 11. 2514。与阿利沙坦酯和缬沙坦相比，沙库巴曲缬沙坦使患者分别增加了 0. 1412 和 0. 1329 个 QALY，同时也分别增加了 4489 元和 2558 元的成本，增量成本－效果比（ICER）分别为 31，805 元/QALY 和 19，247 元/QALY，均低于 1 倍人均 GDP（80976 元，2021 年），沙库巴曲缬沙坦具有成本－效果优势。同时，服用沙库巴曲缬沙坦的患者的生命年更长，心脑血管事件发生风险更低，且节省了一定的急性事件住院成本。

表 5 – 14　基础分析结果

结果指标	沙库巴曲缬沙坦	阿利沙坦酯	缬沙坦
心脑血管事件发生次数（/1000 人）	642	705	702
冠心病	84	90	90
脑卒中/TIA	558	615	613
总成本（元）	59272	54783	56714
抗高血压药品成本	21436	15090	17130
疾病管理成本	16445	16107	16128
急性事件住院成本	8798	9511	9463
总 LYs	13. 0772	12. 9296	12. 9381
总 QALYs	11. 3843	11. 2431	11. 2514
增量成本（元）	—	4489	2558
增量 QALYs	—	0. 1412	0. 1329
ICER（元/QALY）	—	31805	19247

注：LYs：life years，生命年；QALYs：quality adjusted life years，质量调整生命年；ICER：incremental cost – effectiveness ratio，增量成本－效果比。

2. 单因素敏感性分析　本研究根据沙库巴曲缬沙坦分别相对于阿利沙坦酯和缬沙坦的单因素敏感性分析结果绘制龙卷风图（图 5 – 18）。影响结果的主要参数均是用药后患者收缩压的降低值和患者进入模型时收缩压的基线值。其他所有参数均未使 ICER 超出基础分析结果的 ±20%。总体而言，模型表现稳健。

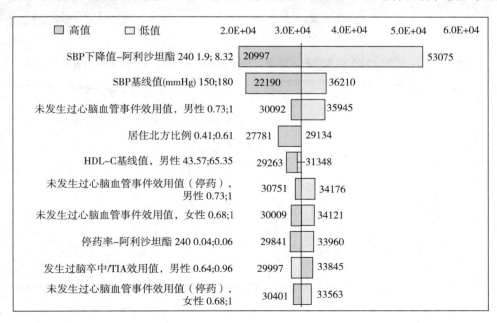

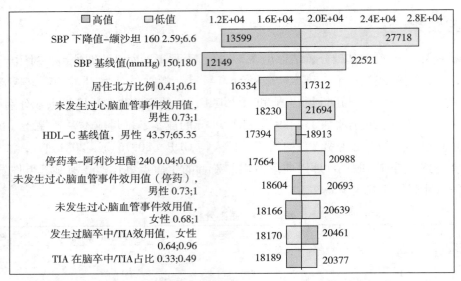

图 5 - 18   沙库巴曲缬沙坦与阿利沙坦酯、缬沙坦的单因素敏感性分析龙卷风图

3. 概率敏感性分析   根据 1000 次蒙特卡洛模拟的结果分别绘制相对于阿利沙坦酯和缬沙坦的成本 - 效果散点图及成本 - 效果可接受曲线。结果显示，效果与成本之间呈近似线性关系，表明相对获得的质量调整生命年（QALYs）越多，增量成本越低（图 5 - 19）。在考虑所有输入参数的分布不确定性后，以每 QALY 获得 80976 元的意愿支付阈值为基准，沙库巴曲缬沙坦相较阿利沙坦酯具有经济性的概率约为 86.50%，相较于缬沙坦具有经济性的概率约为 89.30%（图 5 - 20）。

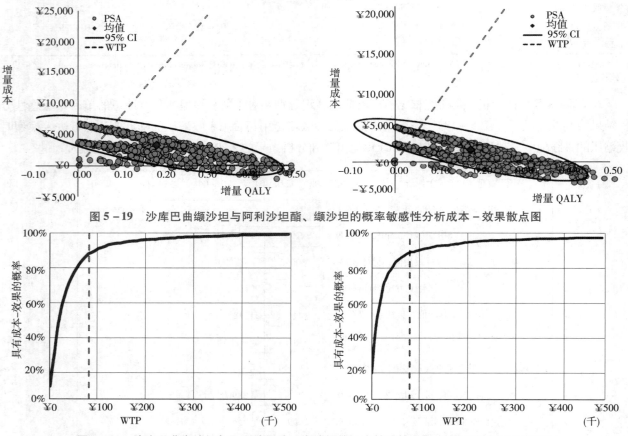

图 5 - 19   沙库巴曲缬沙坦与阿利沙坦酯、缬沙坦的概率敏感性分析成本 - 效果散点图

图 5 - 20   沙库巴曲缬沙坦与阿利沙坦酯、缬沙坦的概率敏感性分析成本 - 效果可接受曲线

4. 情境分析　结果表明，研究结果对模型结构和参数输入假设具有稳健性（表5－15）。在调整缬沙坦的使用成本计算方法时，当使用原研药品价格时，沙库巴曲缬沙坦成本更低且健康产出更优；当使用市场上所有品种的平均价格时，尽管沙库巴曲缬沙坦成本仍较高，但其 ICER 值与基础分析相当。从全社会角度考虑，引入间接成本后，与阿利沙坦酯和缬沙坦相比，沙库巴曲缬沙坦仍具有成本效果，其 ICER 分别下降至 30435 元/QALY 和 17914 元/QALY。在评估合并糖尿病的高血压人群时，沙库巴曲缬沙坦相比阿利沙坦酯和缬沙坦的 ICER 值分别为 30823 元/QALY 和 21439 元/QALY，仍显示出较好的经济价值。在更保守的情境中，假设治疗停止后 LVMI 立即恢复至基线水平，结果显示沙库巴曲缬沙坦仍具有成本效果，与阿利沙坦酯相比的 ICER 为 40055 元/QALY，与缬沙坦相比的 ICER 为 25662 元/QALY。

表5－15　情境分析结果

情境设置		ICER	
		vs. 阿利沙坦酯	vs. 缬沙坦
研究角度	基于全社会角度	30435 元/QALY	17914 元/QALY
目标人群	合并糖尿病的原发性高血压人群	30823 元/QALY	21439 元/QALY
停药后 LVMI 水平变化	停药后患者 LVMI 立即回到基线水平	40055 元/QALY	25662 元/QALY
缬沙坦成本计算方法	原研药品价格：7.01 元/天	——	绝对优势
	所有品种各省招采均值：3.60 元/天	——	51704 元/QALY

注：QALYs：quality adjusted life years，质量调整生命年；ICER：incremental cost－effectiveness Ratio，增量成本－效果比。

四、讨论与结论

本研究基于中国医疗卫生体系角度，通过构建 Markov 模型模拟沙库巴曲缬沙坦治疗原发性高血压成人患者的经济性。分析结果显示，相比于阿利沙坦酯和缬沙坦，沙库巴曲缬沙坦的增量成本－效果比（ICER）分别为 31805 元/QALY 和 19247 元/QALY，低于 1 倍人均 GDP，具有一定的经济性。同时，沙库巴曲缬沙坦还拥有双重作用机制——在控制血压的同时能够保护心脏，相比于阿利沙坦酯和缬沙坦，其可以降低心脑血管事件的发生风险，提高患者生命质量，节约心脑血管事件相关的医疗费用。单因素敏感性分析、概率敏感性分析及情境分析结果均表明基础分析结果稳健。

本研究的局限性主要存在于以下几个方面。第一，由于沙库巴曲缬沙坦上市时间短、临床研究时长有限，缺乏长期疗效数据。因此模型中服用不同类别药物后发生心脑血管事件的概率基于文献中报告的风险预测方程，并带入干预组和对照组患者用药后 OSBP 降低值与 LVMI 降低值计算得到，可能较真实世界数据存在一定偏倚。随着药品上市时间增加，将有机会获取更多有关沙库巴曲缬沙坦长期疗效的数据，彼时将对模型参数进行更新。第二，由于未检索到报告中国高血压成年患者平均年龄、男女比例以及平均收缩压值的文献资料，因此模型中采用基于亚洲人群（80% 以上为中国大陆患者）的沙库巴曲缬沙坦对比奥美沙坦用于治疗原发性高血压的随机双盲、阳性对照、平行组 Ⅲ 期临床试验（NCT01785472）中数据代替，可能与真实世界情况存在一定偏差，若将来可直接获得真实世界中国高血压成年患者的相关基线值，研究将对现有模型中的参数进行替换和完善。

【附】普适量表

一、EQ－5D 量表

EQ－5D－3L 量表

行动能力

我可以四处走动，没有任何困难

我行动有些不方便

我不能下床活动

自我照顾

我能自己照顾自己，没有任何困难

我在洗脸、刷牙、洗澡或穿衣方面有些困难

我无法自己洗脸、刷牙、洗澡或穿衣

日常活动（如工作、学习、家务事、家庭或休闲活动）

我能进行日常活动，没有任何困难

我在进行日常活动方面有些困难

我无法进行日常活动

疼痛/不舒服

我没有任何疼痛或不舒服

我觉得中度疼痛或不舒服

我觉得极度疼痛或不舒服

焦虑（如紧张、担心、不安等）／抑郁（如做事情缺乏兴趣、没乐趣、提不起精神等）

我不觉得焦虑或抑郁

我觉得中度焦虑或抑郁

我觉得极度焦虑或抑郁

EQ－5D－5L 量表

行动能力

我四处走动没有困难

我四处走动有一点困难

我四处走动有中度的困难

我四处走动有严重的困难

我无法四处走动

自我照顾

我自己洗澡或穿衣没有困难

我自己洗澡或穿衣有一点困难

我自己洗澡或穿衣有中度的困难

我自己洗澡或穿衣有严重的困难

我无法自己洗澡或穿衣

日常活动（如工作、学习、家务、家庭或休闲活动）

我进行日常活动没有困难

我进行日常活动有一点困难

我进行日常活动有中度的困难

我进行日常活动有严重的困难

我无法进行日常活动

续表

疼痛/不舒服

我没有疼痛或不舒服

我有一点疼痛或不舒服

我有中度的疼痛或不舒服

我有严重的疼痛或不舒服

我有非常严重的疼痛或不舒服

焦虑/沮丧

我没有焦虑或沮丧

我有一点焦虑或沮丧

我有中度的焦虑或沮丧

我有严重的焦虑或沮丧

我有非常严重的焦虑或沮丧

二、SF－6D v2 量表

SF－6D v2 量表

躯体功能

1. 您的健康对您进行高强度活动（如跑步、抬起重物、参加剧烈运动）完全没有限制
2. 您的健康对您进行高强度活动（如跑步、抬起重物、参加剧烈运动）有一点限制
3. 您的健康对您进行中等强度活动（如搬桌子、拖地板、打保龄球或打太极拳）有一点限制
4. 您的健康对您进行中等强度活动（如搬桌子、拖地板、打保龄球或打太极拳）有很大限制
5. 您的健康对您自己洗澡和穿衣有很大限制

角色限制

1. 您从来没有由于身体健康或情绪问题，而导致实际完成的工作或其他日常活动比想要完成的少
2. 您很少由于身体健康或情绪问题，而导致实际完成的工作或其他日常活动比想要完成的少
3. 您有时由于身体健康或情绪问题，而导致实际完成的工作或其他日常活动比想要完成的少
4. 您大部分时间由于身体健康或情绪问题，而导致实际完成的工作或其他日常活动比想要完成的少
5. 您一直由于身体健康或情绪问题，而导致实际完成的工作或其他日常活动比想要完成的少

社会功能

1. 您从来没有由于身体健康或情绪问题，干扰了您的社交活动（如探亲、访友）
2. 您很少由于身体健康或情绪问题，干扰了您的社交活动（如探亲、访友）
3. 您有时由于身体健康或情绪问题，干扰了您的社交活动（如探亲、访友）
4. 您大部分时间由于身体健康或情绪问题，干扰了您的社交活动（如探亲、访友）
5. 您一直由于身体健康或情绪问题，干扰了您的社交活动（如探亲、访友）

疼痛

1. 您的身体没有疼痛
2. 您的身体有非常轻度的疼痛
3. 您的身体有轻度疼痛
4. 您的身体有中度疼痛
5. 您的身体有严重疼痛
6. 您的身体有非常严重的疼痛

精神健康

1. 您从来没有感觉到沮丧或非常紧张
2. 您很少感觉到沮丧或非常紧张
3. 您有时感觉到沮丧或非常紧张
4. 您大部分时间感觉到沮丧或非常紧张
5. 您一直感觉到沮丧或非常紧张

活力

1. 您从来没有感觉到疲惫
2. 您很少感觉到疲惫
3. 您有时感觉到疲惫
4. 您大部分时间感觉到疲惫
5. 您一直感觉到疲惫

三、HUI 量表

健康效用指数 2（HUI 2）量表

维度	水平	层次描述
感觉	1	有正常的与年龄相符的看、听、说能力
	2	需要有仪器的帮助才能看、听、说
	3	即使用仪器，也有看、听、说方面的限制
	4	盲、耳聋或失语
运动	1	有正常的与年龄相符的走、弯、提、跳或跑能力
	2	走、弯、提、跳或跑能力受限但不需要帮助
	3	需要机械仪器（如拐杖、支柱或轮椅）的帮助来行走或独立地四处活动
	4	需要他人的帮助才能行走
	5	不能控制或不能使用胳膊、腿
情感	1	一般都高兴和自由，远离忧虑
	2	有时有愤恨、生气、烦躁、焦虑、抑郁或黑夜恐惧症
	3	经常有愤恨、生气、烦躁、焦虑、抑郁或黑夜恐惧症
	4	几乎总有愤恨、生气、烦躁、焦虑、抑郁或黑夜恐惧症
	5	极度有愤恨、生气、烦躁、焦虑、抑郁或黑夜恐惧症，经常需要医疗或精神机构的照顾
认知	1	正常的与年龄相符的学习、记忆和完成功课能力
	2	被父母和（或）老师认为学习、记忆、功课比同班同学慢
	3	学习、记忆、功课非常慢，经常需要特殊的教育帮助
	4	不能学习和记忆
自我照料	1	能正常吃饭、洗澡、穿衣服、上厕所
	2	独立吃饭、洗澡、穿衣服、上厕所有困难
	3	需要机械仪器的帮助吃饭、洗澡、穿衣服、上厕所
	4	需要另一个帮助吃饭、洗澡、穿衣服、上厕所
疼痛	1	没有疼痛和不舒服
	2	偶尔疼痛和不舒服，可以用非药物或自我抑制而不会干扰正常活动
	3	经常疼痛和不舒服，需要口服药物缓解并且偶尔打断正常活动
	4	经常疼痛和不舒服，打断正常活动，不舒服需要肌外注射麻醉药缓解
	5	严重疼痛，不能被药物缓解并且一直不能正常活动
生殖*	1	和一个有生育能力的配偶结合能有孩子
	2	和一个有生育能力的配偶结合怀上孩子有困难
	3	和一个有生育能力的配偶结合不能怀上孩子

* 如果不需要，生育这个属性可以剔除。可以联系开发者以获得详细内容。

健康效用指数 3（HUI 3）量表

维度	水平	层次描述
视觉	1	能够很好地阅读普通的新闻纸，辨认出街对面的朋友，不需要眼镜或隐形眼镜
	2	能够阅读普通的新闻纸，辨认出街对面的朋友，但是需要借助眼镜
	3	戴不戴眼镜都能够阅读普通的新闻纸，但是即使借助眼镜，也不能辨认出街对面的朋友
	4	戴不戴眼镜都能辨认出街对面的朋友，但是即使借助眼镜，也不能够阅读普通的新闻纸
	5	即使借助眼镜，也不能够阅读普通的新闻纸和辨认出街对面的朋友
	6	根本看不见
听觉	1	在至少还有三个人的小组讨论中能听到其他人说什么，不需要助听器
	2	在还有一个人的房间里，能听到其他人说什么，不需要助听器；但需要助听器才能听到至少有其他三个人的小组讨论中其他人说什么
	3	在还有一个人的安静房间，要助听器才能听到其他人说什么；需要助听器在至少有其他三个人的小组讨论中能听到其他人说什么
	4	在还有一个人的安静房间，不用助听器能听到其他人说什么；在至少有其他三个人的小组讨论中用助听器也听不到其他人说什么
	5	在还有一个人的安静房间，需要借助助听器才能听到其他人说什么；在至少有其他三个人的小组讨论中用助听器也听不到其他人说什么
	6	什么也听不到

续表

维度	水平	层次描述
语言	1	当跟陌生人或朋友说话时能完全明白
	2	当跟陌生人说话时候部分明白，但是当跟熟悉自己的人说话能完全明白
	3	当跟陌生人或熟悉自己的人说话时能部分明白
	4	跟陌生人说话时不明白，但跟熟悉自己的人说话时能部分明白
	5	跟其他人说话时一点不明白（或不能说话）
移动	1	能毫无困难地走到邻居家，不用行走工具
	2	走到邻居家有些困难，但是不用行走工具或其他人帮助
	3	用行走工具能走到邻居家，但不用其他人帮助
	4	用行走工具仅能走很短距离，并且到邻居家需要轮椅
	5	即使用行走工具也不能独立行走，在其他人的帮助下能走很短距离，并且到邻居家需要轮椅
	6	一点也不能行走
手灵活性	1	很好地使用双手和十个手指
	2	使用双手和十个手指时有限制，但不需要特殊工具和另一个帮忙
	3	使用双手和十个手指时有限制，能独立使用特殊工具（但不需要另一个人帮忙）
	4	使用双手和十个手指时有限制，有些工作需要另一个人帮忙完成（不能独立使用特殊工具）
	5	使用双手和十个手指时有限制，大多数工作需要另一个人帮忙完成（不能独立使用特殊工具）
	6	使用双手和十个手指时有限制，所有工作都需要另一个人帮忙完成（不能独立使用特殊工具）
情感	1	幸福，对生命充满兴趣
	2	有点幸福
	3	有点不幸福
	4	非常不幸福
	5	如此不幸福，以至于觉得生命没有价值
认知	1	能够记住大多数事情，思路清晰，并且能解决每天的问题
	2	能够记住大多数事情，但想事情和解决每天的问题时有点困难
	3	有点健忘，但是思路清晰，能解决每天的问题
	4	有点健忘，想事情和解决每天的问题时有点困难
	5	非常健忘，想事情和解决每天问题有极大的困难
	6	什么事情也记不起来，不能想事情和解决每天问题
疼痛	1	没有疼痛，不舒服
	2	轻中度疼痛，但不阻碍活动
	3	中度疼痛，阻碍一些活动
	4	中重度疼痛，阻碍一些活动
	5	重度疼痛，阻碍大多数活动

答案解析

思考题

请结合第五节应用实例回答：

1. 应用实例中，测量效用权重的具体方法是什么？

2. 应用健康效用值时，为何要强调人群属性？

3. 应用实例中的成本 - 效用阈值是基于何种方法确定的？阈值标准是什么？

（吴　晶　贺小宁）

书网融合……

本章小结

音频

习题

第六章　不确定性分析 音频

📖 **学习目标** ┄┄┄┄┄┄┄┄┄┄┄┄┄┄┄┄┄┄┄┄┄┄┄┄┄┄┄┄┄┄┄┄┄┄┄┄┄┄┄

1. 通过本章的学习，掌握确定型敏感性分析、概率敏感性分析方法以及敏感性分析的结果表述；熟悉药物经济学研究中不确定性产生的原因、处理不确定性的统计分析方法以及确定型敏感性分析的步骤；了解不确定性的分类、多因素敏感性分析方法、决策不确定性与信息价值分析和新型确定型敏感性分析方法。

2. 具有在药物经济学研究及相关医药卫生经济研究中处理不确定性及进行敏感性分析和相应结果表述的基本技能。

3. 建立科学合理的价值观念，培养创新意识和实事求是精神，能辩证求是地认识医药卫生领域中的经济现象，并能严谨求真地处理和分析相关数据，呈现出真实可信的药物经济分析和评价结果，进而为医药卫生实践和政策实施提供科学指导；养成终身学习习惯，能及时洞悉医药领域政策变化和前沿发展并进行学习，不断更新完善自身知识体系和职业技能，进而更科学地将理论知识与医药实践相结合。

不确定性（uncertainty）是指事前无法控制的外部因素变化对评价结果或决策方案造成的影响或风险。在药物经济性评价过程中数据估算误差、研究背景变化以及一系列假设等均会对评价结果造成影响，使得药物经济性评价存在不确定性。为了避免错误决策的风险，对影响评价结果的不确定因素进行不确定性分析是药物经济性评价的重要步骤。其中置信区间估计和敏感性分析是处理不确定性的主要方法。

要注意不确定性与差异性（variability）的区别，差异性指已经确定的可能影响评价结果的与治疗背景差异相关的参数差异。地区和背景的差异性可以进行敏感性分析或情境分析处理；由于患者异质性（heterogeneity），即接受干预的患者之间的特征带来的差异性应当在研究设计阶段，将患者划分为更小的同质性亚组进行处理。本章节主要讲述不确定性，对差异性不再进行详细论述。

第一节　药物经济学研究中的不确定性

PPT

一、不确定性产生的原因

药物经济学研究中不确定性的产生主要有三个原因：方法学不确定性（methodological uncertainty）、参数不确定性（parameter uncertainty）及模型不确定性（model uncertainty）。首先，方法学不确定性指药物经济性评价方法的许多方面还没有完全统一（研究设计、研究角度、成本与治疗结果的测量与估计、贴现、统计分析和结果表述等）。就研究设计角度来看，与随机对照临床试验平行的研究设计能够获得患者级别个体数据（patient - level individual data），具有较高的内部效度和可信度，但外部有效度较低。实际临床试验能够获得药物实际运用条件下的效果，提高了外部效度，但内部效度由于缺乏双盲对照等又有所降低。回顾性研究通过对已有临床试验的成本和疗效数据进行整理，是缺乏前瞻性研究时的最佳选择，然而随访时间较短、数据记录不完全、难以获取健康效用值而无法进行成本 – 效用分析等限制了其使用。基于模型法的药物经济学研究（model – based economic evaluation）能解决试验随访时间短、数据收集不完全等问题，然而模型存在诸多假设、数据来源于多种渠道，因此结果可信度也有所降低。

其次，参数也存在相当大的不确定性。参数不确定性可以分为两类，在实证性药物经济学研究（empirical economic evaluation）中，即从伴随临床试验开展的药物经济性评价或观察性研究中获取患者级别个体数据，参数不确定性通常由抽样误差引起，如样本大小、样本对总体的代表性等；基于模型法的药物经济学研究使用来自临床试验的整体或个体效果数据，纳入不同来源的特定参数来计算结果，因此其参数不确定性首先来自数据源的选择。其次在选择合适数据源的前提下，模型法通常是在变量平均值的水平上确定结果，参数平均值的精确度也是参数不确定性的来源之一。

模型不确定性通常情况下与建模者对模型的假设和选择有关。模型不确定性包括：①模型分析方法的不确定性，如模型的选择、模型时间范围的确定、Markov 模型中是否使用半循环校正等；②模型结构假设的不确定性，比如模型路径是否与疾病的临床实践路径一致、健康状态的分类等；③模型数据归纳和外推的不确定性，临床试验和其他来源的数据需要以适宜的形式归纳到模型当中，比如从随访时间外推长期治疗效果的不确定性。

二、不确定性的分类

不确定性存在于经济学评价过程的每个阶段。按性质可分为与数据有关的不确定性和与评价过程有关的不确定性。数据中的不确定性通常是由抽样误差（实证性药物经济学研究）或数据源的选择、参数精准度（基于模型的药物经济学研究）造成的。评价过程中的不确定性又可分为三类：①评价结果外推中的不确定性，如从一个临床中间指标得到一个终点指标、将临床试验数据外推到更长期限；②结果普适性中存在的不确定性，如从临床试验中的疗效（efficacy）数据外推至临床实践环境下的效果（effectiveness）数据；③分析方法选择中的不确定性，如研究设计的角度、效用值的测量方式、是否考虑间接成本和药物经济学模型的假设。

三、处理不确定性的方法

根据不确定性产生的原因及分类，可以运用不同的处理方法从不同方面对这些不确定性因素进行不确定性分析，主要有以下三个方面。

（一）研究设计

从研究设计上有许多方法可以控制不确定性。前瞻性设计可以避免数据收集过程中的不确定性，随机化分组可以控制选择患者时的不确定性，确保治疗与对照的可比性。首选的评价方法是加载药物经济学研究。在无法开展随机临床干预研究时，可选择前瞻性观察研究。前瞻性研究缺乏时，可对已有临床试验的疗效和费用等资料进行回顾性整理分析。若临床试验数据无法大量获取、研究时限过长或研究经费有限时，可以选择模型法进行研究。决策者需要对模型的有效性进行评价，通过情境分析和敏感性分析等评估模型的不确定性对决策结果的影响。

（二）统计分析

在药物经济学研究中若可以获得患者级别个体数据，在进行随机分析（stochastic analysis）时，为了解决抽样误差给评价结果带来的不确定性，可以采用假设检验或置信区间估计的方法。此外，还可以通过引入净效益框架（net benefit framework，NBF）控制混杂因素对结果不确定性的影响，并进一步解决增量成本 – 效果比（incremental cost – effectiveness ratio，ICER）作为比值不便进行区间估计和回归分析的问题。

1. 假设检验 假设检验通过确定检验水准（通常为 $\alpha = 0.05$），计算原假设成立时的概率是否大于显著性水平来判断备择假设是否成立，此方法对单独考虑成本或结果产出是有效的，然而对于 ICER 的检验，还需要考虑增量成本和增量效果的协方差，因此假设检验处理随机分析的不确定性存在局限，ICER 的置信区间估计成为了随机分析中不确定性处理的主要方法。

2. 置信区间估计 置信区间是指由样本统计量所构造的总体参数的估计区间，能反映出参数可能出现的范围。置信区间作为分析不确定性的方法至少有 3 个目的：检验成本、效果；检验增量成本 – 效果比的方向和大小；让决策者知道分析结果有多大可信度。ICER 置信区间估计的方法，包括参数法和非参数法。参数法又包括 Box 法、Taylor 级数展开法和 Fieller 理论等；非参数法主要为 Bootstrap 自助法。

（1）Box 法 ICER 既包括增量成本又包括增量效果，假设增量成本和增量效果均服从正态分布，治疗效果均值差异的置信区间可定义为：

$$\overline{E}_T - \overline{E}_C \pm t_{\left(n_T + n_C - 2, 1 - \frac{\alpha}{2}\right)} \sqrt{\frac{S_{ET}^2}{n_T} + \frac{S_{EC}^2}{n_C}}$$

式中，$\overline{E}_T$ 和 $\overline{E}_C$ 代表治疗组和对照组的效果均值，S_{ET}^2 和 S_{EC}^2 代表治疗组和对照组的样本方差，n_T 和 n_C 代表治疗组和对照组的样本量，由此得到了 ΔE 的置信区间如图 6 – 1（a）所示。再假设患者 i 消费了 j（$j = 1, 2 \cdots J$）种医疗服务，表示为 Q_j，医疗服务价格为 P_j，则患者 i 的成本可以表示为：

$$C_i = \sum_{j=1}^{J} Q_j P_j$$

将抽样样本中的个体患者成本累加后求平均值即可得到患者个体的平均成本，可以表示为：

$$\overline{C}_i = \frac{1}{n} \sum_{i=1}^{n} C_i$$

同理可以得到增量成本的置信区间估计值：

$$\overline{C}_T - \overline{C}_C \pm t_{\left(n_T + n_C - 2, 1 - \frac{\alpha}{2}\right)} \sqrt{\frac{S_{CT}^2}{n_T} + \frac{S_{CC}^2}{n_C}}$$

Box 法中 O'Brien 等人将增量成本置信区间上限与增量效果置信区间下限的比值作为 ICER 置信区间的上限，将增量成本置信区间下限与增量效果置信区间上限的比值作为 ICER 置信区间的下限，如图 6 – 1（b）所示。由于该置信区间是增量成本与增量效果置信区间的二维组合，故其只估计了 ICER 的 90.25% 置信区间（95% × 95% = 90.25%），且要求增量成本与增量效果相互独立。因此可以认为 Box 法保守估计了 ICER 的置信区间。

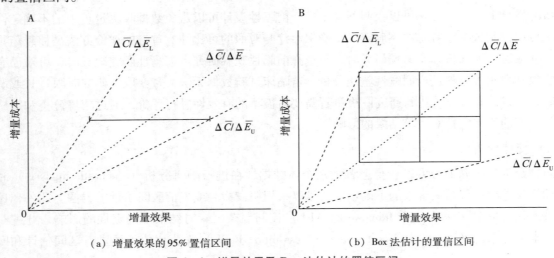

（a）增量效果的 95% 置信区间　　（b）Box 法估计的置信区间

图 6 – 1　增量效果及 Box 法估计的置信区间

（2）Taylor 级数展开法　在药物经济学研究中，成本与效果互相独立的状况是很少存在的（比如医疗费用的增加必将导致患者依从性的降低，从而影响治疗效果），为了考虑增量成本与增量效果间的协方差，O'Brien 等人又提出了 Taylor 级数展开法，又称为 Delta 法。对于满足方程 $y = f(x_1, x_2)$ 的两变量 x_1 和 x_2，可以根据 x_1 和 x_2 的偏导数与其方差、协方差加权之和来近似计算 y 的方差：

$$var(y) \approx \left(\frac{\partial y}{\partial x_1}\right)^2 var(x_1) + \left(\frac{\partial y}{\partial x_2}\right)^2 var(x_2) + 2\left(\frac{\partial y}{\partial x_1}\right)\left(\frac{\partial y}{\partial x_2}\right) cov(x_1, x_2)$$

由上述公式，可以近似计算基于均值估计的增量成本效果比 $\widehat{R}$ 的方差为：

$$var(\widehat{R}) \approx \frac{1}{\Delta\bar{E}^2} var(\Delta\bar{C}) + \frac{\Delta\bar{C}^2}{\Delta\bar{E}^4} var(\Delta\bar{E}) - 2\frac{\Delta\bar{C}}{\Delta\bar{E}^3} cov(\Delta\bar{C}, \Delta\bar{E})$$

$$= \widehat{R}^2\left[\frac{var(\Delta\bar{C})}{\Delta\bar{C}^2} + \frac{var(\Delta\bar{E})}{\Delta\bar{E}^2} - 2\frac{cov(\Delta\bar{C}, \Delta\bar{E})}{\Delta\bar{C}\Delta\bar{E}}\right]$$

$$= \widehat{R}^2(C_{nn} + C_{dd} - 2C_{nd})$$

$$R \in \left\{\widehat{R} \pm Z_{\alpha/2}\sqrt{var(\widehat{R})}\right\}$$

式中，C_{nn}、C_{dd} 代表分子和分母变异系数的平方，C_{nd} 代表分子和分母的相对协方差。

Taylor 级数展开法认为当样本量增加时，增量成本和增量效果服从正态分布。Chaudhary 等人认为当 $n > 30$ 且增量成本与增量效果的变异系数小于 0.1 时，可以采用标准正态分布的置信区间估计理论构建 ICER（$1 - \alpha$）的置信区间。然而当增量成本或 - 增量效果趋近于零时，用 Taylor 级数展开法估计 ICER 置信区间的准确性会显著下降。利用 Taylor 级数展开法估计的置信区间如图 6 - 2 所示。

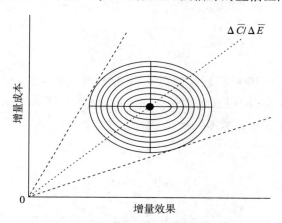

图 6 - 2　Taylor 级数展开法估计的置信区间

（3）Fieller 理论是计算比率置信区间的方法，Chaudhary 和 Willan 等人将其发展为准确计算 ICER 置信区间的方法。该方法假设增量成本和增量效果呈联合正态分布，这是一个非常有力的假设。基于这个假设可以构造统计量 $\Delta C - R\Delta E$ 服从标准正态分布，即：

$$\frac{\Delta C - R\Delta E}{\sqrt{var(\Delta C) + R^2 var(\Delta E) - 2Rcov(\Delta C, \Delta E)}} \sim N(0,1)$$

根据检验统计量 Z 的计算公式，可以得到：

$$R^2(1 - Z_{\alpha/2}^2 C_{dd}) - 2\widehat{R}R(1 - Z_{\alpha/2}^2 C_{nd}) + \widehat{R}^2(1 - Z_{\alpha/2}^2 C_{nn}) = 0$$

解出 R 的值，再利用标准正态分布的置信区间估计理论，便可以得到 ICER（$1 - \alpha$）的置信区间为：

$$Re\widehat{R}\left[\dfrac{(1-Z_{\alpha/2}^2 C_{nd}) \pm Z_{\alpha/2}\sqrt{\{(C_{nn}+C_{dd}-2C_{nd})-Z_{\alpha/2}^2(C_{nn}C_{dd}-C_{nd}^2)\}}}{1-Z_{\alpha/2}^2 C_{dd}}\right]$$

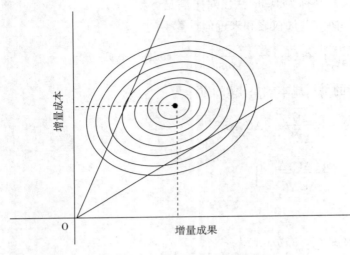

图 6-3　Fieller 理论估计的置信区间

Fieller 理论最大的局限性是很难判断增量成本与增量效果呈联合正态分布的假设是否成立，特别是在样本量较小的情况下。再加上医疗服务价格通常是正偏态分布，标准正态分布的置信区间估计理论也会出现一定误差。利用 Fieller 理论估计的置信区间如图 6-3 所示。

（4）Bootstrap 自助法　是非参数化估计统计量变异程度的重要方法，可用于估计统计量的置信区间。Bootstrap 自助法不需要对样本分布做任何假设，其通过对原始样本进行有放回的抽样构造抽样样本的经验分布，进而估计出原始样本的置信区间。运用 Bootstrap 自助法估计 ICER 置信区间的过程可以总结为以下几个步骤。

1）采用重复抽样技术从干预组中抽取样本量为 n 的样本，并计算其成本和效果的均值 $\overline{C}_T^*$ 和 $\overline{E}_T^*$。

2）采用重复抽样技术从对照组中抽取样本量为 n 的样本，并计算其成本和效果的均值 $\overline{C}_C^*$ 和 $\overline{E}_C^*$。

3）计算 ICER 值 R^*。

$$R^* = \dfrac{\overline{C}_T^* - \overline{C}_C^*}{\overline{E}_T^* - \overline{E}_C^*}$$

4）重复步骤 1）～3）至少 1000 次，可得到 ICER 抽样样本的经验分布。

5）从 ICER 的经验分布中估计 ICER 的置信区间。一般有标准 Bootstrap、百分位数 Bootstrap、t 百分位数 Bootstrap 和修正偏差后的百分位数 Bootstrap 四种方法。

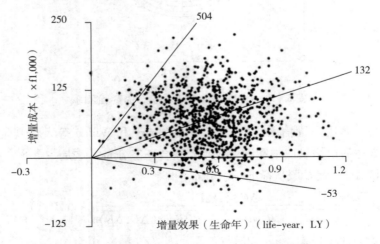

图 6-4　Bootstrap 自助法抽样 1000 次后得到的 ICER 散点图

图 6-4 展示了假设样本量为 168 人的患者个体数据进行 Bootstrap 自助抽样 1000 次后的 ICER 散点图，图中每一个点代表一次抽样后得到的 ICER。图中上下限分别穿过了第 2.5% 和第 97.5% 的 ICER 散点，因此其 ICER 的 95% 置信区间估计值可以表示为 132 [-53，504]。由于成本和效果数据通常呈偏

态分布，Bootstrap 自助法成为随机分析中 ICER 置信区间估计最流行的方法，但是 Bootstrap 自助法每次使用时由于得到统计量的经验分布稍有改变，其结果也会略有不同。

Briggs 和 Mooney 等人对置信区间估计的几种方法进行了优劣分析，并指出 Fieller 理论和 Bootstrap 自助法优于 Taylor 级数展开法和 Box 法。因此在随机分析时，应优先使用基于 Fieller 理论的参数方法和非参数 Bootstrap 自助法。这两种方法各有优点，优先推荐使用 Bootstrap 自助法，但如果可以判断联合正态分布的假设成立的话，应使用 Fieller 理论法。

3. 净效益框架　虽然 ICER 置信区间估计可在一定程度上解决 ICER 不确定性的问题，但基于前瞻性观察研究或回顾性研究的药物经济性评价中存在较多的偏倚和混杂因素，即使用参数化方法 Fieller 理论准确估计了 ICER 的置信区间，结果的不确定性依然存在。另外，ICER 作为一个比值在统计分析过程中会遇到一些难题，比如当两干预方案的效果差别为零时，在基础分析（base - case analysis）中可以根据最小成本分析法选择总成本最低的方案为最优方案，然而在不确定性分析中，当允许两方案的效果存在差别且差别为零的概率不能忽略时，一方面 ICER 作为一个比值其分母可能为零，比值将无限大，此时 ICER 呈非连续性分布；另一方面，其比值可能为正数也可能为负数。

为了能控制混杂因素对结果不确定性的影响，同时解决 ICER 作为比值在区间估计和回归分析中的难题，可以引入净效益框架。

净效益（net benefit，NB）是效益现值与成本现值之差。以 ICER 为决策指标时，判断干预措施是否具有成本 - 效果的方式为：

$$\frac{\Delta C}{\Delta E} < \lambda$$

式中，λ 表示单位健康产出的意愿支付值（Willingness To Pay，WTP）。

将以上公式进行调整可以得到净效益的计算公式，净效益可用净货币效益（net monetary benefit，NMB）或净健康效益（net health benefit，NHB）表示，由于净货币效益更常使用，故净效益一般指净货币效益。

$$NMB = \lambda \Delta E - \Delta C > 0$$

$$NHB = \Delta E - \frac{\Delta C}{\lambda} > 0$$

净效益将效果差异转化为货币，当 NB > 0 时，表示干预方案更具成本效果；当 NB 小于 0 时，表示对照方案更具成本效果；当 NB = 0 时，表示干预方案与对照方案之间没有差异。

净效益与 ICER 相比，具有线性表达的优势。ICER 是干预方案与对照方案成本差异和效果差异的比值，而不是成本与效果比值的差异，这两者显然是不相等的，即成本效果比的差值与 ICER 不存在线性关系；而在净效益中，干预方案与对照方案净效益的差值与增量净效益存在线性关系。

$$\frac{\overline{C_T}}{\overline{E_T}} - \frac{\overline{C_C}}{\overline{E_C}} \neq \frac{\overline{C_T} - \overline{C_C}}{\overline{E_T} - \overline{E_C}}$$

$$\overline{NMB_T} - \overline{NMB_C} = (\lambda \overline{E_T} - \overline{C_T}) - (\lambda \overline{E_C} - \overline{C_C})$$
$$= \lambda(\overline{E_T} - \overline{E_C}) - (\overline{C_T} - \overline{C_C})$$
$$= \lambda \Delta \overline{E_{T-C}} - \Delta \overline{C_{T-C}} = \Delta \overline{NMB}$$

正是这种线性关系的存在使得净效益框架可以采用标准回归的方法检验协变量对增量净效益的影响。在实证性药物经济学研究中，可以考虑年龄、性别、不同疾病发展阶段等协变量对干预方案效果产生的影响。不仅如此，净效益的方差同样可以表示为增量成本与增量效果这两个近似正态分布变量的线性组合，当增量成本与增量效果服从正态分布时，可用于构建净效益（$1 - \alpha$）置信区间：

$$var(\widehat{NMB}) = \lambda^2 var(\Delta\overline{E}) + var(\Delta\overline{C}) - 2\lambda cov(\Delta\overline{E}, \Delta\overline{C})$$

$$NMB \in \left\{ \widehat{NMB} \pm Z_{\alpha/2} \sqrt{var\ \widehat{NMB}} \right\}$$

净效益框架比单纯的 ICER 点估计值提供了更多的决策信息，但意愿支付值（λ）值通常是未知的，为了使结果表达更直观，随机分析中可以计算不同患者在不同 λ 下的净效益，并以 λ 为横坐标，NB > 0 的概率为纵坐标构建成本 – 效果可接受曲线。

（三）敏感性分析

敏感性分析是药物经济学处理不确定性的主要方法，用以确定系统对特定的一个输入因素或多个因素变化的敏感程度，如药品价格、住院天数、治愈率和贴现率等。其具体内容将在下一节中详细描述。

第二节　敏感性分析

PPT

敏感性分析（sensitivity analyses），又称灵敏度分析，指通过检验重要自变量（如成本、结果、事件的概率等）可能的范围来判断这种变化是否对分析结果产生有意义的影响。按因素的取值是否确定，可以分为确定型敏感性分析和概率敏感性分析。

一、敏感性分析的方法

（一）确定型敏感性分析

确定型敏感性分析（deterministic sensitivity analysis，DSA）是通过手动改变某个或某些特定参数的取值，测算参数变化对研究结果的影响，从而找出敏感因素的分析方法，其常用方法主要包括单因素敏感性分析、多因素敏感性分析、阈值分析、情境分析等。

1. 单因素敏感性分析　单因素敏感性分析（one – way sensitivity analysis）是指改变单一参数，保持其他参数在基线值的情况下，评估单一参数对评价结果的影响，因其简便、可弹性选择参数，是最常用的敏感性分析方法。单因素敏感性分析可以用来评估哪几个参数对决策的影响最大，当有多个参数需要进行单因素敏感性分析时，旋风图（rornado diagram）可直观地呈现分析结果。其缺点主要有两个：①没有考虑参数之间的关联性，低估了整体不确定性；②无法了解出现不同结果的概率。

2. 多因素敏感性分析　在药物经济学的研究中，影响经济评价指标值的多个因素之间并非孤立的，而是相互影响和制约，其中某一个因素发生变动时通常伴随着其他因素同时发生变动。多因素敏感性分析（multivariate sensitivity analysis）就是针对多个（两个或两个以上）变量同时发生改变的情况下，考查干预方案的经济性评价结果随着该变动而改变的程度。随着变量的增加，多因素敏感性分析变得麻烦且结果难以直观表述。多因素敏感性分析的另一个缺陷是将参数之间的不同组合视为等效的，除非对不同参数组合的表面效度（face validity）与决策问题的相关性进行评估，否则多因素敏感性分析容易误导决策者。当决策者出于特殊原因选定某些参数组合时，则为情境分析。

3. 情境分析　情境分析（scenario analysis）在决策预测中的定义是：假定某种现象或某种趋势将持续到未来的前提下，对预测对象可能出现的情况或引起的后果做出预测的方法。在药物经济性评价中情境分析可用于处理与假设和选择有关的不确定性，如在有无患者支持项目（patient aid program，PAP）、替换可选择的数据源等不同情境下评价结果是否发生改变。

4. 阈值分析　阈值分析（threshold analysis）指计算导致评价结果发生翻转时，关键参数所需达到的值。阈值分析对确定未知参数具有重要意义，比如进行药品定价，决策者还可以围绕有效性和安全性等参数进行阈值分析。阈值分析可以视为单因素敏感性分析的一种特殊形式，其缺陷也是忽略了参数之间的关联性，因此决策者应谨慎考虑阈值分析的固有错误风险。

以上确定型敏感性分析的步骤和内容包括以下几步。

（1）确定分析指标　敏感性分析基于基础分析进行。因此，通常敏感性分析所选择的经济评价指标应与基础分析所用的指标相一致，不应另立指标。当基础分析中所用的指标较多时，敏感性分析可围绕其中一个或若干个最重要的指标进行。在药物经济学研究与评价中，常用的指标为增量成本－效益比、增量成本－效果比、增量成本－效用比等。

（2）选定需要分析的不确定参数，设定这些参数的变动范围　一般而言，药物经济学研究方案的基本参数大都具有不确定性，即未来可能发生或大或小的变化，因而在理论上，对所有这些参数的敏感性都应逐一进行分析，但在实际工作中，由于时间、人力和经费有限，没有必要对所有参数都进行敏感性分析，应视方案的情况对不确定参数先筛选一下再做具体的分析。选定的原则有两条：①预计在其可能变动的范围内，该参数的变动将较为强烈地影响评价结果；②对采用的数据准确性把握不大，比如描述效果指标的有效率、显效率、患病率、血压降低值、不良反应发生率等，又比如成本指标中的药品费用、住院费用、误工费等。不确定参数变化范围可以根据临床实践情况、已发表文献、参数值的95%置信区间、专家意见等确定。

（3）计算分析结果　将各不确定性参数在可能的变动范围内发生不同幅度变动与其所导致分析指标的变动结果，建立起一一对应的数量关系，并以图或表的形式表示出来。

（4）综合评价不确定性因素的影响　识别出不确定性参数后，结合分析结果评价不确定参数影响的大小，即指标对不确定参数的敏感程度。对于受到不确定参数影响的干预方案，给出控制影响程度的措施和策略，通常优先采用受不确定参数影响较小的干预方案，从而提高干预措施和干预方案药物经济性评价结果的稳定性和有效性。

（二）概率敏感性分析

在确定型敏感性分析中，每个参数都有其特定的取值，然而在现实中参数的取值是不确定的，其次参数之间的关联性不能在确定型敏感性分析中得到很好的体现。概率敏感性分析（probabilistic sensitivity analysis，PSA）通过给每个参数设置特定的概率分布，并对各不确定性参数的概率分布进行随机取值，考察选定变量在一定分布范围内同时变化时对评价结果的影响，一般建立在蒙特卡洛模拟（Monte Carlo simulation）的基础之上。一些常见的参数及其取值范围和常用概率分布见表6-1。一般而言，当从文献中获取各不确定性参数的均值（mean）和标准误（standard error）并确定其所服从的分布后，便可开展PSA。

表 6-1　常见的参数及其取值范围和常用概率分布

参数类型	取值范围	常用概率分布
概率参数（probability）	[0, 1]	beta、dirichlet
相对危险度（relative risk，RR）风险比（hazard ratio，HR）	[0, ∞]	lognormal
成本（cost）	[0, ∞]	gamma、normal、lognormal、triangular
效用值（utility）	[0, 1]	beta

蒙特卡洛模拟是一种基于"随机数"的计算方法，也称计算机随机模拟法。蒙特卡洛模拟可以分为两种：基于参数范围三点估计（最大值、最小值、最可能值）的一阶模拟和基于参数分布的二阶模拟。模型法中基于二阶蒙特卡洛模拟的概率敏感性分析过程可归纳为四步（图6-5）：确定待检验参数的先验分布（prior distribution）、从各参数先验分布中进行抽样、用一次抽样结果建立估计量、进行多次迭代得到兴趣参数的后验分布。蒙特卡洛模拟可提供药物经济性评价结果的概率分布趋势和95%不

确定性区间，用以验证基础分析结论的正确性。

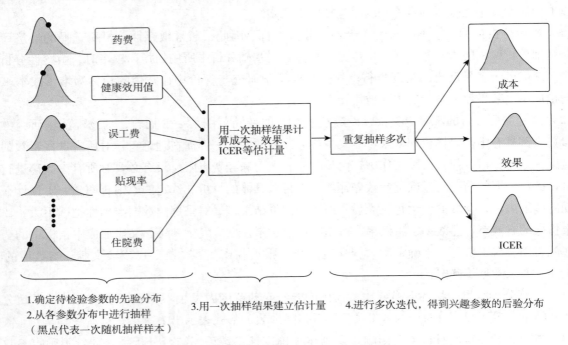

1.确定待检验参数的先验分布　　　　3.用一次抽样结果建立估计量　　　4.进行多次迭代，得到兴趣参数的后验分布
2.从各参数分布中进行抽样
（黑点代表一次随机抽样样本）

图6-5　基于蒙特卡洛模拟的概率敏感性分析

　　蒙特卡洛模拟和Bootstrap自助法都是通过随机抽样来估计某个参数的分布，不同的是蒙特卡洛模拟的"随机数"从给定参数的概率分布中抽样产生，而Bootstrap自助法则是从未知分布的总体中进行抽样，用抽样样本的分布估算总体的分布。

　　蒙特卡洛模拟的局限是在缺乏理论支撑下的参数先验分布假设，这种假设在一定程度上增加了不确定性。尽管有药物经济性评价指南推荐成本在大多数情况下呈现 γ 分布（gamma）、对数正态分布（lognormal）等正偏态分布，健康效用值和转换概率呈现 β 分布（beta），但在真实世界研究中，其变化依然是不稳定的。即便如此，基于二阶蒙特卡洛模拟的概率敏感性分析不仅为参数不确定性与复杂决策结果指标间建立了联系框架，简化了数据合成，还考虑到了参数之间的关联性，依然是处理参数不确定性的最佳选择。

二、敏感性分析的结果表述

（一）旋风图

　　旋风图可直观地展示多个参数进行单因素敏感性分析的结果，旋风图一般以增量成本－效果比为横坐标，影响因素为纵坐标，对评价结果影响最大的因素出现在最顶端，其他因素按其对评价结果的影响依次排列，呈现出旋风的形状。图6-6来自瑞格菲尼对比安慰剂治疗标准治疗后进展的转移性结直肠癌的药物经济学研究，图中每一个条形图代表一个不确定因素，条形图的宽度代表当参数在设定范围内变动时，其结果指标（ICER）的变化范围。虚线代表各个参数取基础值时，ICER 的取值。在此例中，基础 ICER 值为 $900000/QALY，单因素敏感性分析结果为瑞格菲尼的药品费用对结果影响最大，其次是停药率和基线效用值。

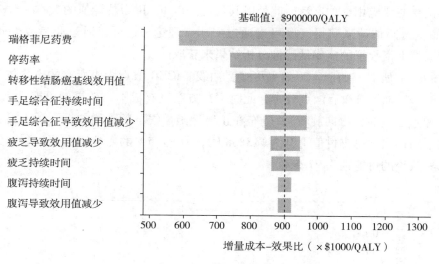

图 6-6 旋风图

（二）散点图

散点图（scatter plot）是指在成本 - 效果平面上以散点来展示 ICER 的分布情况，ICER 的分散程度能反映结果指标不确定性的大小。意愿支付值可表示为成本 - 效果平面上正比例函数的斜率，位于正比例函数线下的点具有成本 - 效果，位于线上的点不具有成本 - 效果。随机分析中利用 Bootstrap 自助法抽样所得结果可用散点图表示；基于蒙特卡洛模拟的概率敏感性分析结果也推荐使用散点图来展示。

图 6-7 是蒙特卡洛模拟 1000 次后得到的 ICER 散点图及其 95% 置信区间。

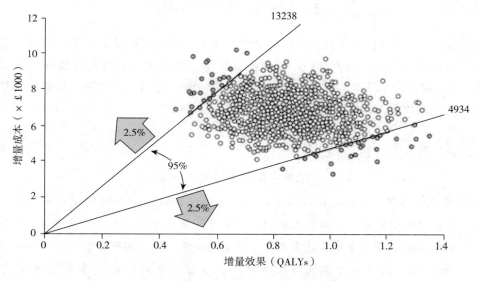

图 6-7 经蒙特卡洛模拟获得的 ICER 散点图

（三）成本 - 效果可接受曲线

成本 - 效果可接受曲线（cost - effectiveness acceptability curve，CEAC）描述了各方案具有成本 - 效果的可能性随单位健康产出意愿支付值的改变而发生变化的情况。当比较两方案时，可以只用一条曲线表示，也可以画出两条互补曲线，表示在特定的意愿支付值下，两个方案具有成本 - 效果的可能性加和为 100%；当比较多方案时，需要画出多条曲线。

成本 - 效果可接受曲线可以表示 ICER 估计值或净效益估计值的不确定性，由于以 ICER 为估计值的成本－效果可接受曲线应用更加广泛，此处以其为例。以 ICER 为估计值的成本－效果可接受曲线可以通过 ICER 的置信区间估计来获得（既可以通过 Fieller 理论，也可以通过非参数 Bootstrap 自助法），也可以通过基于蒙特卡洛模拟的概率敏感性分析结果来获取。

图 6-8 为图 6-7 所对应的成本－效果可接受曲线。ICER 散点图中所有的点均位于第一象限，当意愿支付值为零时，X 轴下方没有散点分布，此时干预方案具有成本－效果的可能性为 0；随着意愿支付值的增加（绕原点以逆时针方向旋转），分布在正比例函数线下的点增加，干预方案具有成本－效果的可能性也随之增加；当意愿支付值上升为 £13238 时，有 97.5% 的点位于意愿支付值线下，故此时干预方案具有成本－效果的可能性为 97.5%。

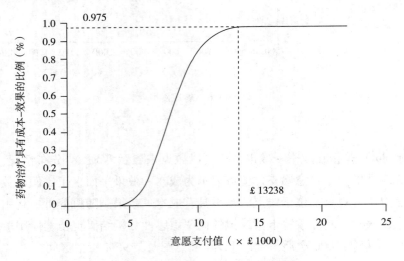

图 6-8　成本－效果可接受曲线

将 ICER 置信区间估计或概率敏感性分析的结果以成本－效果可接受曲线的形式展示更有利于决策者的决策判断，直接回答了"干预方案在不同意愿支付值下有多大可能性具有成本－效果"的研究问题。CEAC 描述了决策过程中错误的概率，但做出错误决策的机会损失需要通过计算额外信息的期望价值而得到，这部分内容将在下一节中进行详细论述。

知识拓展

成本－效果可接受边界

成本－效果可接受边界（cost－effectiveness acceptability frontier，CEAF）通过刻画在不同阈值下的首选策略，进而总结比较研究成本－效果结果的不确定性。该方法与成本－效果可接受曲线相似，横轴为意愿支付值，纵轴为研究的卫生技术具有成本－效果的概率。随着阈值增加，成本－效果最优的卫生技术可能发生变化，尤其在多种方案比较的情况下，可能存在两个或更多处于不同阈值的转换点（switch point）。而与 CEAF 不同，前述的 CEAC 得到的结果则是在特定的阈值下，卫生技术具有成本－效果的概率，而 1 减去上述概率则为决策错误的概率。此外，因为只代表了最佳选择，所以 CEAF 可能不总是对应着 CEAC 中有可能具有成本－效果的卫生技术。

三、敏感性分析的方法选择

目前绝大部分国家的药物经济性评价指南中都指明需要对评价结果进行敏感性分析，然而关于敏感性分析的选择方法，不同国家的指南略有不同。

一般而言，实证性药物经济学研究中，可基于患者个体数据通过 Fieller 理论、Bootstrap 自助法等方法计算 ICER 置信区间；基于模型的药物经济学研究中，由于无法获得患者级别个体数据而无法对 ICER 的不确定性进行假设检验、区间估计等标准统计学分析，此时针对方法学及模型不确定性多采用情境分析，对参数不确定性采用基于蒙特卡洛模拟的概率敏感性分析。研究者应当明确定义不同情境下的分析方法和研究假设，并对不同情境分析的结果之间差异进行合理解释。

需要特别注意的是，在确定型敏感性分析中，参数取值变化范围的设定需要有充分的依据，常见的依据来自文献中报告的参数估计值的 95% 置信区间、最大值和最小值或者各同类研究中参数估计的高值和低值。有些参数取值的范围可能来自不同人群。在没有任何其他参考依据的情况下，才可以主观设定。在概率敏感性分析中，当文献中只能获得某参数的点估计值而没有其分布或取值范围信息时，建议参考其他文献中相同相似性质参数的变化范围。概率敏感性分析中，应纳入尽量多的参数，每个参数的概率分布形式、分布参数和蒙特卡洛迭代的次数都应该予以说明并说明其合理性。

总而言之，敏感性分析有三个主要的局限性：①分析中变量及其变动范围由分析者决定，产生了潜在偏倚；②敏感性分析的解释常常较主观；③单因素敏感性分析中不确定参数的单独变动忽略了参数间的相互作用。另外，由上文可知各种敏感性分析方法都有各自的优缺点，没有一种方法能满足所有要求。为了弥补每种方法的不足，研究者最好在药物经济学研究中采用一种以上处理不确定性的方法，应该同时报告确定型敏感性分析和概率敏感性分析结果。

第三节　决策不确定性与信息价值分析

决策者在做出决策判断时，通常需要考虑以下两个因素：①现有证据下，新的干预措施是否应该被采纳；②是否需要提供更多证据来支持现有决策的制定。

信息的缺失是导致决策不确定性的根本原因，如果能够获得额外信息（比如再多进行随机对照临床试验以提供更多证据），降低决策的不确定性，就能减少错误决策的概率，从而避免选择到次优方案所损失的预期疗效或增加的医疗成本，即机会损失（opportunity loss）。然而获取额外信息必定需要花费更多的成本，如果获取额外信息进行深入研究所花费的成本低于通过额外信息降低不确定性所带来的收益，可以认为深入研究是值得进行的，这就是信息价值分析（value – of – information analysis, VOI）。

信息价值分析在商业决策、工程建设和环境风险分析等方面已有不同的应用，近年来在医疗卫生领域也得到了广泛的推广，Briggs 等人在 *Decision Modeling for Health Economic Evaluation* 一书中曾进行了详细描述。当前，英国、爱尔兰、荷兰等欧洲国家的药物经济学评价指南一致推荐在对药物经济性评价结果进行不确定性分析处理后，需要通过信息价值分析判断是否需要进行深入研究，还是在现有信息基础上直接做出决策。信息价值分析的常见指标为完全信息的期望价值（expect value of perfect information, EVPI）、参数信息的期望价值（expect value of perfect informationfor parameters, EVPPI）和抽样信息的期望价值（expect value of sample information, EVSI）等。本节着重介绍 EVPI 和 EVPPI，并列举简单例子来帮助读者更好地理解信息价值分析在医药决策制定过程中的应用。

一、完全信息的期望价值

传统的药物经济性评价过程中，往往基于平均数做出决策。即由于患者个体差异，决策者认为的最优干预措施只是对群体中的大部分人具有最大净效益，少部分人接受了不具最大净效益的干预措施，由此产生不公平性。完全信息假设拥有患者的所有个体信息，并对每位患者选择最适合的干预措施，个体最优结果的总和就是群体的最优结果，从而避免了决策不确定性的出现。基于现有信息所做出决策的期望净效益与基于完全信息所做出决策的期望净效益之差就是 EVPI。

EVPI 的计算方法如下，假设有 j 种具有数个参数 θ 的干预措施需要进行评价，NB 为净效益，E_θ 为参数联合分布的期望值。则基于现有信息的最优干预措施为具有最大净效益的方案：

$$\max_j E_\theta NB(j, \theta)$$

在具有完全信息的情况下，决策者可以为每位患者（经蒙特卡洛模拟得到的每个参数 θ）选择使其具有最大净效益的干预措施，然后取其每位患者最大净效益的平均值：

$$E_\theta \max_j NB(j, \theta)$$

EVPI 就是以上两者的差值，可以表示为：

$$EVPI = E_\theta \max_j NB(j, \theta) - \max_j E_\theta NB(j, \theta)$$

表 6 – 2　基于概率敏感性分析的结果计算 EVPI

患者	干预措施的净效益（万元）			最大净效益	机会损失
	方案甲	方案乙	最优方案		
1	10	14	乙	14	0
2	14	13	甲	14	1
3	17	15	甲	17	2
4	12	11	甲	12	1
5	11	13	乙	13	0
平均值	12.8	13.2		14	0.8

表 6 – 2 简单展示了 EVPI 的计算方法，假设有甲乙两备选干预措施，基于现有信息可以得到方案乙为最优方案（净效益为 13.2 万元），但是对于患者 2、3、4 来说，方案甲才是其最优选择。因此在具有完全信息的前提下，可以对每名患者都做出正确决策（净效益为 14 万元），EVPI 就是这两者之间的差值（0.8 万元）。从这个例子中也可以看出，尽管方案乙为具有更高净效益的最优方案，但其具有成本效果的可能性（2/5 = 40%）却小于甲（3/5 = 60%），这也进一步说明了成本 – 效果可接受曲线和成本 – 效果可接受界限的重要性。

总 EVPI 考虑了所有参数，并假设人群样本无限大。而医药干预措施通常涉及特定的群体和某一段特定的时期，因此可以将总 EVPI 乘以未来研究中预计受益的人群，同时将未来获益进行贴现，就可以得到未来投资在这项研究上的最大获益，又称群体的完全信息期望价值（population expect value of perfect information，pEVPI）：

$$pEVPI = EVPI \times \sum_{t=1}^{T} I_t / (1 + r)^t$$

式中，t 为某一特定时间段，T 为时间段总数，I_t 为 t 时间段内的患者例数，r 为贴现率。

图 6 – 9 为 Burles A 等人在扎那米韦对比标准治疗方案治疗流感药物经济性评价研究中报告的成本 – 效果可接受曲线，图 6 – 10 为其不同成本 – 效果阈值对应的人群 EVPI，当成本 – 效果阈值 λ 较低时，该干预措施并不具备成本 – 效果，提供额外信息并不可能改变决策结果，此时 pEVPI 较低；随着 λ 的增加，该方案属于最优方案的概率逐渐上升，出现错误决策的概率也逐渐增加，这时候需要额外信息来降低出现错误决策的概率，因此 pEVPI 呈上升趋势并在 λ 等于 ICER 时达到最大值。换句话说，在现有信息的基础上，当无法判断两方案孰优孰劣时，pEVPI 达到最大值；当 $\lambda > \pounds 51682/QALY$ 时，该干预措施为最优方案的概率逐渐上升，出现错误决策的概率也逐渐下降，因此 pEVPI 逐渐减小。

假设深入研究获取额外信息需要花费 $\pounds 100$ 万，则当 $\lambda > \pounds 31000/QALY$ 时，深入研究是值得进行的，因为此时额外信息所提供的期望价值大于深入研究的花费；当 $\lambda < \pounds 31000/QALY$ 时，可以基于现

有信息直接拒绝该干预措施。

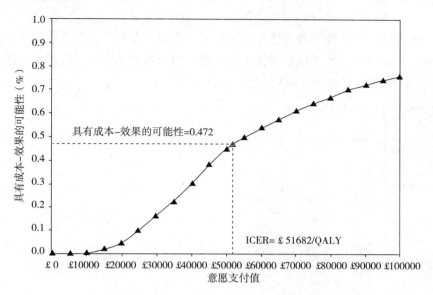

图 6 - 9　成本 - 效果可接受曲线

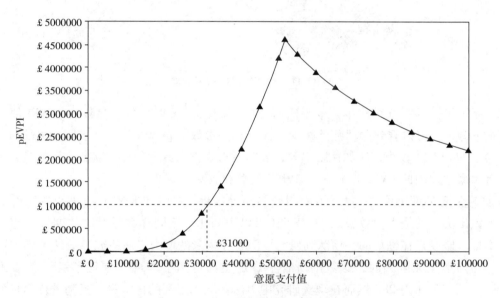

图 6 - 10　人群完全信息期望价值曲线

　　在药物经济性评价中，可以运用二阶蒙特卡洛模拟的结果来直接计算 EVPI，因此 EVPI 的计算及其结果也逐渐受到了决策者的重视。

二、完全信息期望价值的局部分析

　　EVPI 能够告诉决策者深入研究是否值得进行，然而在有限的预算之下哪一类额外信息具有更高的期望价值呢？是直接医疗成本、患者健康效用值还是疾病转归情况呢？为了回答这些问题，可以对 EVPI 进行局部分析，确定深入研究的优先次序。常用的指标为参数信息的期望价值（expect value of perfect Information for parameters，EVPPI）和抽样信息的期望价值（expect value of sample Information，EVSI）。

　　EVPPI 指的是获得一个或一组参数的完全信息所得到的期望价值，由于参数之间通常具有关联性，因此通常计算一组参数的 EVPPI。EVPPI 的计算方法与 EVPI 的计算类似，假设 φ 为某组参数，ψ 为其他参数，θ 为所有参数（$\varphi \cup \psi = \theta$），$E_{\psi \mid \varphi}$ 为某组完全信息参数与其他不确定参数联合分布的期望值。

$$EVPPI_{\varphi} = E_{\varphi} \max_j E_{\psi \mid \varphi} NB\ (j,\ \varphi,\ \psi)\ - \max_j E_{\theta} NB\ (j,\ \theta)$$

EVPPI 反映了某个或某组参数不确定性对决策产生的影响，有利于决定应该优先获取哪类信息、开展哪一项临床研究。有些参数可能不确定性很大，然而其对净效益的影响可能很小，即 EVPPI 很小或等于 0，这就意味着对该参数进行进一步研究也无益于决策的制定。

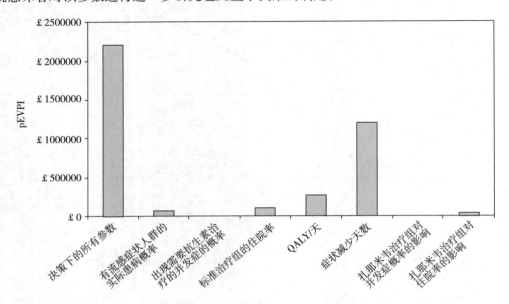

图 6-11　参数信息的期望价值

图 6-11 展示了图 6-10 在成本-效果阈值为 £40000/QALY 时，各组参数的 pEVPI 值。第一条圆柱为该 λ 下的 pEVPI，可以看到与"症状减少天数"相关参数的 pEVPI 最大，表明相关的研究应该优先进行。其他参数的 pEVPI 较小，比如住院率等，表明不需要再做深入研究。需要注意的是，由于各参数之间可能具有关联性，因此 EVPI 并不等于 EVPPI 的总和。

EVSI 是抽样信息的期望价值，表示在获得较多额外信息（非全部信息）下做出决策的最大净效益与当前信息下做出决策的最大净效益之差。EVSI 可以用来比较不同样本量对应的期望价值，用以确定最佳研究样本量。假设正在进行的一项队列研究，随着样本量的增大，所研究参数的不确定性也能得到更多的体现；当样本量无限大时，参数的所有不确定性都得到了体现（获得了所研究参数的完全信息），此时 EVSI 就等于 EVPPI。然而在现实研究中无法获取无限大的样本量，且随着样本量的扩大研究成本也会大大增加，应该在 EVSI 与研究成本中进行权衡，选择研究中的最佳样本含量。

第四节　不确定性分析方法的新发展

此前，在本章第二节介绍了不确定分析方法中的单因素敏感性分析，然而目前其存在以下几个局限：①传统单因素敏感性分析中的某些参数范围通常是任意选择，且无法呈现参数的边界效应（marginal effects）；②传统单因素敏感性分析无法考虑模型中参数的相关性（correlation）和非线性（nonlinearities），从而会对结果产生一定的偏差；③单因素敏感性分析无法告知决策者特定参数或参数范围下结果的可能性（likelihood）有多大。近年，国外学者开发出了一些可以处理这些局限的新型确定型敏感性分析方法，包括逐步确定型敏感性分析（stepwise DSA）、分布确定型敏感性分析（distributional DSA）和概率确定型敏感性分析（probabilistic DSA），三种方法及其解决的局限见表 6-3。

表 6 – 3　不同确定型敏感性分析方法及其解决的局限

	边界效应 Marginaleffects	非线性 Nonlinearities	可能性 Likelihood	相关性 Correlation
经典 DSA				
逐步 DSA	√	√		
分布 DSA	√	√	√	
概率 DSA	√	√	√	√

　　上述三种方法实现难度从易到难，尤其是概率 DSA 对建模者的要求更高，目前还鲜有相关方法的应用文献，但新型确定型敏感性分析方法的提出无疑是不确定性分析方法的新发展，日后有望推广使用。

答案解析

思考题

　　某抗肿瘤药物完成三期临床试验即将获批上市，现需评估其与已在临床上使用的药物作为一线药物治疗相关患者的经济性，遂进行了药物经济性评价，为了检验评价结果的稳健性并验证所有输入模型中参数的不确定性，在敏感性分析中纳入了确定型敏感性分析（DSA）和概率敏感性分析（PSA）。

　　1. 在该案例中，不确定性的来源可能有哪些？

　　2. 概率敏感性分析通常用蒙特卡洛模拟来实现，大致有哪些分析步骤？

　　3. 进行概率敏感性分析需要确认模型中的不确定性参数的概率分布类型，常见的参数如概率参数、成本和效用值等一般是什么分布？

（张田甜　张大为）

书网融合……

本章小结

音频

习题

第七章　药物经济性评价中的模型技术 音频

📖 学习目标

1. 通过本章的学习，掌握药物经济性评价中常见模型（决策树模型、马尔科夫模型和分区生存模型）的必要性及具体应用；熟悉这些模型之间的相互联系；了解相关统计方法（如生存分析、回归分析、蒙特卡罗模拟）在药物经济性评价中的应用。

2. 具备在药物经济学领域中进行建模分析的原理和方法的基本技能，能够运用所学模型和统计方法解决实际问题。

3. 树立严谨、务实、求真的学术态度，培养药物经济学模型构建的批判性思维。

近年来，越来越多的模型被应用于药物经济性评价中，如决策树模型（decision tree model）、马尔科夫模型（Markov model）、分区生存模型（partitioned survival model，PSM）和离散事件模拟模型（discrete event simulation，DES）等。在统计方法方面，生存分析（Cox 比例风险模型）、回归分析、蒙特卡罗模拟等在药物经济性评价中也越来越常见。这些模型和统计方法之间是相互联系的，如马尔科夫模型中应用的重要模拟方法之一就是蒙特卡罗模拟。为了更好地推进这些技术在药物经济性评价中的应用，本章介绍部分相对普遍和重要的模型，即决策树模型、马尔科夫模型和分区生存模型。

第一节　模型概述

PPT

一、决策的概念和分类

决策是人们为了解决当前或未来可能发生的问题，从确定行动目标，到根据客观条件提出各种备选方案，以致经过必要的分析、计算和判断，从中选出一个最佳方案作为目前和今后行动的指南，并付诸实施的整个过程。决策总是需要建立在各种依据或证据之上，而经济评价的目的就是评估卫生保健资源的有效配置方案并将结果告知决策制定者。在临床实践中，决策的结果关乎患者的生命和健康，因此正确地制定决策就显得尤其重要。

按照决策的可靠性程度，可以将决策分为不同的类型。

1. 确定型决策　指提供给决策者选择的各种备选方案的所需条件都已知，并能准确地知道决策的必然结果。这类决策中没有不确定的因素，对于决策者期望达到的目标，只面临一个确定的自然状态。在处理这类问题时，借助运筹学等数学方法就能实现决策选择。

2. 风险型决策　指针对决策者期望达到的目标，存在着两个或两个以上不以决策者的主观意志为转移的自然状态，但每种自然状态发生的可能性（即概率）都可以预先估计或可利用文献资料得到。因此，进行这类决策时需要承担一定的风险。

3. 不确定性决策　决策者对各种自然状态发生的可能性（即概率）无法确定。也就是说，对于多种自然状态，其可能出现的概率无法获知，只能凭借决策者的主观倾向进行决策。

二、模型的引入

确定型决策的制定相对简单，借助运筹学等数学方法就可以实现。而对于不确定型决策，可以依据一些决策制定准则来实现，这里重点阐述风险型决策的实现途径。

风险型决策是一种统计型决策，是在事物具有某种风险和发生概率的情况下，利用概率论、决策标准和技术经济分析方法来权衡利弊得失，比较不同方案的成本、效益和风险，选择适宜方案的一种系统分析方法。模型是常用的一种风险决策方法。

模型是现实的简化表达，并且能够捕捉现实状况的某些本质和关系（如逻辑关系和因果关系等）。而且不同于单纯的概念性模型（如数学公式），这里讲述的模型尤指用某种功能方程（functioning）或因素间交互作用（interactive）的体系来表达一个现实的或假设的系统，即一些文献中所称的"模拟"。

模型具有以下重要作用。首先，当真实世界的实验不可能进行时，模型是最好的替代解决方法。真实世界实验不能进行的原因通常来源于与成本、时间以及伦理或道德相关的问题。在成本方面，由于跟踪患者的成本很高，因此随机对照试验（RCT）的成本很可能超出预算而无法完成。在时间方面，RCT或其他类型的前瞻性研究有时需要耗费几年时间才能完成的，这样的时间对于及时进行决策来说实在太长。而道德问题也可能由于让一组患者暴露于不可接受的风险（如辐射），从而使真实实验无法进行。上述情况均可通过模型的使用而得以避免或部分解决。其次，模型可以帮助研究者更好地理解和预测其正在研究的世界或系统，无论其是真实的或假设的。与荟萃分析（meta-analyses）不同，模型可以综合我们可获得的关于世界的最优信息，而并不局限于单独的一类信息或单独的一个结果。而且通过敏感性分析，模型可以产生支持或反对假设的一系列证据，帮助研究者了解真实的或假设的系统的本质。这与现实世界的决策行为很相似。最后，当人们必须在不确定条件下做出决策时，模型可以帮助决策者更好地理解将要采取的行为的结果，从而辅助决策。模型可以用来评估不同策略的产出，探索系统变化所引起的结果和预测系统随时间变化的情况，据此决策者可以通过模型提供的信息制定出最佳决策。

三、关于模型的一些考虑

使用模型时，对其可靠性进行质疑是合理的考虑。模型中使用的参数有多种来源，而且大多数会由于所选择的患者和分析方法等不同而有不同程度的偏倚。在模型中，假设也总是会存在，这些假设包括临床结果之间的数学关系、风险因素和数据外推等。

药物经济性评价中经常出现的一类假设是，假设可获得的最好的替代指标（临床中间指标）与临床终点指标直接相关，如用血清胆固醇水平代表冠心病的风险，用病毒载量代表HIV/AIDS的风险等。利用长期跟踪试验，研究者可以得出降低胆固醇药物与冠心病相关死亡率之间关系的结论。但在这之前，可获得的有关这些药物效果的唯一信息就是它们可以降低血清胆固醇水平。事实上，通过建立胆固醇水平和冠心病风险之间相互关系的决策模型，可以有效估计降低胆固醇药物的成本-效果。此时，使用模型方法可以获得推测的结果，而不必等待长期的临床终点试验。但是，在某些治疗领域，模型却可能出现偏倚或差错。例如，有文献报道，长期跟踪数据结果质疑了决策分析模型中关于齐多夫定治疗会具有长期收益的假设。

模型的另一个普遍问题是缺乏透明度。决策分析者需要考虑，是要建立一个能准确反应疾病和治疗的所有重要方面的复杂模型，还是建立一个较透明的简单模型。因为决策分析模型的复杂性特点，其常被称作"黑盒子"，并受到批评。然而，其中大多数复杂问题可以通过对概率、效用、成本以及模型的主要假设的详细阐述而得到解决，需要慎重考虑的问题是，建模者在决定模型的参数和假设时拥有的自由程度。因为选择某一个参数或假设（而不是另一个）会使模型产生支持或不支持某个特定决策的偏倚。面对这种缺陷，建议对模型的参数和假设（如指标和健康产出之间的关系）进行敏感性分析，这有助于解决分析偏倚的问题。

第二节　决策树模型

PPT

决策树（decision tree，DT）模型是目前较成熟的决策分析模型之一。它源于 20 纪 20 年代产生的博弈论，20 世纪 60 年代这种方法被用于临床治疗分析。该方法是临床决策领域使用最早的模型之一，同时也是经济学评价中最常见的决策模型。在药物经济性评价中，该方法利用药物在不同治疗阶段的治疗效果和成本来构建决策树的各个分支，进而获得药物的总体成本 – 效果信息。

一、原理与构成

决策树模型的特点是可以使要解决的问题结构化，示例见图 7 – 1。决策树分析的主要步骤如下：首先，根据逻辑关系将分析问题绘制成一个树形图，按照从树梢至树根的顺序，列出所有可能事件的发展过程和概率；然后，逐步计算各节点治疗选项的潜在健康产出和成本；最后，通过敏感性分析检验结果的可靠性及假设条件下关键参数的变异，以观察不确定因素在一定范围内变化对预期结果的影响，并以最终的结果作为决策的依据。

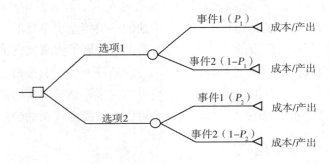

图 7 – 1　决策树示例

决策树模型由节点和分支构成，节点与节点之间由分支相连。节点可以分为 3 种。

1. 决策节点（decision nodes）　它是决策树的起点，通常用"□"表示。从它引起的分支称为方案分支，一般要求在分支上写出具体方案。分支的数目反映了决策者可以选择的行动方案数。

2. 方案节点　也称机遇节点（chance nodes）。它表示某个具体的方案，通常用"○"表示，在这一点上会发生不受决策者控制的几种可能事件中的一种，从它引出的分支称为概率分支（或状态分支）。分支上要写出该状态的具体内容及其发生的概率值，此概率称为分支概率。

3. 结果节点（outcome nodes）　也称决策终点，通常用"◁"表示。它代表决策产出值的末端节点。在药物经济性评价中，结果节点通常用于表示期望寿命（life expectancy）、质量调整生命年（quality – adjusted life year，QALY）和成本，它们是决策所需要的最终参考值。

除节点与分支外，与决策树模型密切相关的另外两个术语是路径和期望值。决策树当中前后分支的组合决定了患者在决策树中通过的路径。患者通过每条路径的概率称为路径概率。根据路径概率可以得到每条路径的概率加权结果，将某种决策的所有路径的加权结果求和便得到某种决策的期望值。

二、建模步骤

决策树模型的构建要基于总体研究人群，而且总体人数要足够多，以使任何决策分支结果都能够用足够的终点人群来代表和反映。当明确了分析角度、备选方案、决策标准以及决策分析的时间范围等决策问题之后，就可以进行决策树分析了。以下给出分析的主要步骤。

1. 建立决策树模型 决策树模型建立的首要工作是画决策树。决策树需要按从左到右的顺序画。先画出决策节点，再画出由决策节点引出的方案分支，有几个备选方案就画几条方案分支。方案分支的端点是方案节点，由方案节点引出状态分支，有几种自然状态就要画出几条状态分支，并分别表示出每个状态下方案的期望值。

2. 估算出每种状态的发生概率和每种结果的损益值 概率和健康产出值是决策分析模型的两个基本组成部分。概率通常来自文献，但有时也会来自现存数据库，或利用原始数据收集或专家判断法获得。健康产出值（如效用），则可以从文献、对受试者的直接测量或专家判断中获得。

3. 计算每种方案的期望值 决策树的期望值通常通过折回（folding back）决策树分支的方法来计算。折回的过程通常是从决策树的末梢（产出）开始，按照从右向左的顺序，把路径概率作为权重，与每个成本或效用相乘，然后对每个路径的所有加权产出进行求和，就得到某种决策的期望值。

4. 根据各方案的期望值进行决策 选择的基本原则是，对比各方案分支的健康产出期望值和成本期望值，并进行增量成本－效果分析。

三、建模示例及注意事项

下面以对巨细胞性动脉炎进行筛查和治疗进行选择的决策分析模型（来源于加拿大多伦多大学Allans. detsky 等人的研究）为例，说明建立决策树模型的主要步骤及几点注意事项。

巨细胞性动脉炎（giant cell arteritis，GCA）是一种大中型血管中的血管炎。它主要发病于老年患者，可能表现出头痛、发热和疲劳等症状，且巨细胞性动脉炎可能会导致严重的并发症——失明。甾体抗炎药物可以降低失明的风险，但是可能引起高血压、液体潴留等问题。巨细胞性动脉炎的一种筛查办法是颞动脉的活组织检查，此检查可以揭示标本中的血管炎症状。如果发现疑似有巨细胞性动脉炎的患者，医师就要进行诊断和治疗方面的选择。本例主要对比分析三种策略间进行选择，即对所有疑似患者都不进行甾体抗炎药物治疗，对所有疑似患者都进行甾体抗炎药物治疗及对患者进行颞动脉活检并选择阳性结果进行甾体抗炎药物治疗。研究采用效用指标对这三种策略进行评价。建立决策树模型要注意如下几点问题。

1. 决策树必须保持平衡 现实的临床问题是要在风险和收益间进行权衡，因此，决策分析应能反映出这种权衡关系。如果决策树中的一种策略带有所有的风险却没有收益，或者带有所有的收益而没有风险，那么就只有两种结果：一是这个决策树不是临床问题的一个有效模拟；二是这个临床问题并不需要决策树来辅助分析。假设要比较两种策略：①对某种疾病的患者（如 GCA）进行治疗以避免某个不良产出（如失明）；②不给予治疗。如果接受治疗的患者比未接受治疗的患者遭遇不良健康产出的可能性更小，而同时此治疗没有负面效果（如副作用、药物依从的不便等），那么这种决策树就失去了平衡，因为治疗的分支明显优于不治疗的分支。而如果状况发生改变，治疗组可能会有一种主要的副作用（如高血压）。此时，每个分支就都有优势和劣势了，这就成为一个平衡的决策树模型。

2. 无嵌入式决策节点 模型中的所有选择都应表达为来自起始节点的明确的治疗策略。以是否进行巨细胞性动脉炎的活组织检查为例说明无嵌入式决策节点的含义。假设某患者已表现出一组症状，一种选择是可以先对此患者进行检查，然后依据检查结果决定治疗与否。另一种选择是不对此患者进行检查，但这时也要做出是否给予治疗（如甾体抗炎药物）的决策，于是就有了第二个决策节点"□"，即嵌入式决策节点。这体现了两步骤的决策分析过程，决策模型参见图 7－2（a）。

另一种更好的无嵌入式决策节点模型是所有策略都是来自起始节点的明确的治疗策略。仍以上述治疗为例，现起始节点有 3 种治疗策略，即不检查而治疗所有患者，检查然后治疗部分患者，不检查也不治疗患者，决策模型参见图 7 - 2（b）。从敏感度敏感性分析结果中可以明确看到无嵌入式节点模型的优势，即无嵌入式节点模型能够明确表达最优策略。图 7 - 2（d）是图 7 - 2（b）模型对应的敏感度敏感性分析结果，可以明显看出，低概率的情况下最优策略是不检查也不进行治疗，在最高的概率下的最优策略是不检查而治疗所有患者，而在中间概率情况下的最优策略是进行检查然后治疗部分患者。然而，从图 7 - 2（c）［对应图 7 - 2（a）的敏感度敏感性分析］却无法直接看出此结果。

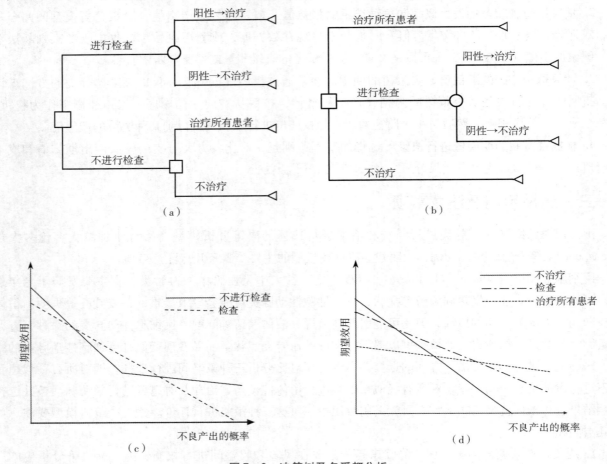

图 7 - 2　决策树及名爱都分析

（a）包含嵌入式节点的决策树；（b）不包含嵌入式节点的决策树；（c）嵌入式节点决策树模型中改变不良产出概率的敏感度敏感性分析；（d）无嵌入式节点决策树模型中改变不良产出概率的敏感度敏感性分析

3. 决策树必须是对称的（symmetry）　决策树结构的另一个特点是"对称"，指能够影响健康结果的所有相关状态在所有的分支中都应有所反映。因此，树状结构的某些部分会在不同的策略分支中重复出现。确保对称性的一个措施是采用子树（subtree）。子树是决策树的一部分，其结构在树状结构的多个地方重复出现，而其概率和效用值可以与决策树中的其他部分的值有所不同。案例中不治疗策略的结果分支结构就在检查后呈阴性结果的分支中重复出现，同样，治疗所有患者的策略结果分支结构也在检查后呈阳性结果的分支中重复出现。

4. 不需要担心顺序　在决策树模型中每个分支下不同产出的顺序可以变动。比如，图 7 - 3（a）先模拟了检查的结果，然后模拟不良产出，而图 7 - 3（b）先模拟了潜在的不良产出的概率，然后模拟了检查的结果。从数学上说，尽管顺序不同，但把分支上的概率作为权重，与每个效用相乘，然后把每个分支的所有加权产出进行加和得到的期望值却是相同的。因此，顺序并不重要。

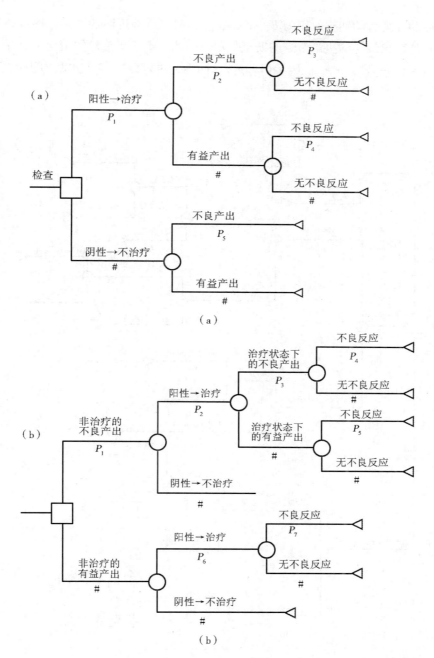

图7-3 决策树顺序

注：#表示分支概率，其值等于1减去与其平行的分支的概率

（a）先模拟检查结果，后模拟不良产出的决策树模型；（b）先模拟不良产出，后模拟检查结果的决策树分支

作为上述几点建议的总结和应用，下面仍以巨细胞性动脉炎患者治疗策略的选择为例，建立完整的决策树分析模型，参见图7-4。上述的几个点注意事项都体现在此模型当中。上分支体现了不治疗组巨细胞性动脉炎患者并发症的发展过程。同时这个结构也作为子树出现在决策树结构的其他部分。下分支表示治疗组，引入了甾体抗炎药物不良反应的概率，从而在某种程度上抵消了甾体抗炎治疗巨细胞性动脉炎并发症的收益。而中间的分支表示通过活组织检查把患者分成了两部分，检查呈阳性结果者给予治疗，而呈阴性结果者不给予治疗。

关于每种方案的期望效益值，仅以图7-4的上分支来说明这个计算过程。在不给予治疗的情况下，伴有并发症的巨细胞性动脉炎患者的期望效用为 $[U_1 \times p_2 + U_2 \times (1-p_2)] \times p_1$。在不给予治疗的情况下，未患巨细胞性动脉炎者的期望效用为 $U_2 \times (1 - p_1)$。利用这种折回的方法，逐步计算出各方案节点的期望效用，直到计算出最初的决策节点的期望效用。因此，不给予治疗的情况下（节点 1）的期望效用为 $[U_1 \times p_2 + U_2 \times (1 - p_2)] \times p_1 + U_2 \times (1 - p_1)$。同理，可以分别求算出活组织检查策略和治疗策略下的期望效用。

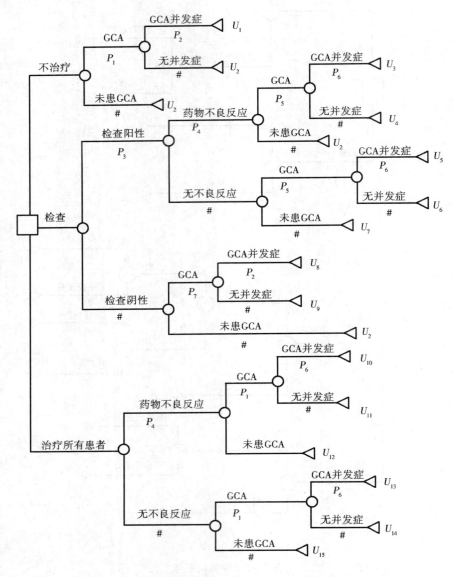

图 7-4 疑似患有巨细胞性动脉炎患者治疗的决策树模型

注：为了敏感度敏感性分析的方便，采用"#"表示另一路径的概率，其值为 1 - 已知路径概率

GCA：巨细胞性动脉炎；P_1：患有巨细胞性动脉炎的概率；P_2：未给予甾体抗炎治疗的巨细胞性动脉炎患者出现并发症的概率；P_3：活组织检查阳性的概率；P_4：甾体抗炎药物不良反应的概率；P_5：巨细胞性动脉炎患者活组织检查阳性的概率；P_6：巨细胞性动脉炎患者接受甾体抗炎治疗仍患巨细胞性动脉炎并发症的概率；P_7：巨细胞性动脉炎患者活组织检查阴性的概率；$U_1 \sim U_{15}$：健康状态的效用值

四、局限性

决策树模型具有简单直观、易于掌握、计算相对容易等优点，是临床决策分析最常用的模型。但尽管如此，决策树模型仍有许多局限性。

（1）决策树模型中的事件都被视为发生在瞬间的离散时间段。除非分析者在确定决策树的不同分支时特意指明，否则就没有明确的时间界定。决策树中没有明确的时间变量，导致很难评价经济学研究中随时间变化的因素。例如，在考虑折现时，就需要处于各个状态的时间。又如，在成本－效用分析中，在计算健康相关生命质量时，了解健康状态发生变化的时间是非常必要的。

（2）当应用于复杂的、长期的预测时（尤其用于慢性病时），决策树模型会变得非常复杂。例如，当模拟早期乳腺癌女性的预后时，决策树将表现为一系列的风险结果，这些风险是患者必须面对的，包括治疗的副作用、癌症的复发、症状减轻和死亡等。给定某种慢性疾病，一旦在某个时间段发生了某个事件（如癌症复发），就可能在以后的时间段出现一系列新的风险。原则上，这些重复事件可以被构建于决策树中，并表现为一系列相同或相似的机会节点和分支在不同时间段重复出现。然而，对于长期的慢性病来说，患者很多年都会处于风险事件中，这样决策树就可能会伴有很多互斥的路径而变为"树丛"。构建这样的模型不仅耗费时间，而且可能是不必要的。

第三节　马尔科夫模型

马尔科夫模型最初由著名数学家马尔科夫（Andrei Markov，1856—1922 年）开发。建立之初，它被用来描述和预测煤气分子在一个密闭容器中的冲态。我国在 20 世纪 60 年代开始将其应用于水文、气象的预测，70 年代应用于地震的预测。Markov 模型最早应用于医学领域是在 20 世纪 70 年代，20 世纪 80 年代后已有大量的应用，而于 20 世纪 90 年代后逐渐应用到决策分析和药物经济性评价中。

马尔科夫模型在处理包含持续的风险因素的决策问题时极其有用。很多健康事件中存在着持续的风险因素，如死亡风险（无论此人患病或健康）、抗凝血药治疗中出血的风险和腹主动脉瘤破裂的风险等。这样的事件有两个重要特点。首先，事件发生的时间是不确定的。时间非常重要，这是因为健康效用经常取决于事件发生的时间。如当年发生的中风对患者的影响与十年后发生的影响是不同的。在经济评估中，成本和效用都会通过折现而使较晚发生的事件产生的影响比较早发生的事件的影响小。其次，一个既定的事件可能会不止一次的发生。如对长期慢性病来说，患者很多年都会处于复发的风险中。在这种情况下，如果采用决策树的话，就可能会使决策树伴有很多互斥的路径而变为"树丛"，给分析带来不便。此时，马尔科夫模型的优势就体现出来了。

一、原理与主要构成

马尔科夫模型主要是用来研究系统的"状态"及状态"转移"的一种工具。人们在实际中常遇到具有下述特性的随机过程，即在目前已知的状态（现在）条件下，未来的演变（将来）不依赖于它以往的演变（过去）。这种在已知"现在"的条件下，"将来"与"过去"独立的特性称为马尔科夫性，具有这种性质的随机过程叫作马尔科夫过程。也就是说，在马尔科夫过程中，状态转移过程中第 n 次转移获得的状态只取决于前 1 次（第 $n-1$ 次）转移的结果。马尔科夫模型的这种疾病状态间的转移概率仅取决于当前健康状态而不取决于已经过去的健康状态假设，也被称为马尔科夫假设（Markov assumption）或马尔科夫性（Markov property）。对于这样的一个系统，存在着由一个状态转至另一个状态的转移概率，并且马尔科夫假设这种转移概率可以依据其相邻的前一种状态推算出来，而与该系统的原始状态和此次转移前的过程无关。

马尔科夫模型通常代表随时间发展的随机过程。在医疗决策分析中，它尤其适用于模拟慢性疾病的进展。此时，待研究的疾病被划分为不同的状态（马尔科夫状态），并根据各状态在一定时间内相互间的转移概率模拟疾病的发展过程，结合每个状态上的资源消耗和健康结果，通过多次循环运算，估算每个阶段疾病治疗的成本和健康产出（如 QALY）的情况。图 7 - 5 显示了一个简化的马尔科夫模型，图中有健康、疾病和死亡三种马尔科夫状态。状态间的箭头表示患者在某个周期中可在状态间按箭头方向发生转移，而指向自身的箭头表示患者将仍处于原状态。处于死亡状态的患者不能向其他状态转移，且处于某个既定状态中的患者在一个周期中只能做一次状态转移。在这个例子中，如果某人在第 n 个周期后处于残疾状态，而且我们可以知道他在第（n + 1）个周期中处于死亡状态的概率。此时，这个概率与此人在第 n 个周期之前有多长的时间处于哪种健康状态没有任何关系。换种说法，即在残疾状态中的所有患者都有着同样的健康状态预测结果，而无论其病史是怎样的。

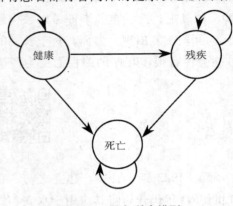

图 7 - 5　马尔科夫模型

疾病或者疾病治疗的马尔科夫模型需要有以下几个要素。

1. 马尔科夫状态（Markov states）　马尔科夫模型假设患者总是处于有限的健康状态中的一个，这些健康状态即被称为马尔科夫状态。为了使马尔科夫过程能够终止，模型中必须至少包括一个使患者不能继续发生转移的状态（如死亡），这个状态被称为吸收状态。

2. 周期长度（cycle length）　患者从一个健康状态转移到下一个健康状态之间的时间。

3. 转换概率（transition probabilities）　患者被模拟从一个状态转移到另一个状态时所依据的概率。

二、建模步骤

马尔科夫模型的结构和复杂性取决于具体的临床实践、可获得的数据和关于疾病状态的假设。然而，要建立一个马尔科夫模型还是有很多基本步骤可以遵循的。

（一）设立马尔科夫状态并确定可能的状态转移

在马尔科夫模型中，有时还需要使用到临时状态，这些状态只能向其他状态转移而不能转移到它们自身。包含临时状态的马尔科夫过程显示在图 7 - 6 中。在图 7 - 6 中除了一个临时状态（卒中）外，其余的都与图 7 - 5 相似。临时状态有两个作用。首先，通过临时状态的纳入将临时健康状态对成本和效用的影响包含到模型中。其次，通过临时状态的纳入可以指定临时的不同的转移概率。例如，卒中的死亡率可能比健康和残疾的死亡率都高。

马尔科夫模型中还需要使用到隧道状态这个概念。当一系列临时状态不只存在于一个周期时，就要通过引入隧道状态来实现，以使每个状态只能转移到下一个状态而不能转移到其本身。因为就像经过隧道一样，这些事件只能通过固定的顺序来发生，因此，这些特殊排列的状态被称为隧道状态。隧道状态可以把一系列临时状态的效用和转移概率包含到模型中。图 7 - 7 是隧道状态的一个例子。三个隧道状态表示患者心肌梗死后的前三个月，即用阴影表示的心肌梗死后 1 期、心肌梗死后 2 期、心肌梗死后 3 期。心肌梗死后 1 期状态具有最大的围手术期死亡风险，心肌梗死后 2 期和心肌梗死后 3 期的围手术期风险相对较低。如果某个患者没有手术而经过了这三个隧道状态，他就到了心肌梗死后状态，此状态的围手术期死亡风险是恒定的。

（二）选择合适的周期长度

周期长度需要代表有临床意义的时间间隔。对于模拟患者整个生命历程并且发生的事件相对较少的模型来说，周期长度可以选择 1 年。而如果时间范围较短，事件发生的频率较大，那么选择的周期也应该较短，如选择月甚至周。通常，周期时间的选择也会取决于概率数据的可获得性。假如只能得到每年的概率值，那么就不可能以月为单位来衡量周期长度。

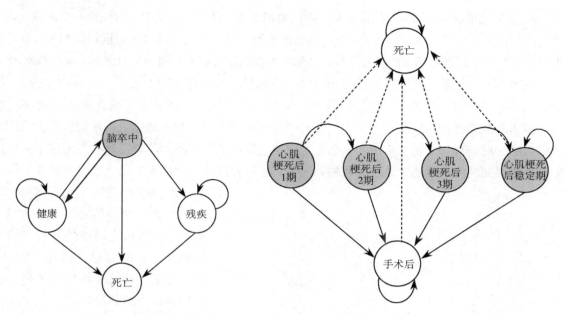

图7-6 包含临时状态的马尔科夫模型　　　图7-7 包含隧道状态的马尔科夫模型

（三）确定每个周期中各状态间的转移概率

通常结合相关临床研究及流行病学研究结果进行估计，一般从已发表文献中获得。但有时报道的转移概率的时间单位与所用的周期长度不同，如已获得恶性肿瘤治疗中的5年生存率，这时不能简单将其除以5来估计每年的平均生存率。而应按如下公式进行换算。

$$P = 1 - e^{-rt}$$

$$r = -\frac{\ln (1 - p_0)}{t_0}$$

式中，P为一个循环周期内的转移概率，t为循环周期的时间，p_0与t_0为原临床试验中的发生概率与时间周期。

而对于难以从文献中得到的转移概率，可以应用德尔菲法咨询相关领域的专家（通常需要7~15名专家）获得。

（四）对每个健康状态赋予成本和效用

根据各状态间的转换概率计算出每个循环周期内各状态的分布。首先，计算出每个循环周期内各状态的分布概率。假设共有n个状态，则研究对象在每个周期内存活的时间为$\sum_{s=1}^{n} t_s = t_s$，t_s为停留在非死亡状态s上的时间。在达到终点前，在所有循环周期上的存活时间之和即为研究对象的期望寿命。结合各状态的健康效用值u_s和单位时间费用c_s，计算出每个循环周期内的质量调整生命年数 $QALY = \sum_{s=1}^{n} t_s \times u_s$ 和消耗的费用 $C = \sum_{s=1}^{n} t_s \times c_s$，其中费用和效果估计还应考虑贴现问题。

三、模拟方法

通常使用的模拟方法有两种，即队列模拟和蒙特卡罗模拟。有关列队模拟的实际操作步骤和过程，请参见本章附录：如何应用Excel构建马尔科夫模型。

（一）队列模拟

1. 队列模拟原理　队列模拟法是最常用的模拟方法。在队列模拟中，首先把一个假设的病人队列分配给各初始状态。在每次循环结束时，队列从初始的每个状态依据转换概率被重新分配到各状态。经过多次循环在各状态中就产生了新的队列分布。马尔科夫模型运行到所有初始队列都处于死亡状态为止。

模型中每个状态下的队列数量与相应效用的乘积之和被称为周期效用和（cycle sum）。把周期效用和相加得到一个动态的总和就是累计效用。模型一直运行到队列的所有患者都处于吸收状态（死亡状态）或者模型设计的时间范围为止。马尔科夫模型可同时对效用和成本进行模拟分析。当用模型进行成本模拟时，可以对每个状态指定一个独立的成本，即此周期时间内花费在此状态的成本。然后将周期成本和相加得到的一个动态的总和就是累计成本。累计效用和累计成本被用于最终的成本－效果分析中。

2. 半循环校正　在实际医疗中，疾病状态间的转移是连续地发生在整个周期中的。因此，假设仅在周期的开始或结束发生状态转移并计算队列中的转移人数是有偏误的。为了更加准确地模拟转移的过程，有时我们需要进行半循环校正。

实际上，马尔科夫模拟的过程与计算期望生存期（生存曲线下的面积）的过程是相似的。图7-8显示了某个状态中人群的生存曲线。平滑的曲线反映了状态转移的连续性。曲线下的每个矩形代表了在每个周期末期队列中人群数的计算结果。矩形的面积总是会低估曲线的面积。如果在周期开始时对

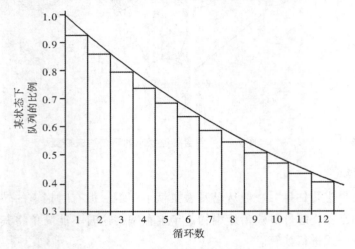

图7-8　每次循环结束时计算队列中的人数

队列中人群数进行计算，如图7-9，又总会高估曲线的面积。为了更加准确地反映状态转移的连续性，我们假设状态转移平均发生在每个周期的中间。这样，我们就可以把每次计算看作从前一个周期的中间开始到下一个周期的中间结束，如图7-10所示，这样从某种程度上就可以抵消对曲线面积的低估和高估。这种方法等同于把所有的周期都向右移动了半个周期，因此，我们必须在开始时增加半个周期来填补周期的右移。

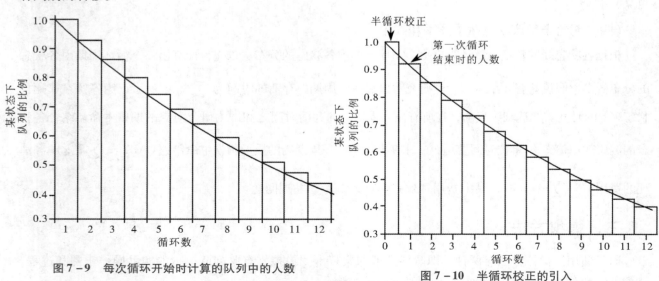

图7-9　每次循环开始时计算的队列中的人数

图7-10　半循环校正的引入

如果队列在模拟结束时是完全吸收的，那么周期的右移与否不会对结果产生影响，因为相对于整体，半个周期中某状态的人数是无限小的。然而，如果模拟在队列到达吸收状态之前结束，周期的右移会导致期望生存期的高估。因此，对这种模拟来说，就必须通过减去 0.5 个周期来校正模拟结束时依然生存的人数。半周期校正的重要性取决于周期长度。如果周期相对于平均生存期来说很短，在平均生存期和模拟的生存期之间的差异将会很小（图 7 - 8）。如果周期相对于平均生存期来说很长，那么差异将会很大。

（二）蒙特卡罗模拟

蒙特卡罗模拟是一种基于"随机数"的计算方法，其通过随机实验去求解所关注的问题。与队列模拟不同，在蒙特卡洛模拟中，每次模拟队列中的一个人，即一个时间只有一个患者发生状态转移。比如，以质量调整生命年为研究指标，则模型可以根据每个患者在死亡前经历的特定路径记录质量调整生命年。通过计算样本中所有患者的质量调整生命年的平均数便可以得到整个样本人群的质量调整生命年。如果样本量足够大，真实的均值将与队列模拟得出的均值非常接近。

队列模拟的优势在于模拟的速度较快，而其主要劣势是它要求定义的每种状态都描述出其相关的所有临床信息（包括当前和已经过去的），这会导致极其复杂的模型结构（即使最有效的软件包对马尔科夫模型的规模也有限制）。相比之下，蒙特卡罗模拟可以针对模型中的每个个体把此患者的过去信息包含进来，这体现了蒙特卡罗模拟相对于队列模拟的重要优势，即蒙特卡罗模拟不必针对整个人群来扩展马尔科夫状态的数目。

四、局限性

马尔科夫模型假设转移概率仅取决于当前健康状态而不取决于已经过去的健康状态，这是马尔科夫模型的一个主要局限。研究者可以通过增加健康状态的数目来尽量避免这个假设所带来的偏误。但这种做法虽然可以使模拟更贴近现实，但却会使马尔科夫链变得极长极复杂。状态的急速扩张可以用蒙特卡罗模拟来解决，即一次只进行一个患者的模拟。然而，当需要识别的健康状态过多时，就需要从连续不断的循环中得到大量的转移概率，这会导致数据的激增和计算的低效率。

另一个方法学的挑战在于对异质性的考虑。马尔科夫模型的假设是，处于某个健康状态的所有患者都是完全相同的，换句话说，此健康状态描述的是一个同质化（homogeneous）的人群，于是处于此状态中的个体的任何差异都会导致某种程度的偏倚。在子宫颈癌模型中的人乳头状瘤病毒（HPV）状态（异质性因素）是一个极为现实的例子，因为感染 HPV 的女性比不感染 HPV 的女性更容易出现子宫颈损害。现采用两个模型来评估 HPV 对期望寿命的影响。模型一仅采用一个健康状态来描述上述两个人群而不考虑 HPV 的影响，而在模型二中，采用两个不同的健康状态分别描述感染 HPV 和未感染 HPV 的健康人群，其到疾病状态的转移概率的均值（经人数加权调整后）等于模型一中的疾病转移概率。然而，两个模型模拟的人群的期望寿命并不相同。实际上，当异质性问题被认为是很重要时，就应该根据潜在的异质性因素来定义健康状态。如在子宫颈癌模型中应该定义不同的健康状态来捕捉潜在的 HPV 状态。

第四节　分区生存模型

PPT

在进行医疗干预措施的评估时，分区生存模型（partitioned survival model，PSM）是一种常用的方法。PSM 模型根据生存曲线，将总生存人群进一步区分为不同健康状态的生存人群。在模型中，每个健康状态都有相对应的生存曲线。这些生存曲线可以描述在各周期处于不同健康状态的患者个人分布或比例（即状态成员），在成本数据、健康产出数据中充当着权重的作用。这部分数据的来源主要基于实际的临床试验或已经公开发表的文献。通过这些曲线，PSM 模型能够更细致地反映患者在不同健康状态下的生存情况，从而为医疗决策提供更为精确的依据。

在评估医疗干预措施时，最常用的生存曲线是 PFS 和 OS。PFS 指的是从治疗开始到疾病进展或患者死亡的时间，而 OS 则是从治疗开始到患者死亡的时间。这两条曲线能够直观地反映治疗的效果和患者的预后情况。例如，不同治疗方法可能导致不同的 PFS 和 OS 曲线，曲线差异反映了治疗效果。这些生存曲线不仅反映了患者在不同健康状态下的生存概率，而且可以通过曲线下面积（area under the curve，AUC）直接估计模型中各周期各健康状态下的人数比例，从而为干预方案的经济性评价提供科学依据。

一、原理与主要构成

（一）分区生成模型与马尔科夫模型的差异

PSM 和马尔科夫模型在内在逻辑上具有相似性，二者都将疾病过程划分为不同的健康状态，并通过计算患者在各个健康状态下的停留时间，来模拟患者在一定时间内的成本和健康产出，这种方法通常用于模拟病程较长的疾病。然而，二者之间仍存在显著差异，主要表现在以下几个方面。

1. 适用的疾病类型与临床过程　　PSM 适用于疾病状态单向进展的情况，其中患者不能返回较轻的健康状态。而在马尔科夫模型中，健康状态之间的转移可以是双向的，模型可以模拟患者在不同健康状态之间的来回转换。因此，PSM 主要适用于健康状态不断恶化的疾病过程，而马尔科夫模型则更灵活，适用于描述更复杂的健康状态变化。

2. 健康状态之间的转移关系　　在 PSM 模型中，每个终点是独立建模的，终点之间没有明确的转移关系。而在马尔科夫模型中，健康状态之间是有明确的关系的，转移概率需要根据不同状态之间的相互关系来设定。

3. 确定每个时间点各健康状态的患者比例的方式　　在马尔科夫模型中，健康状态成员的比例是通过转移概率矩阵来确定的。这个矩阵描述了患者在每个周期内从一个健康状态到另一个健康状态的转移概率。每个模型周期结束时，患者的健康状态会根据转移概率矩阵进行更新，直到达到模型的终点。而在 PSM 方法中，健康状态成员比例是通过生存曲线来推算的。这些生存曲线直接反映了患者在不同时间点存活的比例，且这种生存数据主要基于临床试验数据，不考虑状态之间的直接转移关系。PSM 方法没有明确的转移概率，而是基于一组非互斥的生存曲线来估算健康状态成员的分布。

4. 外推过程的差异　　在外推期的处理上，PSM 和马尔科夫模型也有所不同。在 PSM 中，由于各终点是独立建模的，死亡率的外推主要依据死亡数据的趋势，且这种外推不考虑疾病进展等非致死事件的影响。而在马尔科夫模型中，总生存期（OS）的外推受到模型结构以及每个转移概率的影响。例如，疾病进展状态和死亡状态之间的关系会影响死亡率的外推。如果患者在无进展状态下延长时间，可能会有更低的死亡风险，进而影响死亡率的外推。因此，马尔科夫模型的外推更加依赖于各状态之间的转移概率及其对死亡率的影响。

5. 治疗效果在 PSM 和马尔科夫模型中的体现方式　　在 PSM 模型中，治疗效果通过不同治疗组的生存曲线差异来表现。而在马尔科夫模型中，治疗效果通过改变各状态之间的转移概率来实现。例如，治疗可能降低从无进展到进展的转移概率（改善 PFS），或降低从进展到死亡的转移概率（改善 OS）。

可见，PSM 和马尔科夫模型在适用性、建模方法和治疗效果表现上有显著差异。PSM 适用于较为简单的疾病进展过程，且建模过程较为简便；而马尔科夫模型则能够处理复杂的健康状态转移和疾病进展，适合用于模拟更为复杂的临床情境。

（二）模型的健康状态

PSM 的一般模型结构如图 7－11 所示。模型中的健康状态从状态 1 （初始状态）到状态 N （吸收态，通常指死亡状态）的顺序，通常由疾病的自然病程决定。这意味着状态成员不能从下一个状态返回到上一个状态。在 PSM 模型中，每个健康状态都有对应的生存曲线。每两条相邻生存曲线之间的垂直区域表示个体在特定时间点处于相应健康状态的概率。模型通过这些曲线描述个体从模拟开始到转移到其他状态的时间。因此，要生成 N 个健康状态的生存数据，需要（$N-1$）条生存曲线。

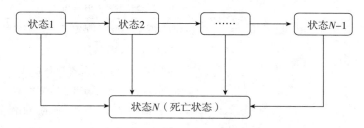

图 7－11 分区生存模型的一般模型结构

（三）生存数据的拟合和外推

由于临床试验通常受到时间和资金的限制，难以对患者进行全生命周期的随访，而药物经济学模型需要更长时间的生存数据来全面评估药物的效益。因此，为了预测临床试验停止随访后研究对象的生存数据，药物经济学建模需要利用生存分析对临床试验的观测数据进行外推。

外推的核心是利用已有的生存数据（如无进展生存期 PFS 和总生存期 OS），通过参数模型拟合和曲线外推，预测患者在临床试验观察期之外的生存概率。为了实现这一目标，需要借助生存函数 $S(t)$，它是生存分析中的一个基本概念，用于描述个体在时间 t 之后仍然存活的概率。通过生存函数，我们可以量化个体在不同时间点的生存概率，从而为模型的外推提供基础。生存函数 $S(t)$ 是连接已知生存数据和未来生存概率的桥梁，为外推提供了量化基础。

然而，当临床试验中个体水平的生存数据不可得时，可以利用公开发表的文献提供的生存数重构患者个体水平的生存数据。例如，基于 Kaplan－Meier （KM）曲线以及不同时间点的危险人数数据重构个体水平数据。如果能够获得临床试验中个体水平的生存数据，这些数据经过预处理后，可采用生存分析中的参数法来计算生存函数 $S(t)$。

生存分析常用的统计方法可以分为三大类：非参数法、半参数法和参数法。具体包括：非参数法（如 Kaplan－Meier 法、寿命表法等）、半参数法（如 COX 比例风险模型等）以及参数法（如标准参数模型等）。非参数法能够处理分布不规则的生存数据，但主要用于单因素分析。半参数法以 COX 比例风险模型为代表，虽然能够分析多种因素对生存时间的影响，但在删失数据较多时，其估计效果可能不理想。参数法中的标准参数模型（standard parametric model，SPM）能够有效处理删失数据，并且能够较好地拟合观测期的 KM 曲线，拟合程度不受随访周期的影响。该模型具有成熟的软件支持和简单的操作流程，且可用于生存数据的外推，因此在抗肿瘤药物经济学研究中应用最为广泛。

如表 7－1 所示，标准参数模型常用的六种参数分布均预先确定了风险函数的大致形状，之后通过各参数的数值来进一步确定生存函数 $S(t)$，这些分布包括 Exponential 分布、Weibull 分布、Log－normal 分布、Log－logistic 分布、Gompertz 分布和广义 Gamma 分布。在 PSM 建模过程中，假设生存时间遵循标准参数模型中的六种常见分布形式。针对不同的分布类型，通过视觉模拟法、赤池信息准则（Akaike information criterion，AIC）和贝叶斯信息准则（Bayesian information criterion，BIC）来选择最优拟合模型。随后，基于该模型可对超出原始研究时间范围的生存数据进行预测，从而得出不同健康状态下的人数分布。

生存数据外推法能够有效扩展有限的临床试验数据，并为药物经济性评价提供更全面的依据，尤其在肿瘤治疗等长期干预措施的评估中具有重要意义。但外推的准确性依赖于原始数据的质量、模型的选择以及外部数据的支持。因此，在实际应用中，需要结合敏感性分析和专家意见，以确保外推结果的可靠性和可信度。

表7-1　标准参数生存分析模型风险函数形状

参数生存分布	风险函数的形状特点
Exponential	不随时间变化，持续为某定值
Weibull	单调递增或递减，无转折点
Gompertz	单调递增/递减，速率呈指数型变化
Log – logistic	风险函数随时间的变化具有非单调性
Log – normal	风险先增加到最大值，后随时间的增加而降低
Generalized gamma	Weibull、Exponential 和 Log – normal 分布可作为其特殊情况

（四）基于生存曲线推算各状态患者比例

生存曲线作为生存分析中的一种可视化工具，用于描述研究对象在经历了一些特定事件（例如死亡、疾病进展等）之前的生存概率随时间的变化情况。健康状态 n（$n < N$）的生存曲线 $S(t)_n$ 反映了状态成员进入状态 n 后，向下一个健康状态转移的时间事件（time – to – event）数据。生存曲线的累积生存函数 $S(t)$ 表示观察对象生存时间大 t 时刻的概率。如表 7-2 所示，初始状态（即状态1）的状态成员直接从生存曲线 $S(t)_1$ 中获得，而吸收态（状态 N）的状态成员为 $1 - S(t)_{N-1}$，状态 N 通常指的是死亡状态，因此 $S(t)_{N-1}$ 通常为 OS 曲线。其他状态的状态成员为 $S(t)_n - S(t)_{n-1}$。特定时间下各条生存曲线的差异直观地反映了各个状态的状态成员。

表7-2　基于生存曲线推算各状态患者比例

健康状态	在 t 时刻的状态成员
$n = 1$（初始状态）	$S(t)_1$
$n > 1$ 并且 $n \neq N$	$S(t)_n - S(t)_{n-1}$
$n = N$（吸收状态）	$1 - S(t)_{N-1}$

注：$S(t)_n$ 是生存函数，用于描述患者从进入模型开始，在特定时间点 t 之后仍处于状态 n 或更低编号状态的概率。

图 7-12 反映的是一个包含 4 状态分区生存模型的示例，其中状态 4 是死亡状态，图中反映的是在时间 t 为 25 个月时各个状态的状态成员确定方法。

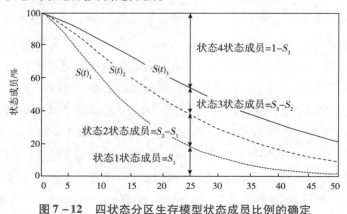

图7-12　四状态分区生存模型状态成员比例的确定

二、建模步骤

（一）模型结构的选择

如图 7-13 所示，目前在肿瘤领域应用较多的三状态 PSM，将肿瘤患者的健康状态划分为三种，分别为无进展生存（PFS）、进展（PD）和死亡。其中，进展意味着癌症的恶化或扩散，其定义取决于癌症的类型和使用的标准。通常，患者根据是否进展被分为不同的健康状态，因为进展通常会对健康相关生活质量（HRQoL）和治疗成本产生显著的影响。如图所示，患者从 PFS 状态进入模型，随着时间的推移，沿"PFS-PD-死亡"这一不可逆序列进展，直至模型终止。需要注意的是，在 PSM 中，患者状态一般为递进关系，因此多条生存曲线对应的时间一般为累计关系，而非互斥关系。例如，三状态 PSM 需要两条生存曲线（PFS 曲线和 OS 曲线）来实现，这两条生存曲线是非互斥的关系，因为在 OS 曲线中就包含了处于 PFS 状态的人群。

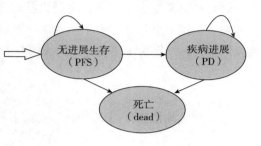

图 7-13 PSM 模型结构

（二）基于生存曲线推算各状态患者比例

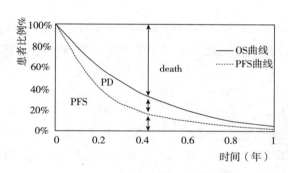

图 7-14 分区生存模型不同健康状态患者比例

PSM 所模拟的队列患者在每个健康状态的比例分布，可由生存曲线中的累积生存函数 $S(t)$ 估算得到。图 7-14 所示，以肿瘤领域应用较多的三状态 PSM 为例，首先，无进展生存曲线（PFS）记录了从进入退出无进展生存状态所经历的时间。根据 PFS 曲线下面积可以获得 PSM 模型中处于 PFS 患者比例的信息，用生存函数 $S(t)_1$ 表示。

OS 曲线记录了从生存状态到死亡所经历的时间，假设其生存函数用 $S(t)_2$ 表示。PSM 模型中处于 PD 患者比例可以根据同一时间点上 OS 曲线与 PFS 曲线的生存率的差值获得，表达式为 $S(t)_2 - S(t)_1$。由于累积死亡密度函数 $F(t)$ 与 $S(t)$ 互补，表示存活时间 $\leqslant t$ 时刻的概率，表达式为 $1 - S(t)_2$。所以，处于死亡状态的患者比例则是用 1 减去 OS 曲线上相应时间点的生存率，即为 $1 - S(t)_2$。

（三）基于生存数据计算成本、健康产出和增量成本效果比

基于生存数据，可以计算出模型运行时各周期内患者在不同健康状态下的分布情况，这相当于获得了不同干预方案下各周期的产出权重。根据这些数据，可以进一步计算出每个周期的人均成本和人均健康产出。

单周期人均成本一共分为两种类型：人均固定成本（固定成本 C_0）和单周期人均成本（C_t）。人均固定成本（C_0）是指不随时间变化的成本，通常为一次性费用，如基因检测费用、手术费用等。单周期人均成本（C_t）是患者在某健康状态下停留一个周期时产生的所有成本。这些成本要么是固定的，要么是随着周期变化而遵循某种规律。

以"PFS-PD-死亡"三状态 PSM 为例，假设固定成本项目 A 的人均成本为 C_A，其仅会在患者处于 PFS 状态下的第 m 周期时产生，则固定成本 C_0 计算公式如下所示，$P_{\mathrm{PFS}(m)}$ 是 PFS 状态下的第 m 周期时的生存概率。

$$C_0 = C_A \times P_{\text{PFS}(m)}$$

各周期人均成本 C_t 的计算公式如下所示，其中 $C_{\text{PFS}(t)}$ 和 $C_{\text{PD}(t)}$ 分别是患者在 PFS 和 PD 状态下的成本。$P_{\text{PFS}(t)}$ 和 $P_{\text{PD}(t)}$ 分别是相应健康状态下的生存概率。

$$C_t = C_{\text{PFS}(t)} \times P_{\text{PFS}(t)} + C_{\text{PD}(t)} \times P_{\text{PD}(t)}$$

健康产出是指患者在某特定健康状态下，在一个周期内获得的健康效益。以 QALYs 为单位，假设患者在某干预方案下处于 PFS 和 PD 状态时的健康效用值为 $U_{\text{PFS}(t)}$ 和 $U_{\text{PD}(t)}$，且模型周期长度为 L 年，则该患者在该干预方案下处于 PFS 和 PD 状态时的单周期健康产出为：

$$E_{\text{PFS}(t)} = U_{\text{PFS}(t)} \times L$$

$$E_{\text{PD}(t)} = U_{\text{PD}(t)} \times L$$

各周期人均健康产出 E_t 计算公式如下：

$$E_t = E_{\text{PFS}(t)} \times P_{\text{PFS}(t)} + E_{\text{PD}(t)} \times P_{\text{PD}(t)}$$

得到人均固定成本 C_0、各周期人均成本 C_t 和各周期人均健康产出 E_t 后，即可依据下面公式计算人均总成本和人均总健康产出，其中 t 的值域为 1 至模型运行的最大周期数。若需要对成本和健康产出进行贴现，则需要先对 C_0、C_t 和 E_t 进行贴现，然后再计算人均总成本和人均总健康产出。

$$C = C_0 + \sum C_{(t)}$$

$$E = \sum E_{(t)}$$

在药物经济学中，经济性评价通常采用增量成本 – 效果比（incremental cost – effectiveness ratio, ICER）。通过将 ICER 与支付意愿（willingness to pay, WTP）进行比较，可以评估药物方案 A 相较于药物方案 B 在治疗某一疾病时的经济性。

$$\text{ICER} = \frac{C_A - C_B}{E_A - E_B}$$

不确定性分析主要通过合理调整模型中的关键参数和基本设计，模拟现实情况。常见的不确定性分析方法包括单因素敏感性分析、概率敏感性分析以及 ICER 可接受度分析。这部分分析方法与其他药物经济学分析模型的构建方式类似。

三、局限性

首先，PSM 不适用于描述健康状态之间相互转移的临床过程。如果在某项研究中能够假设患者在发生状态转移后不会回到之前的任何一个状态，则可以使用 PSM。因此，PSM 通常用于癌症等疾病，这类疾病的病情变化方向通常是单向的，患者的健康状态不会反复变化。此外，PSM 模型依赖于临床试验文献对生存曲线的完整报告。对于 OS 曲线和 PFS 曲线的拟合，可能会出现 PFS 状态下的患者数量高于总生存人数的情况。在这种情况下，此时可以采用拟合度次优的分布重新计算。

在使用标准参数模型时，需要预先指定参数分布，这意味着模型只能捕捉特定形状的风险函数。因此，标准参数模型可能无法充分反映由于观测期较短、疾病发展复杂、随访数据不完全等因素产生的实际风险函数的复杂性。标准参数模型的不足主要体现在以下三个方面。首先，标准参数模型无法捕获延迟效应引起的未知风险函数：在肿瘤免疫治疗领域，免疫治疗的效果可能在治疗后期才逐渐显现（存在延迟效应）。此时，生存曲线可能在疗效显现前表现为较高的风险函数和较快的生存率下降，而疗效显现后，风险函数下降，生存率下降速度减缓。标准参数模型无法准确捕捉这种延迟效应。其次，标准参数模型无法捕获患者异质性导致的复杂风险函数：患者的异质性（如性别、年龄、身体状况等基线特征，或不同的治疗应答情况）可能导致相同疾病在不同患者群体中的生存时间和风险函数表现不同。如果忽略患者的个体差异，使用统一的模型会导致生存曲线的估计与实际情况不符，缺乏临床合理性。最后，标准参数模型无法捕获生存曲线长期拖尾所引起的复杂风险函数：随着新型疗法的出现，癌症等疾病的治愈率逐渐提高，这导致一些患者在随访期后期仍能存活，生存曲线可能出现长期的平台期。标准参数模型假设所有患者最终都会经历疾病相关事件（如疾病进展或死亡），因此无法识别与疾病无关的死亡事件，进而使得外推的生存曲线在长期内停留在平台期而不再下降，这与实际情况不符。

这些缺点表明，标准参数模型在一些特殊情况下可能无法准确描述风险函数的实际变化，从而影响生存分析的可靠性和有效性。因此，当实际风险函数较为复杂时，这些模型的拟合效果较差。需要阐述清楚外推所使用的参数模型的合理性，例如是否合理使用了不变的风险率进行外推，或是否应该加入随时间变化的加速或减速风险率参数等。了解药物疗效特征对于合理的数据外推至关重要。实践中，通常会尝试多种参数模型，并选择拟合效果最佳的模型。同时，评估不同模型下药物经济性评价结果的稳健性也非常重要。

知识拓展

生存曲线外推方法

在药物经济性评价中，生存曲线的拟合外推是关键步骤之一。除了标准参数生存分析模型（SPM）外，还有其他几种潜在适用于生存曲线外推的方法，这些方法在处理复杂风险函数和患者异质性方面具有独特优势。以下是对这些方法的简要介绍。

1. 治愈模型（cure model, CM）　将患者分为治愈者和未治愈者两部分，通过估计治愈率并引入背景死亡率和相对生存框架，综合考虑总体人群的生存状况。治愈者和未治愈者都存在背景死亡率，而未治愈者还存在疾病相关的死亡率。这两种死亡风险共同构成了总体人群的风险函数。治愈模型（cure model, CM）可以进一步分为混合治愈模型（mixture cure model, MCM）和非混合治愈模型（non-mixture cure model, NMCM）两类，两者在模型构建思路和变量解释上有所不同。

2. 混合模型（mixture model, MM）　将研究人群视为由两种或多种成分混合而成，每种成分代表的患者群体具有不同的风险和生存状况。各成分的生存函数可能遵循不同的参数分布，总体生存函数是所有混合成分的加权平均。例如，当患者的治疗应答率、年龄、性别等基线特征存在较大差异时，研究总人群可以被视为不同特征人群的混合。需要注意的是，MM 并不对患者进行明确分组，而是为每个患者分配被分到各亚组或混合成分的概率，以此解决患者异质性导致的难以捕获总人群复杂风险函数的问题。

3. 分段模型（piecewise model, PM）　通过将生存时间拆分成多个时间段，并在每个时间段内使用特定的参数分布来拟合患者的生存状况。最终，将这些时间段的生存函数连接起来，形成整体人群的生存状况拟合结果。由于同一研究人群在不同时间段的风险函数趋势可能不同，甚至可能出现显著变化，因此分段拟合能够更好地捕捉复杂的风险函数。例如，第一段可以使用原始的 KM 曲线，第二段则采用指数分布进行拟合，这种方法也被称为利物浦方法（Liverpool approach）。

4. 限制性三次样条模型（restricted cubic splines model, RCS）　也称为灵活参数生存模型。该模型通过三次样条曲线来估计累积风险函数，并将其转化为生存函数的形式。样条曲线本质上是一种分段多项式函数，受节点控制，多项式的类型和节点的数量与位置决定了样条曲线的类型。三次样条函数的所有子函数均为三次项，每个子函数的边界由节点定义。通过对三次样条函数进行约束，使其在节点处的一阶导数和二阶导数连续可导，从而使图像在整个变化范围内保持平滑。与三次样条函数相比，RCS 增加了对边界点之外图像趋势的线性限制，从而能够更准确地预测生存曲线。

5. 界标模型（landmark model, LM）　也称为基于应答的模型（response based model），该模型根据患者对治疗的应答程度进行分组，并确定一个特定的时间点（landmark 时间点）。在此时间点之后，对每个应答组的生存函数进行估计。每个应答组的生存函数可以假设为某种参数分布,总体生存函数是各应答组的加权汇总。例如,患者可以被分为完全应答组、部分应答组和无应答组。理论上,无应答组的死亡风险最高,而完全应答组的死亡风险最低。不同分组可以使用不同的分布拟合,以表示复杂的风险函数。

PPT

第五节　模型新方法

随着计算技术和数据科学的发展,卫生经济学的建模方法不断创新,越来越多的先进技术被引入该领域。新兴模型技术如微观模拟(Micro‐simulation)、离散事件模拟(Discrete Event Simulation,DES)和贝叶斯网络等,都为研究人员提供了更多的工具,以应对复杂的卫生经济学问题。随着数据量的增长和模型技术的不断完善,未来这些方法将在医疗决策支持和健康政策制定中发挥更加重要的作用。此处简介微观模拟和离散事件模拟原理和应用优势。

一、微观模拟

微观模拟(micro‐simulation)这种建模方法旨在通过模拟个体层面的事件或行为来分析整个群体或系统。与宏观模型不同,微观模拟的核心在于模拟每个个体的决策、行为和生理变化,并通过跟踪个体在过程中的演变,捕捉系统内个体的异质性和动态过程。在卫生经济学中,微观模拟正变得越来越流行,尤其在健康政策评估、成本效益分析和疾病建模等领域。它通常基于个体层面的数据,通过对大量个体进行模拟,预测疾病的进展、健康干预的效果以及医疗资源的使用等。这种方法能够考虑个体的差异,如年龄、性别、生活方式等因素对健康结果的影响,从而提供更加个性化和精准的预测。

与马尔科夫模型相比,微观模拟模型在处理个体差异和动态过程方面具有几个显著的优势。首先,传统的马尔科夫模型通常是通过一次性的队列体验来分析群体的健康状态转换,通常在群体水平上进行分析,忽略了个体之间的差异。微观模拟能够深入每个个体的层面,模拟其行为、治疗反应及健康状况的变化,这使其特别适合于处理个体差异较大的疾病或治疗过程。通过逐一模拟每个个体,记录其结果,并通过聚合个体的结果来得出整个队列的经验。这使得微观模拟特别适合于模拟具有多重相互关联的风险因素的个体,这些因素会随着时间的推移影响个体的疾病体验或当个体之间的相互作用至关重要时(如传染病传播)。微观模拟模型可以精确模拟个体在不同健康状态下的演变过程,并能够更准确地反映个体的治疗路径及其影响,而不仅仅是群体的均值响应。其次,微观模拟能够模拟随时间推移变化的健康状态,包括疾病的进展和治疗方案的变化。这种动态性使得微观模拟能够更好地反映现实中患者治疗过程中的复杂性,尤其适用于慢性病和其他复杂疾病的分析。最后,微观模拟模型不依赖于马尔科夫模型中的假设,即状态转移仅依赖于当前健康状态。通过引入历史数据,微观模拟可以模拟疾病进展中的"记忆"效应,使得模型能够更精确地描述疾病治疗和进展过程,特别是在疾病的长期跟踪和多次治疗的情境中,这为健康结果的评估提供了更多的细节和精度。

然而,微观模拟也存在一些挑战。首先,是计算复杂性较高,尤其在处理大规模数据和进行多维度分析时,微观模拟对计算资源的需求较高。其次,微观模拟需要大量详细的个体数据,这对数据收集和处理提出了较高的要求。

二、离散事件模拟

离散事件模拟(discrete event simulation,DES)最初是运筹学中开发的一种建模方法,用于模拟实体在争夺有限资源的系统中进行排队。当资源有限时，实体必须等待资源的可用。随着研究的发展，DES 被逐步适应到卫生技术评估领域中。DES 通过将事件重新定义为临床相关的发生，并将实体视为具有反映个体特征的属性的个体，这些特征决定了其进程。与传统的马尔科夫模型不同，DES 不依赖于固定的周期，而是通过模拟事件的发生和个体状态的变化，动态地追踪每个个体的健康状况。这些事件的发生时间通常是随机的，并且与个体的特征（如年龄、性别、健康状况等）密切相关。在 DES 模型中，个体的历史信息被"记住"，即通过记录先前发生的事件和健康状态，模型可以在后续的模拟过程中利用这些历史信息调整疾病进展和治疗反应。与马尔科夫模型相比，DES 能够更灵活地模拟个体的疾病进程、治疗效果和资源使用，而不仅仅局限于在固定健康状态间的转移。每个事件的发生和时间通常需要通过时间到事件分布来描述，事件的发生概率则基于个体的特征和过去的经历进行调整。通过多次模拟个体的经历，最终可以得到患者队列的总体经验，从而更准确地预测健康干预的效果。

在 DES 模型中，"离散"指的是事件发生的时间是不连续的且是随机的，这些时间段相互独立，因此更接近于现实情况。疾病发展过程中可能发生的每个事件都会影响患者的健康状态，进而影响后续事件的发生概率。

以下是 DES 模型的核心组成部分。

1. 主体　是模拟的对象，通常是患者。主体需要与其他部分共同存在，带有属性并在仿真过程中经历各种可能的事件。主体可能会消耗资源，在资源有限的情况下，可能需要形成等待队列。

2. 属性　是指主体所具有的特定信息，如患者的年龄、性别、健康状况、饮酒史等。属性值用于决定事件发生的风险，并且在模拟过程中可能会因事件的发生而发生变化。例如，某个合并症的发生可能会增加患者未来死亡的风险。

3. 事件　是主体在整个模拟过程中可能经历的所有情况，如不良反应、治疗、并发症等。事件可以同时发生，也可以按时间顺序发生，甚至可能会重复发生。通过改变患者某一基本属性，事件的发生可以影响未发生的事件，从而影响疾病的进展。

4. 结局　通过主体所经历的事件，计算相关的成本与健康结局，最终得到单个患者的成本和健康结局。这些结果将用于决策分析，帮助评估不同干预措施的效果。

5. 时间　在运行模拟时，时间的记录至关重要。通过准确记录事件发生的时间，分析人员可以根据需要计算各时间段的相关数据，如患者的治疗时间、症状持续时间、生存期等。时间单位可以是年、月、日，甚至可以根据需要细化到小时或分钟。

6. 资源　指为主体提供的各类服务，如医生、药物和手术等。资源通常在资源限制型 DES 模型中使用，例如模拟门诊或手术室的排队等待情况。

7. 队列　在资源有限的情况下，主体可能需要排队等待资源的分配。队列一般只在资源限制型 DES 模型中使用，用来模拟患者等待资源的过程。

DES 的一个重要优势是其能够正确处理竞争风险。在许多情况下，个体面临多个同时发生的风险，如疾病复发、死亡或并发症等。DES 通过将这些风险转化为独立的事件，并计算各事件发生的时间，能够更精确地反映这些风险的发生，而不需要强行设定层次结构或随机分配风险。通过这种方式，DES 能够更高效地处理风险，并且提高了估算的精度，因为事件可以在适当的时候发生，而无需周期性检查。此外，DES 消除了半周期校正的需求，进一步提高了模型的效率。

另外，DES 也可以很好地处理人群的异质性。由于每个人在年龄、风险因素、生理功能等方面的差异，考虑这些差异对疾病进展和治疗效果的影响是非常重要的。DES 基于个体建模，能够根据个体的特征动态调整概率，从而更加精准地模拟不同个体的健康变化，而队列级别的建模方法往往无法充分考虑这种异质性。DES 还具有很强的扩展性，不仅能用于卫生经济学评价，还可以应用于临床试验模型的构建和优化，甚至能够比较尚未在任何试验中研究过的干预措施。

DES 能够灵活地处理多种卫生经济学评估的多种问题，因为它基于事件的方式比传统的状态方式更自然且灵活。例如，临床事件如心肌梗死很容易在 DES 中表示为一个独立的事件，而在传统的状态模型中，往往需要通过不太自然的方式来表示，如使用"心肌梗死前"和"心肌梗死后"两种状态。此外，心肌梗死带来的成本或对生活质量的影响会在事件发生时直接分配，而不是像状态模型中那样强行将其纳入某个固定状态。

此外，DES 能够处理依赖时间的事件。例如，心肌梗死后的死亡率会随着时间推移逐渐变化。DES 能够通过在模型中跟踪状态中的时间属性，准确更新与时间相关的因素，而无需依赖复杂的"隧道状态"结构。这使得模型能够更精确地模拟疾病的长期进展和治疗效果，尤其是在慢性病或多次治疗干预的情况下。

最后，DES 在处理复杂的治疗逻辑时也非常灵活。例如，治疗方案的切换可能涉及副作用、疗效不足或治疗失效等因素。DES 能够通过事件触发治疗切换的时机，并根据治疗的持续时间、治疗历史等因素，动态调整治疗路径。通过这种方式，DES 能够更好地模拟复杂的疾病管理和治疗决策过程。

综上所述，DES 通过灵活的事件驱动方式，不仅能够处理多种竞争风险，还能有效处理个体异质性，精确模拟复杂的疾病进程和治疗路径，提供更为精准的健康经济分析。这使得 DES 在卫生经济学评估中成为一个强大的工具，尤其适用于需要处理动态变化和复杂因素的健康评估任务。

【附】 如何应用 Excel 构建马尔科夫模型

构建一个完整的马尔科夫模型主要包括以下步骤：①设立马尔科夫状态并确定可能的状态间转移；②确定模型的各个参数；③模拟每周期的成本和健康产出；④进行成本－效用分析。下面我们以假设的 A 药对比 B 药治疗稳定型心绞痛的药物经济性评价模型为例，阐述如何使用 Microsoft Excel 构建马尔科夫模型的具体操作。

一、构建马尔科夫链

构建马尔科夫模型的第一步是设定马尔科夫状态，并确定各状态间的相互转移关系，即在 Excel 中构建马尔科夫链。本案例根据稳定型心绞痛的临床特征，设定了 5 种马尔科夫状态，即心绞痛从不发作、心绞痛每月发作、心绞痛每周发作、心绞痛每日发作和死亡。根据疾病发生发展的过程，构建了马尔科夫状态间的转移关系，如附图 7-1 所示。附图 7-1 中状态间的箭头表示患者在某个周期中可在状态间按箭头方向发生转移，而指向自身的箭头表示患者将仍处于原状态。处于死亡状态的患者不能向其他状态转移，且处于某个既定状态中的患者在 1 个周期中只能做 1 次状态转移。本案例选取 1 个月为 1 个周期，模拟时间为 1 年。

本案例以稳定型心绞痛的药物治疗为例，由于该疾病是一种长期慢性病，药物治疗在第 1 周期发挥最大疗效，在之后治疗中仅起到维持的作用。因此，本研究假设在第 1 周期后患者根据药物临床试验结果发生各状态间转移，但从第 2 周期开始，患者持续用药后疗效维持，即只停留在当前状态或以自然死亡率转移至死亡。

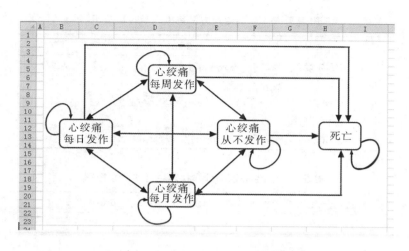

附图7-1　马尔科夫状态与状态转移图

二、明确输入模型的参数

在确定马尔科夫状态及各状态间的相互转移关系后，第二步需要明确马尔科夫模型所需的全部参数，并将其输入 Excel "参数" 工作表中。本案例中的模型参数主要包括转移概率、成本和效用三个部分。

1. 两组治疗方案的转移概率　为了确定两组患者的转移概率，需要知道患者的初始分布情况，以及治疗后各健康状态间的相互转移情况。这部分数据的来源主要基于实际的临床试验或已经公开发表的文献。稳定型心绞痛治疗药物 A 和药物 B 患者的初始分布情况参见附表7-1。

附表7-1　两种药物治疗方案患者初始分布

	A 药治疗方案患者初始分布		B 药治疗方案患者初始分布	
	人数	百分比（%）	人数	百分比（%）
心绞痛从不发作	0	0	0	0
心绞痛每月发作	20	7	2	1
心绞痛每周发作	193	69	95	66
心绞痛每日发作	68	24	47	33
合计	281	100	144	100

在第 1 周期，A 药物和 B 药物治疗方案的患者分别依据附表 2 和附表 3 的转移概率在各心绞痛不同频率的状态间转移（附表7-2 和附表7-3）。从第 2 周期开始，两种药物治疗方案各健康状态的患者均依据表7-4 的死亡概率发生死亡，不再发生各频率状态之间的转移（附表7-4）。

附表7-2　A 药治疗方案第 1 周期转移概率

患者初始状态	患者第 1 周期治疗终点状态			
	心绞痛从不发作	心绞痛每月发作	心绞痛每周发作	心绞痛每日发作
心绞痛从不发作				
心绞痛每月发作	0.050	0.850	0.100	
心绞痛每周发作	0.041	0.337	0.580	0.041
心绞痛每日发作	0.029	0.132	0.485	0.353

附表 7 – 3　B 药治疗方案第 1 周期转移概率

患者初始状态	患者第 1 周期治疗终点状态			
	心绞痛从不发作	心绞痛每月发作	心绞痛每周发作	心绞痛每日发作
心绞痛从不发作				
心绞痛每月发作	1.000			
心绞痛每周发作	0.137	0.863		
心绞痛每日发作	0.043	0.213	0.745	

附表 7 – 4　各心绞痛频率状态患者的死亡概率

	心绞痛从不发作	心绞痛每月发作	心绞痛每周发作	心绞痛每日发作
每周期死亡概率	0.010	0.010	0.014	0.016

2. 成本　稳定型心绞痛药物 A 和药物 B 治疗方案每周期的成本参数来自文献，如附表 7 – 5 所示。

附表 7 – 5　A 药和 B 药治疗方案各状态每周期成本（$）

	心绞痛从不发作	心绞痛每月发作	心绞痛每周发作	心绞痛每日发作
A 药治疗方案	728	1078	1207	2048
B 药治疗方案	970	1320	1449	2290

3. 效用　各心绞痛不同频率状态患者的效用来自文献，如附表 7 – 6 所示。

附表 7 – 6　各心绞痛频率状态效用值

	心绞痛从不发作	心绞痛每月发作	心绞痛每周发作	心绞痛每日发作
效用值	0.87	0.76	0.65	0.54

现已明确转移概率、成本和效用这三部分的参数。然后，将这些参数输入到 Excel 的"参数"工作表中，并在工作表中对每个参数赋予变量名称、变量值和变量描述，示例如附图 7 – 2 所示。

	A	B	C	D E F G H	I
1					
2		两组治疗方案转移概率			
3		变量名称	变量值	变量描述	
4		NumA_N	0	A药治疗方案心绞痛从不发作状态初始患者人数	
5		NumA_M	20	A药治疗方案心绞痛每月发作状态初始患者人数	
6		NumA_W	193	A药治疗方案心绞痛每周发作状态初始患者人数	
7		NumA_D	68	A药治疗方案心绞痛每日发作状态初始患者人数	
8		NumB_N	0	B药治疗方案心绞痛从不发作状态初始患者人数	
9		NumB_M	2	B药治疗方案心绞痛每月发作状态初始患者人数	
10		NumB_W	95	B药治疗方案心绞痛每周发作状态初始患者人数	
11		NumB_D	47	B药治疗方案心绞痛每日发作状态初始患者人数	
12		PA_M_N	0.050	A药物治疗方案每周期状态由心绞痛每月发作转移至从不发作的概率	
13		PA_M_M	0.850	A药物治疗方案心绞痛每月发作患者保持当前状态不发生转变的概率	
14		PA_M_W	0.100	A药物治疗方案每周期状态由心绞痛每月发作转移至每周发作的概率	
15		PA_W_N	0.041	A药物治疗方案每周期状态由心绞痛每周发作转移至从不发作的概率	
16		PA_W_M	0.337	A药物治疗方案每周期状态由心绞痛每周发作转移至每月发作的概率	
17		PA_W_W	0.580	A药物治疗方案心绞痛每周发作患者保持当前状态不发生转变的概率	
18		PA_W_D	0.041	A药物治疗方案每周期状态由心绞痛每周发作转移至每日发作的概率	
19		PA_D_N	0.029	A药物治疗方案每周期状态由心绞痛每日发作转移至从不发作的概率	
20		PA_D_M	0.132	A药物治疗方案每周期状态由心绞痛每日发作转移至每月发作的概率	
21		PA_D_W	0.485	A药物治疗方案每周期状态由心绞痛每日发作转移至每周发作的概率	
22		PA_D_D	0.353	A药物治疗方案心绞痛每日发作患者保持当前状态不发生转变的概率	
23		PB_M_N	1.000	B药物治疗方案每周期状态由心绞痛每月发作转移至从不发作的概率	
24		PB_W_N	0.137	B药物治疗方案每周期状态由心绞痛每周发作转移至从不发作的概率	
25		PB_W_M	0.863	B药物治疗方案每周期状态由心绞痛每周发作转移至每月发作的概率	
26		PB_D_N	0.043	B药物治疗方案每周期状态由心绞痛每日发作转移至从不发作的概率	
27		PB_D_M	0.213	B药物治疗方案每周期状态由心绞痛每日发作转移至每月发作的概率	
28		PB_D_W	0.745	B药物治疗方案每周期状态由心绞痛每日发作转移至每周发作的概率	
29		PD_N	0.010	心绞痛从不发作患者每周期发生死亡概率	
30		PD_M	0.010	心绞痛每月发作患者每周期发生死亡概率	
31		PD_W	0.014	心绞痛每周发作患者每周期发生死亡概率	
32		PD_D	0.016	心绞痛每日发作患者每周期发生死亡概率	

	J	K	L	M	N	O	P	Q	R
1									
2		成本变量							
3		变量名称	变量值	变量描述					
4		CA_N	728	心绞痛从不发作患者选用A药物治疗方案每周期成本					
5		CA_M	1078	心绞痛每月发作患者选用A药物治疗方案每周期成本					
6		CA_W	1207	心绞痛每周发作患者选用A药物治疗方案每周期成本					
7		CA_D	2048	心绞痛每日发作患者选用A药物治疗方案每周期成本					
8		CB_N	970	心绞痛从不发作患者选用B药物治疗方案每周期成本					
9		CB_M	1320	心绞痛每月发作患者选用B药物治疗方案每周期成本					
10		CB_W	1449	心绞痛每周发作患者选用B药物治疗方案每周期成本					
11		CB_D	2290	心绞痛每日发作患者选用B药物治疗方案每周期成本					
12									
13									
14		效用变量							
15		变量名称	变量值	变量描述					
16		U_N	0.87	心绞痛从不发作状态效用值					
17		U_M	0.76	心绞痛每月发作状态效用值					
18		U_W	0.65	心绞痛每周发作状态效用值					
19		U_D	0.54	心绞痛每日发作状态效用值					

附图7-2　马尔科夫模型参数

三、为马尔科夫模型赋参数值

建好"参数"工作表后，请建立"A药模型"和"B药模型"工作表，并分别将上述两种治疗方案的模型参数链接（请在工作表单元格中键入等号（＝），再单击要引用的单元格，然后按Enter，即完成链接）到每个药品的马尔科夫模型中。下面以A药模型为例介绍操作过程。

1. 转移概率　A药治疗方案患者初始分布如附图7-2"参数"工作表单元格C4～C7所示，其中初始处于"心绞痛每月发作"状态的患者为20人（"参数"工作表单元格C5），处于"心绞痛每周发作"状态的患者为193人（"参数"工作表单元格C6），"心绞痛每日发作"状态的患者为68人（"参数"工作表单元格C7），初始处于"心绞痛从不发作"状态患者0人（"参数"工作表单元格C4）。我们将初始状态下"心绞痛每月发作"的患者人数20人从附图7-2"参数"工作表单元格C4链接至图7-3"A药模型"工作表"患者初始分布"表格中单元格I4，即给A药模型中患者初始分布处于"心绞痛每月发作"的患者人数赋值20。然后，再以同样方法将其他状态患者初始分布从图7-2"参数"工作表链接至附图7-3"A药模型"工作表"患者初始分布"表格中。

在第1周期，患者依据图7-2"参数"工作表单元格C12～C22的转移概率发生状态间转移。"心绞痛每月发作"的患者在经过1周期的药物治疗后，状态转移至"心绞痛从不发作"的概率为0.050（"参数"工作表单元格C12），将此概率链接至附图7-3"A药模型"工作表单元格E20。同理，"心绞痛每月发作"的患者经过1周期的药物治疗后，转移至"心绞痛每月发作"（即保持当前状态不变）和"心绞痛每周发作"的概率分别为0.850和0.0100（"参数"工作表单元格C13和C14），将这两个概率分别链接至附图7-3"A药模型"工作表单元格D22和D17。再以同样方法将其他转移概率从附图7-2"参数"工作表链接至附图7-3"A药模型"工作表。

从第2周期开始，患者依据附图7-2"参数"工作表单元格C29～C32的转移概率发生死亡。"心绞痛从不发作"的患者转移至"死亡"的概率为0.010（"参数"工作表单元格C29），将此概率链接至附图7-3"A药模型"工作表单元格E36。再以同样方法将其他转移概率从附图7-2"参数"工作表链接至附图3"A药模型"工作表。

2. 成本　A药治疗方案各心绞痛不同频率状态患者每周期成本如附图7-2"参数"工作表单元格

L4 ~ L7 所示。以 A 药治疗方案"心绞痛从不发作"患者每周期成本为例,患者每周期的治疗成本为 $728("参数"工作表单元格 L4),将此成本链接至附图 7 - 3 "A 药模型"工作表各状态每周期成本表格中单元格 I10,得到 A 药模型中此状态下患者每周期成本。同理,将心绞痛每月发作成本($1078)、心绞痛每周发作成本($1207)、心绞痛每日发作成本($2048)从附图 7 - 2 "参数"工作表(单元格 L5 ~ L7)链接至附图 3 "A 药模型"工作表各状态每周期成本表格中(单元格 I11 ~ I13)。

　　3. 效用　A 药治疗方案各心绞痛不同频率状态患者的效用如附图 7 - 2 "参数"工作表单元格 L16 ~ L19 所示。以 A 药治疗方案"心绞痛从不发作"患者为例,"心绞痛从不发作"患者的效用为 0.87("参数"工作表单元格 L16),将此效用值链接至附图 7 - 3 "A 药模型"工作表各状态效用表格中单元格 I17,得到 A 药模型中此状态下患者的效用。同理,将"心绞痛每月发作"效用(0.76)、"心绞痛每周发作"效用(0.65)、"心绞痛每日发作"效用(0.54)从附图 7 - 2 "参数"工作表(单元格 L17 ~ L19)链接至附图 7 - 3 "A 药模型"工作表各状态效用表格中(单元格 I18 ~ I20)。

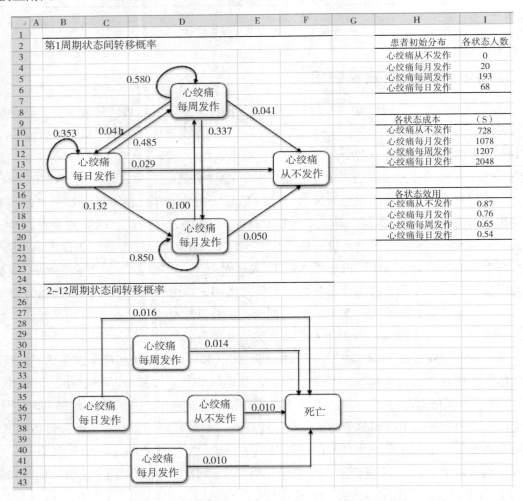

附图 7 - 3　A 药治疗方案的马尔科夫模型参数汇总

　　将转移概率、成本和效用三部分参数从"参数"工作表链接至"A 药模型"工作表后,即可得到如附图 7 - 3 所示的 A 药治疗方案的马尔科夫模型参数汇总。B 药治疗方案的模型构建过程与 A 药治疗方案同理,此处不再赘述。构建好的 B 药模型如附图 7 - 4 所示。

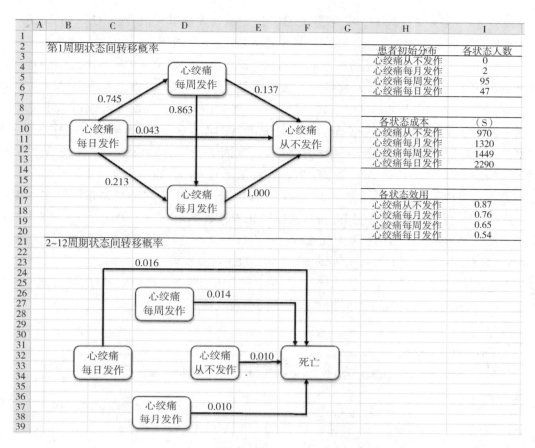

附图7-4　B药治疗方案的马尔科夫模型参数汇总

四、进行马尔科夫模拟

确定了各治疗方案的马尔科夫模型并为马尔科夫模型赋予参数值后，就可以进行马尔科夫模拟，计算各状态患者每周期的状态转移、成本和健康产出。以下介绍仍以A药治疗方案为例。

1. 患者状态转移的马尔科夫模拟　A药治疗方案患者状态转移的马尔科夫模拟过程参见附图7-5。附图7-5中"A药模型"工作表L列的每一行代表1个循环周期，共有12个周期（即12个月）。在初始状态（即第1周期），"心绞痛从不发作""心绞痛每月发作""心绞痛每周发作"和"心绞痛每日发作"（附图5"A药模型"工作表单元格M5～P5）的患者人数分别对应附图7-3"A药模型"工作表单元格I3～I6（即0、20、193和68人），初始处于死亡状态的患者人数为0（附图7-5"A药模型"工作表单元格Q5），共281名患者［附图7-5"A药模型"工作表单元格R5＝SUM（M5：Q5）］。

下面以计算A药治疗方案第2周期"心绞痛从不发作"状态患者人数（附图5"A药模型"工作表单元格M6）为例，介绍从第1周期至第2周期患者状态转移过程和计算方法。根据马尔科夫模型状态间转移关系，第2周期"心绞痛从不发作"状态患者可能来源于第1周期心绞痛每月发作患者（附图7-5"A药模型"工作表单元格N5）、心绞痛每周发作患者（附图7-5"A药模型"工作表单元格O5）和心绞痛每日发作患者（附图7-5"A药模型"工作表单元格P5），其转移至"心绞痛从不发作"的概率分别为0.050、0.041和0.029（附图7-3"A药模型"工作表单元格E20、E8和D13）。故附图7-5中，第2周期"心绞痛从不发作"状态患者人数M6＝N5＊\$E\$20＋O5＊\$E\$8＋P5＊\$D\$13。同理，依据不同状态间可能发生的转移情况及转移概率，第2周期"心绞痛每月发作"患者人数单元格N6＝N5＊\$D\$22＋O5＊\$D\$10＋P5＊\$C\$17；"心绞痛每周发作"患者人数单元格O6＝N5＊\$D

$\$17+O5*\$D\$5+P5*\$D\$11$；"心绞痛每日发作"患者人数单元格 P6 = O5 * $\$C\$10+P5*\$B\$10$；基于临床试验，第 1 周期无患者死亡，故单元格 Q6 患者人数为 0。

从第 2 周期开始，患者仅基于相应的死亡概率发生死亡，不再发生各频率状态之间的转移。现以计算 A 药治疗方案第 3 周期"心绞痛从不发作"状态患者人数（附图 7－5"A 药模型"工作表单元格 M7）为例，介绍从第 2 周期开始患者状态转移过程和计算方法。第 3 周期"心绞痛从不发作"状态的患者仅来源于继续存活的第 2 周期心绞痛从不发作患者（附图 7－5"A 药模型"工作表单元格 M6），而"心绞痛从不发作"状态患者的死亡概率为 0.010（附图 7－3"A 药模型"工作表单元格 E36）。故附图 7－5 中，第 3 周期"心绞痛从不发作"患者人数单元格 M7 = M6 *（1 － $\$E\$36$）。同理，第 3 周期"心绞痛每月发作"患者人数单元格 N7 = N6 *（1 － $\$D\$41$）；"心绞痛每周发作"患者人数单元格 O7 = O6 *（1 － $\$D\$30$）；"心绞痛每日发作"患者人数单元格 P7 = P6 *（1 － $\$D\$27$）。Q7 单元格表示截至第 3 周期各心绞痛状态发生死亡的患者人数的总和，即截至第 3 周期总死亡患者人数单元格 Q7 = M6 * $\$E\$36+N6*\$D\$41+O6*\$D\$30+P6*\$D\$27$。

可以从 M7 下拉至 M16，N7 下拉至 N16，O7 下拉至 O16，P7 下拉至 P16，Q7 下拉至 Q16，这样就获得了附图 7－5 所示每周期心绞痛不同频率状态下的患者人数。

周期	健康状态					总计
	心绞痛从不发作	心绞痛每月发作	心绞痛每周发作	心绞痛每日发作	死亡	
1	0	20	193	68	0	281
2	11	91	147	32	0	281
3	11	90	145	31	4	281
4	11	89	143	31	7	281
5	11	88	141	30	10	281
6	11	87	139	30	14	281
7	10	86	137	29	17	281
8	10	86	135	29	21	281
9	10	85	134	28	24	281
10	10	84	132	28	27	281
11	10	83	130	28	30	281
12	10	82	128	27	33	281

（表头上方另有标题："每周期各状态患者人数"）

附图 7－5　A 药治疗方案患者状态转移的马尔科夫模拟

注意，各公式中的 $ 符号表示保持单元格的地址不发生变化（行、列或行和列）。实际操作中，在输入参数的地址如 D5 后，点击键盘的"F4"即可看见"D5"变为"$\$D\$5$"的形式，这种状态表示我们同时固定了行和列的地址。如果我们仅希望单独固定行地址或者列地址，可以通过输入完地址之后连续点击"F4"，来选择固定的形式。

2. 成本的马尔科夫模拟　成本的马尔科夫模拟过程如附图 7－6 所示。以计算 A 药治疗方案第 1 周期"心绞痛每月发作"状态患者的成本（附图 7－6"A 药模型"工作表单元格 N20）为例，第 1 周期"心绞痛每月发作"状态患者的成本为第 1 周期"心绞痛每月发作"状态的患者人数 20（附图 7－5"A 药模型"工作表单元格 N5）乘以"心绞痛每月发作"状态患者的每周期成本 $1078（附图 7－3"A 药模型"工作表单元格 I3）。即附图 7－6 中，第 1 周期"心绞痛每月发作"患者成本单元格 N20 = $\$N\$5*\$I\$4$。同理，第 1 周期"心绞痛从不发作"患者成本单元格 M20 = $\$M\$5*\$I\$3$；"心绞痛每周发作"患者成本单元格 O20 = $\$O\$5*\$I\$5$；"心绞痛每日发作"患者成本单元格 P20 = $\$P\$5*\$I\$6$；第 1 周期各心绞痛不同频率状态患者的总成本单元格 Q20 = SUM（M20：P20）。

综上便得到了第 1 周期各心绞痛不同频率状态患者的成本和总成本，将 M20 下拉至 M31，N20 下拉至 N31，O20 下拉至 O31，P20 下拉至 P31，Q20 下拉至 Q31，这样就得到了附图 7－6 所示每周期心绞痛不同频率状态患者的成本及每周期的成本总和。

模拟 12 周期后，计算稳定型心绞痛 A 药治疗方案的年人均成本。计算方法为用 1－12 周期每周期心绞痛不同频率状态患者的总成本之和［SUM（Q20：Q31）］除以总患者人数（281 人），即附图 7－6 中，年人均成本单元格 Q32＝SUM（Q20：Q31）/281。

	周期	心绞痛从不发作	心绞痛每月发作	心绞痛每周发作	心绞痛每日发作	周期成本
		成本				
20	1	0.00000	21560.00000	232951.00000	139264.00000	393775.00000
21	2	8008.00000	98098.00000	177429.00000	65536.00000	349071.00000
22	3	7928.45251	97103.81467	175031.33306	64456.36944	344519.96967
23	4	7849.69520	96119.70502	172666.06672	63394.52455	340029.99148
24	5	7771.72023	95145.56894	170332.76314	62350.17235	335600.22465
25	6	7694.51982	94181.30535	168030.99040	61323.02465	331229.84022
26	7	7618.08628	93226.81420	165760.32241	60312.79803	326918.02092
27	8	7542.41200	92281.99646	163520.33883	59319.21374	322663.96102
28	9	7467.48942	91346.75407	161310.62503	58341.99761	318466.86613
29	10	7393.31109	90420.99001	159130.77194	57380.88000	314325.95304
30	11	7319.86961	89504.60820	156980.37606	56435.59570	310240.44958
31	12	7247.15766	88597.51357	154859.03930	55505.88388	306209.59443
32					平均成本	14210.14545

附图 7－6　A 药治疗方案成本的马尔科夫模拟

3. 健康产出的马尔科夫模拟 健康产出的马尔科夫模拟过程如附图 7－7 所示。以计算 A 药治疗方案第 1 周期"心绞痛每月发作"状态患者的健康产出（附图 7－7"A 药模型"工作表单元格 N36）为例，第 1 周期"心绞痛每月发作"状态患者的健康产出为第 1 周期"心绞痛每月发作"状态的患者人数 20（附图 7－5"A 药模型"工作表单元格 N5）乘以"心绞痛每月发作"状态患者效用 0.76（附图 7－3"A 药模型"工作表单元格 I11）。故附图 7－7 中，第 1 周期"心绞痛每月发作"患者的健康产出单元格 N36＝＄N5＊＄I＄11。同理，第 1 周期"心绞痛从不发作"患者的健康产出单元格 M36＝＄M5＊＄I＄10；"心绞痛每周发作"患者的健康产出单元格 O36＝＄O5＊＄I＄12；"心绞痛每日发作"患者的健康产出单元格 P36＝＄P5＊＄I＄13；第 1 周期各心绞痛不同频率状态患者的总健康产出单元格 Q36＝SUM（M36：P36）。

	周期	心绞痛从不发作	心绞痛每月发作	心绞痛每周发作	心绞痛每日发作	周期健康产出
34	QALYs					
36	1	0.00000	15.20000	125.45000	36.72000	177.37000
37	2	9.57000	69.16000	95.55000	17.28000	191.56000
38	3	9.47494	68.45909	94.25880	16.99533	189.18815
39	4	9.38082	67.76528	92.98504	16.71535	186.84649
40	5	9.28763	67.07851	91.72850	16.43999	184.53463
41	6	9.19537	66.39869	90.48893	16.16916	182.25216
42	7	9.10403	65.72577	89.26612	15.90279	179.99871
43	8	9.01360	65.05966	88.05983	15.64081	177.77390
44	9	8.92406	64.40031	86.86985	15.38314	175.57736
45	10	8.83541	63.74764	85.69594	15.12972	173.40872
46	11	8.74765	63.10158	84.53790	14.88048	171.26760
47	12	8.66075	62.46207	83.39551	14.63534	169.15367
48					QALYs	0.64025

附图 7－7　A 药治疗方案健康产出的马尔科夫模拟

将 M36 下拉至 M47，N36 下拉至 N47，O36 下拉至 O47，P36 下拉至 P47，Q36 下拉至 Q47，这样我们就获得了附图 7－7 所示每周期各心绞痛不同频率状态患者的健康产出及每周期的健康产出总和。

模拟 12 周期后，计算稳定型心绞痛 A 药治疗方案的年人均健康产出。A 药治疗方案的年人均健康产出即为 1～12 周期每周期心绞痛不同频率状态患者的总健康产出之和［SUM（Q20∶Q31）］除以总患者人数（281 人）。由于最终的效用是用质量调整生命年（QALYs）表示，这里需将人均健康产出换算至 QALYs。本案例是以 1 个月为 1 周期，模拟 1 年（12 个月），将人均健康产出除以 12 得到稳定型心绞痛 A 药治疗方案的人均 QALYs。即附图 7－7 中，年人均 QALYs 单元格 Q48＝SUM（Q36∶Q47）/281/12。

4. 完成 B 药治疗方案的马尔科夫模拟 B 药治疗方案的马尔科夫模拟过程与上述 A 药治疗方案同理，此处不再赘述操作方法。在"B 药模型"工作表中完成 B 药治疗方案的马尔科夫模拟，模拟结果如附图 7－8 所示。

每周期各状态患者人数

周期	健康状态					总计
	心绞痛从不发作	心绞痛每月发作	心绞痛每周发作	心绞痛每日发作	死亡	
1	0	2	95	47	0	144
2	17	92	35	0	0	144
3	17	91	35	0	2	144
4	17	90	34	0	3	144
5	17	89	34	0	5	144
6	16	88	33	0	6	144
7	16	87	33	0	8	144
8	16	87	32	0	9	144
9	16	86	32	0	11	144
10	16	85	31	0	12	144
11	16	84	31	0	14	144
12	16	83	31	0	15	144

附图 7－8 B 药治疗方案患者状态转移的马尔科夫模拟

成本

周期	心绞痛从不发作	心绞痛每月发作	心绞痛每周发作	心绞痛每日发作	周期成本
1	0.00000	2640.00000	137655.00000	107630.00000	247925.00000
2	16524.92000	121434.72000	50736.73500	0.00000	188696.37500
3	16360.76965	120204.02602	50051.10981	0.00000	186615.90548
4	16198.24990	118985.80466	49374.74973	0.00000	184558.80429
5	16037.34453	117779.92949	48707.52958	0.00000	182524.80360
6	15878.03752	116586.27540	48049.32582	0.00000	180513.63874
7	15720.31298	115404.71854	47400.01663	0.00000	178525.04815
8	15564.15520	114235.13630	46759.48181	0.00000	176558.77331
9	15409.54861	113077.40732	46127.60279	0.00000	174614.55872
10	15256.47781	111931.41148	45504.26259	0.00000	172692.15188
11	15104.92754	110797.02987	44889.34582	0.00000	170791.30323
12	14954.88270	109674.14477	44282.73867	0.00000	168911.76614
				平均成本	15367.55645

附图 7－9 B 药治疗方案成本的马尔科夫模拟

QALYs

周期	心绞痛从不发作	心绞痛每月发作	心绞痛每周发作	心绞痛每日发作	周期健康产出
1	0.00000	1.52000	61.75000	25.38000	88.65000
2	14.82132	69.91696	22.75975	0.00000	107.49803
3	14.67409	69.20838	22.45219	0.00000	106.33466
4	14.52833	68.50698	22.14878	0.00000	105.18409
5	14.38401	67.81269	21.84948	0.00000	104.04618
6	14.24113	67.12543	21.55422	0.00000	102.92078
7	14.09966	66.44514	21.26295	0.00000	101.80775
8	13.95960	65.77175	20.97561	0.00000	100.70696
9	13.82094	65.10517	20.69216	0.00000	99.61827
10	13.68365	64.44536	20.41254	0.00000	98.54154
11	13.54772	63.79223	20.13670	0.00000	97.47665
12	13.41314	63.14572	19.86458	0.00000	96.42344
				QALYs	0.69977

附图 7－10 B 药治疗方案健康产出的马尔科夫模拟

五、进行成本-效用分析

在前面的操作中，已分别在"A 药模型"工作表和"B 药模型"工作表中得到了 A 药和 B 药两种治疗方案的年人均成本和 QALYs 的马尔科夫模拟结果，接下来就可以进行两种治疗方案的成本-效用比较，结果见附图 7-11 所示。

首先，将两种治疗方案的马尔科夫模拟结果链接至附图 7-11"结果"工作表中。以"A 药模型"为例，A 药模型模拟 1 年的年人均成本为＄14210（附图 7-6"A 药模型"工作表单元格 Q32），将此值链接至"结果"工作表单元格 C3；A 药模型模拟 1 年的年人均 QALYs 为 0.64（附图 7-7"A 药模型"工作表单元格 Q48），将此值链接至"结果"工作表单元格 D3。同理，将 B 药治疗方案模拟 1 年的年人均成本（附图 7-9"B 药模型"工作表单元格 Q32 =＄15368）和年人均 QALYs（附图 7-10"B 药模型"工作表单元格 Q48 = 0.70）链接至"结果"工作表单元格 C4 和 D4。

链接完成马尔科夫模拟结果之后，接下来就可以在"结果"工作表中进行增量成本-效用分析。先计算两种治疗方案的增量成本（ΔC），ΔC（＄1157，"结果"工作表单元格 E4）的计算方法为 B 药治疗方案的年人均成本（＄15368，"结果"工作表单元格 C4）减去 A 药治疗方案的年人均成本（＄14210，"结果"工作表单元格 C3），即"结果"工作表单元格 E4 中 ΔC = C4 - C3；再计算两种治疗方案的增量效用（ΔQALYs），ΔQALYs（0.06，"结果"工作表单元格 F4）的计算方法为 B 药治疗方案的年人均 QALYs（0.70，"结果"工作表单元格 D4）减去 A 药治疗方案的年人均 QALYs（0.64，"结果"工作表单元格 D3），即"结果"工作表单元格 F4 中 ΔQALYs = D4 - D3。最后计算增量成本-效用比（ICUR），ICUR（＄19445，"结果"工作表单元格 G4）为两种治疗方案的 ΔC（＄1157，"结果"工作表单元格 E4）比两种治疗方案的 ΔQALYs（0.06，"结果"工作表单元格 F4），即"结果"工作表单元格 G4 中 ICUR = E4/F4。

	A	B	C	D	E	F	G
1							
2			成本（＄）	QALYs	ΔC（＄）	ΔQALYs	ICUR
3		A药方案	14210	0.64	–	–	–
4		B药方案	15368	0.70	1157	0.06	19445

附图 7-11 计算增量成本-效用

至此，便得到了稳定型心绞痛 A 药和 B 药两种治疗方案的 ICUR（＄19445，"结果"工作表单元格 G4），将此 ICUR 值与阈值比较，便可确定哪种药物治疗稳定型心绞痛更具有经济性。

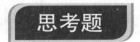

答案解析

某研究团队拟评估某抗癌药物的经济性，该药物可延长患者的无进展生存期（PFS）和总生存期（OS）。研究团队采用分区生存模型（PSM）模拟不同治疗组在"无进展""进展"和"死亡"三种健康状态下的成本与健康产出。生存数据来源于公开发表的临床试验，试验中未提供个体水平生存数据，因此团队需通过重构 Kaplan-Meier 曲线来完成建模。为确保模型结果可靠性，研究团队还进行了模型外推与敏感性分析。请思考以下问题：

1. 在该分区生存模型中，不同健康状态下的患者比例是如何由生存曲线推算得到的？

2. 若临床试验数据受限于观测时间，PSM 模型是如何实现生存曲线的长期外推的？常用的生存函数分布有哪些？

3. 在 PSM 中，如何计算不同治疗策略的总成本和健康产出（如 QALYs）？

（吴　晶　贺小宁）

书网融合……

本章小结　　　　　音频　　　　　习题

第八章 药物经济学研究设计中的关键问题

📖 学习目标

    1. 通过本章学习，掌握药物经济学研究设计的步骤、药物经济学研究设计的主要类型；熟悉药物经济学数据收集与分析方法以及研究伦理；了解研究设计的主要思想。

    2. 具有批判性阅读药物经济性评价文献、从事药物经济性评价项目的基本能力。

    3. 树立严谨、务实、求真的学术态度，培养药物经济性评价研究课题研究设计的批判性思维。

药物经济学研究设计关系到所用数据的质量、研究结果的可信性，也是提炼研究经验、积累研究能力的重要环节。国际药物经济学与结果研究协会（International Society for Pharmacoeconomics and Outcomes Research，ISPOR）曾指出药物经济学分析过程应该在研究设计与假设的指导下进行，研究设计者应该将更多的精力投入研究设计中以保证高质量的数据用于药物经济性评价。同时，药物经济性评价的研究设计会影响证据效力，进而影响药品市场准入。基于此，本章将侧重介绍药物经济学研究设计如何保证数据获取和分析质量。为了完成这个任务，本章首先介绍研究设计的基本思想，然后介绍药物经济学研究设计的主要类型、数据收集和分析方法，并在此基础上提出如何在药物经济学中综合上述内容形成研究设计，最后提出了研究过程中需要注意的伦理问题。

第一节 研究设计的基本思想

PPT

药物经济学研究设计最根本的思想就是借助测量工具在药物治疗方案的成本和健康结果之间进行权衡，以解决药物治疗方案的性价比问题。它首先需要考虑"要测量什么、怎么测量"的问题；其次要考虑"测量如何收集数据"；最后则还需要考虑"如何将数据进行整合"，也就是药物经济性评价中的因果关系如何识别和呈现。

一、测量基本思想

药物经济性评价测量中首先要考虑的是所测的变量是否存在，确定哪些是变量，哪些不是变量，也就是要解决"要测量什么、怎么测量"的问题。

（一）测量的内涵

测量取决于要回答什么问题。问题的内在逻辑是无形的，但是问题的呈现形式是有形的。测量的目的就是从"有形现象"中发现"无形道理"。史蒂文斯指出测量是"根据法则给客体或事件指派数字"。

药物经济学无论成本、收益（效益、效果和效用）都涉及测量，测量给变量赋值，而变量之间的关系形成了理论。对于药物经济学来说，变量之间关系的理论基础主要包括经济学、临床医学或流行病学。但是变量的测量是难题，因为变量会随时间、地点和人这些资源的不同而不同，并且变量往往不能直接观察到，在研究中主要通过建构一个概念来实现对变量的测量。这个概念是研究者构想出来描述现实世界的，本身根本不存在，但是可以解释现象，解决问题。

（二）测量的关键要素

首先，测量对象"客体"或"事件"很重要，也就是要知道测量什么。比如在炎热天气人会感到闷热，在寒冷天气人会感到冰冷，要同时测量这两种感受，需要建构"温度"这个概念；在效用测量中，要测量人的生活质量，研究者就构想了"质量调整生命年"这个概念。

其次，"法则"也很重要，也就是测量怎么能让人信服，要遵循一定原则。卡尔纳普在《科学哲学导论》中根据"量化法则"将测量分为分类、比较、定量测量。比较概念在分类概念和定量概念之间起一种媒介的作用，在定量概念被引入科学领域之前，它对于描述、预言和解释来说，与粗糙的分类概念相比是更为有效的工具。比如人类对温度的认识，首先是基础的冷、热这种分类；然后随着人类对世界的认识，人们会比较不同物体的温度感觉，从而出现了更为细致的温度感觉分类；后来，人们想知道水到什么程度可以喝，从而发明了水银温度计来测量温度的高低，这样就通过"量化法则"将不可观测的温度概念变成温度计上可以直接观测的数字了。

最后，怎么测量，也就是"怎么指派数字"也非常重要。测量学中有4种尺子测量世界，称为"度量尺度"。这4种尺子分别是定类变量（nominal scale）、定序变量（ordinal scale）、定距变量（interval scale）和定比变量（ratio scale）。从表8-1可以看出，这种分类是基于卡尔纳普的测量思想，也就是从定类到定比，量化色彩越来越浓，这是研究设计科学化的重要标志。

表8-1 四种度量尺度特点比较

名称	特点	举例
定类变量（类别尺度）	不能大小比较、数学运算，可以用虚拟变量（0和1）代替分类	性别（男、女）
定序变量（排序尺度）	只有排序的分别，不可以数学运算	满意度（非常不满意、比较不满意、不满意、比较满意、非常满意）
定距变量（等距尺度）	没有绝对参照原点，可加或减，不可以乘或除	摄氏温度与华氏温度
定比变量（等比尺度）	有绝对参照原点，可加、减、乘或除	基数效用

药物经济性评价中成本、效用的测量方法符合上述逻辑。尤其是比较对于药物经济性评价非常重要。药物经济性评价都是建立在本品与参照药品比较的基础上。无论是药品的临床价值，还是成本效果都是取决于本品与参照药品的比较。参照药品一般是同一治疗学亚组、具有相同适应证的药物。参照药品可以由政府指定、政府推荐后企业选择、政府制定规则后企业选择。通常，参照药品与本品相比需要具有同样的适应证、已经纳入相关目录、临床最常用的药物（临床"金标准"，临床指南推荐或市场份额最大的药品），也可以考虑结构、机制、剂型、规格方面的相似性，有多个参照药品可以选择时，更具性价比的药品的优先级更高。

（三）测量指标

指标的选择需要根据其与测量问题的关联性、客观性、灵敏性、精确性、重现性、特异性等的不同，而选择合适的指标（表8-2），从而形成指标体系。

表8-2 指标的要求

要求	具体含义
关联性	指标必须与研究目的有本质联系，能够解决研究问题
客观性	测量工具与仪器相对客观，患者自报感受相对主观，不存在绝对客观的指标
灵敏性	快速测量到实验效应
精确性	包括准确度和精密度，前者是与真实值的接近程度，后者是与均值的接近程度
重现性	各次测量结果差异要在研究允许范围内
特异性	专门针对研究目的而设置的指标，但是特异性是相对的

另外，还要注意中间指标与终点指标（结局指标）的选择。中间指标间接反映健康结局、短期内可测量、具有一定预测性、适合快速审批，但是与终点指标之间的关系具有不确定性。终点指标直接反映健康结局，通常需要长期随访才能测量，对于临床或报销决策具有参考价值。成本－效果分析中曾经强调"总效果"指标的优势，但是这也要根据研究目的而决定。研究设计的目的是用最少的研究经费达到最佳的研究结果，因此选择中间指标还是终点指标，关键是能不能解决所要研究的问题。

药物经济学中测量的指标主要是成本、健康结果。测量成本的理论基础是机会成本，也就是价格理论；测量健康结果的理论基础主要是临床医学、流行病学以及经济学的效用理论。所采用的测量技术主要是调查问卷、模拟技术、临床测量技术以及量表等，这些技术主要是用现在的或过去的数据来模拟未来的情景。

从成本测量来看，关键是识别出来影响成本的因素，尤其注意不要忽略时间成本。首先，按照影响成本的因素形成调查问卷或测量量表，但是要注意这种测量是用已经发生的成本数据模拟将来的成本数据，也就是一定要考虑在未来情景下资源（人、财和物等）的单价和消耗量。其次，这些资源还需要按市场情景进行模拟、评估其影子价格，这种影子价格是在社会最优状态下供方和需方博弈的均衡价格。最后，真实世界是动态变化的，影子价格也动态变化，测量影子价格的方法本质上是市场模拟。比如人力资本法就是通过假设人在市场上工作，来模拟人的市场价值。

从健康结果测量来看，主要包括效益、效果以及效用，所采用的测量技术包括市场模拟、临床测量技术以及量表。①效益测量中的意愿支付法，就是测量人在一定情景下愿意支付的价格，这属于市场模拟。对于未来的获益只能通过市场情景模拟来获取。②效果测量一方面可以采用调查问卷，收集医疗机构中已经存在的临床指标，这种方法成本较低，但是由于患者人群、疾病谱等因素的变化，所测得的结果与将来的真实情况相比可能存在较大的偏差；另一方面也可以选择用临床仪器或设备测量，这种方法成本比较高，但是属于真实世界的数据，可以提高效果测量的效力。③效用测量一般采用量表测量人的偏好或效用，刻度法测量人的主观感受，属于心理量表；时间权衡法和标准博弈法则主要基于经济学的均衡理论，是在人面临的两个健康状态间不断选择，直到感觉两个选择没有区别，也就是达到了均衡，这属于市场模拟技术。

指标测量中还有另一个问题，也就是如何将成本和健康结果动态化，以及将两者进行整合。流行病模拟技术在这种情况下，就大有用武之地。在药物经济学中，流行病模拟技术主要包括决策树分析、马尔科夫模型、分区生存模型、离散事件模型、贝叶斯模型等。①决策树分析通过相对静态的方式展现临床路径，成本和健康状态在所有方案中都有所反映。②马尔科夫模型、分区生存模型、离散事件模型则是用动态方式展现疾病状态间转归的概率、时间，比决策树分析更接近于真实世界。③贝叶斯模型结合了人的主观想法、理性判断，西尔弗在《信号与噪声》中指出这种方法可以增强对未来的预测能力，而药物经济学又需要融合人的价值判断于评估中，因此贝叶斯模型正在成为药物经济学评估指标测量技术的重要选择之一。除了流行病模拟技术外，蒙特卡洛模拟、随机漫步法等统计技术也可以起到对成本和健康结果动态评价的作用。

二、因果关系与研究设计

"如何将数据进行整合"是研究设计最终结果如何呈现的问题，这种呈现对于研究设计的科学性非常重要。在药物经济学中，大量研究以临床试验为主，采用"什么样的试验设计来证明干预因素和干预效应间的因果关系"至为关键，而理解这个问题最首要的是理解因果关系。

何为因，何为果？这是很多哲学家和科学家一直在探索的问题。休谟在《人性论》中提到一个至为关键的问题，也就是"人怎么从有限的经验观察推论到必然的因果关系"。休谟指出为了证明 X 与 Y

之间的因果关系，必须先在理论上能够解释这种因果机制，然后还可以在数据上观察到这种现象：①X总是发生在 Y 之前；②X 与 Y 相关的概率很高；③X 与 Y 的共同变化不是其他因素对 X 和 Y 的共同影响所致。

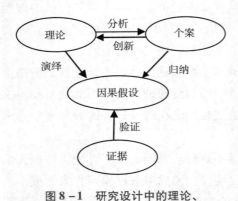

图 8 - 1   研究设计中的理论、定性及定量关系

因果关系推理的关键是反事实分析（counterfactual analysis）。实际发生的因果关系是自变量 X 受到了干预产生了结果变量 Y。为了证明这个，需要反事实分析，也就是假设自变量 X 在没有干预的情况下会不会产生结果变量 Y。但是，人不能回到过去。为了证明因果效应，替代方法就是用与实验组特征相同或相似的对照组来对比，这就是随机对照临床试验。

基于上述逻辑药物经济学研究设计是：从理论中演绎因果命题，或者从个案中归纳以此形成假设；在这个过程中，还可以通过理论分析个案，加强假设的逻辑性，通过个案更新理论，加强假设的现实性；最后，假设需要搜集证据以验证假设，证明变量间的因果关系，对于药物经济学，就是发现疾病治疗方案的经济性，如图 8 - 1 所示。

药物经济学的研究数据很多来自临床试验设计。由于临床试验中有相对严格的试验控制，其证明因果关系的效力要高于一般研究设计。但是恰恰因为这种相对严格的试验控制，导致药物经济学临床试验设计结果的外推会存在偏差，也容易被人质疑。

第二节 研究设计类型

药物经济学主要采用临床试验研究、观察性研究。二次文献研究则是为临床试验或观察性研究提供参数或者整合同类研究形成系统综述，是提升药物经济学临床试验研究、观察性研究适用范围的证据整合方法。

一、临床试验研究

临床研究可以分为临床试验研究、观察性研究，具体研究方法及设计的选择逻辑参考图 8 - 2。第一步，寻找是否存在干预因素，可以分为临床试验研究、观察性研究。第二步，根据是否随机、有无对照组、是否考虑时间序列再细分为随机对照研究、非随机对照研究、队列研究、病例对照研究、横断面研究。第三步，权衡研究设计能否回答所选择的研究问题，也要考虑数据可获得性、研究成本，明确"研究可以做什么，什么不能做"。

临床试验研究根据对暴露因素的干预随机程度，可以再分为随机化临床试验（randomized clinical trail，RCT）、准试验（quasi - experiment）、自然试验。RCT 强调受试要随机分组，是研究的"金标准"。准试验研究，受试不是随机分组，而是受试者自己或参与试验的人员选择分组，研究者只操控测量量表、施测时间、对照组的选择。自然试验并不是真正的试验，暴露因素是自然发生的事件或政策干预，将干预前后、试验组与对照组相结合，可以运用倍差法解决影响评估中的一系列问题。

药物临床试验根据对照组的不同，可以分为安慰剂对照、阳性对照、剂量对照、无治疗对照、外部对照。安慰剂对照是与无活性物质在同一时间、空间平行比较；阳性对照是与现有治疗药物在同一时间、空间平行比较；剂量对照是同一药物不同剂量组在同一时间、空间平行比较；无治疗对照是只观察本药物的自然病程；外部对照则是与不同时间、空间的数据比较。另外，根据研究设计，药物临床试验还可以分为单臂临床试验、双臂或多臂临床试验。

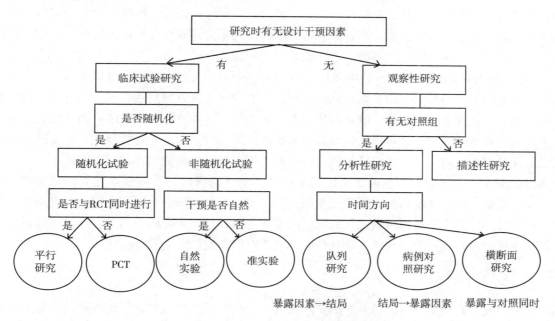

图 8-2 临床研究设计策略选择

药物经济性评价中的单臂临床试验属于外部对照的一种，头对头临床试验属于阳性对照的一种。如果头对头临床试验设计中的对照组与医疗保险准入的参照药一致，则构建药物经济学模型较为方便。但是，如果头对临床试验的对照组不同于医疗保险准入的参照药、单臂临床试验无平行对照、安慰剂临床试验无阳性对照，则在药物经济学模型构建中会遇到比较大的挑战，搭载临床试验的药物经济性评价研究就成为了需求。这种研究分为平行研究（piggyback）和实际临床试验（programmatic clinical trial，PCT）研究。平行研究是将药物经济学、临床试验研究平行进行，一般选择在Ⅲ期临床试验开始，也有从Ⅱ期临床试验开始的。由于这种研究设计坚持随机、对照和双盲设计，评价的是药品临床功效（efficacy），内部效度较高，但是外部效度较差，研究结果转化为临床实践存在一定困难。药物经济学实际临床试验则是在日常用药过程中评价药品临床效果（effectiveness），外部效度较高，但是由于缺少盲法设计，内部效度较低。

由于平行研究面临以下挑战，ISPOR 承认实际临床试验研究是从事药物经济性评价最好的研究设计：①研究计划本身会驱动资源使用，并且这种因素的影响很难估计；②对照组经常是临床上不常见或不推荐使用的治疗方案；③志愿者的招募不能代表群体，多研究地点时，临床试验结果会受各地区间卫生服务可及性的影响；④纳入标准和排除标准受限，比如患者的选择、疾病严重程度以及并发症等都会影响临床试验结果；⑤临床试验人为地提高了治疗方案的依从性，也就是会出现管理学中的"霍桑效应"，受试者因为实验本身，行为发生改变，而不是因为药物治疗方案，这样会出现自变量和因变量之间的假阳性。但是，ISPOR 仍然认为平行研究具有参考价值，尤其是在药品定价和补偿方面，提供的信息越早，越有利于预测药品的市场价值。

二、观察性研究

在药物经济学观察性研究中描述性研究主要描述疾病或人群特征，从而产生假设，这个假设需要经过分析性研究、临床试验研究来验证。临床试验研究已经在上面进行了介绍，下面介绍分析性研究中的队列研究、病例对照研究以及横断面研究。

1. 队列研究（cohort study） 是从暴露因素观察到结局，研究者确定一组暴露于所研究因素的人群、一组或多组不暴露人群，然后随访暴露组、不暴露组一段时间来确定结局。如果暴露组人群比不暴露组人群有较高结局发生率，则暴露因素是风险因素。队列研究可以计算精确的发病率、相对危险度和归因危险度，但是对于罕见病，队列研究用时较长，费用较高。

2. 病例对照研究（case-control study） 和队列研究相反，是从结局追溯暴露因素，强调从疾病结局入手，从时间上向后看，寻找引起该结局的暴露因素。比如调查卵巢癌人群、没有卵巢癌人群，可以通过调查表、访谈或者其他方式，确定两组人群口服避孕药、促排卵药物等危险因素的暴露情况。如果病例组发病率高于对照组，就可以确认暴露因素是危险因素。该方法正好弥补队列研究的缺陷，适用于罕见或需长时间发生的结局，可以节省研究时间和费用，还可以解决同样的研究问题。

3. 横断面研究 是特定时间点的快照，用来检测特定时间疾病与暴露因素之间的相关性，焦点是患病，而不是发病，因为横断面的时间因素是固定的。比如横断面研究有助于发现关节炎女性比无关节炎女性更易肥胖，但是没法判断两者之间的因果关系。可见，这类研究因为有对照组，比描述性研究效力高，但是发现因果效应的能力要差于队列研究、病例对照研究以及实验性研究。

三、二次文献研究

二次文献研究主要利用现在已经发表的文献资料，来获取药物经济性评价所需要的参数、模型构建的逻辑，甚至可以针对某一治疗目标整合文献中的治疗方案，形成更广义上的评价结果，充分利用已经产生的研究所蕴含的信息。

1. 获取高质量的参数和模型构建信息 药物经济性评价中很多参数，比如疾病发病率、患病率、疾病转归概率等很难在短期内收集到，这时候要求助于已有文献。而文献的质量将关系到参数与真实世界的接近程度，也最终决定研究质量。同理，模型构建方面的信息也具有这个特点，高质量的文献将节省模型构建的成本、决定模型构建的质量。所以，二次文献研究第一步要确认临床证据分级（rating of evidence），临床证据分级要根据研究要求选择认同度最高的分级标准。我国国家医疗保障局认可的证据效力从高到低依次是：RCT 随机对照试验的系统评价或荟萃分析、系统评价或荟萃分析、单个样本量足够的 RCT、实际临床试验 PCT、单臂临床试验、非 RCT 队列研究、无对照病例研究。

2. 系统综述和 Meta 分析整合文献 系统综述和 Meta 分析也是建立于文献证据分组基础上，其目的在于将同类研究整合，增加证据效力，同时指导临床决策。系统综述有严格的操作程序，可以参考 Cochrane 协作网成员统一编制的 *Cochrane Handbook for Systematic Reviews of Interventions* 来对药物经济学文献进行系统综述。系统综述的基本操作步骤如下：①确定综述需要解决的研究问题；②确定纳入研究的标准；③设计研究计划；④文献检索；⑤文献筛选；⑥关键信息提取；⑦质量评价标准制定；⑧研究结果的分析与整合；⑨系统综述结果的解释。

Meta 分析源于 1920 年 Fisher "合并 P 值"的思想，1955 年由 Beecher 首次提出初步概念，1976 年 Glass 正式称这种合并统计量对文献进行综合分析的方法为 "Meta-analysis"。中国在 20 世纪 80 年代引入这种方法，译名有荟萃分析、二次分析、汇总分析以及集成分析等。和系统综述相同，Meta 分析也有助于深入挖掘已有药物经济学文献的临床决策价值。

3. 间接比较扩展文献的现实价值 系统综述以及 Meta 分析在整合药物经济学文献方面贡献巨大，但是这种整合并没有充分挖掘信息的价值，因为整合还是针对文献之间的同一药物治疗方案进行，这就缩小了文献整合的范围。这种比较一般称为直接比较，这种比较也具有方法学上的缺陷：①对照组的选择有可能出现偏倚；②可以保证评价结果的相对优化，不能保证绝对的最优。

在这种情况下，国际药物经济学与结果研究协会多年前推出了整合数据的新方法间接比较（indirect treatment comparision，ITC）。其基本思想是：假如想比较某种疾病治疗方案 A 和 C，但是对照组的治疗方案 C 无法得到；在这种情况下，如果发现有研究者曾经比较过治疗方案 C 和 B，那么就可以采取变通的方法，只比较治疗方案 A 和 B，然后再与 B 和 C 的比较结果进行整合；这样一方面可以节省很多成本，另一方面也可以整合主要研究达到更接近绝对意义的最优方案。更多间接比较的内容参见"第四章成本 - 效果分析"。

第三节　数据收集与分析

PPT

好的研究设计是资料收集与分析的前提，但是为了更好地表达研究结果，在研究设计阶段就应该开始思考资料收集与分析方法。无论研究思路如何好，如果没有收集到数据，不能进行高质量的分析，也会使思路的表达大打折扣。因此，本节将重点介绍抽样、资料收集方法和分析方法三大关键问题。

一、样本与样本量估计

（一）基本概念

样本是从研究总体中抽取一定数量个体，在收集数据、经过统计处理后，以样本情况推断总体情况。样本过大，浪费人力和经费；样本太小，代表性会出现问题，研究结论可能会偏离真实结果。在药物经济学中，样本量至少应该达到随机对照试验最小样本量的要求。

（二）样本量估计

对于大数据研究、真实世界研究是全样本数据，不需要估计样本量。对于临床试验中的平行研究，样本量已经由临床试验决定，药物经济学研究需要根据研究要求，来决定要不要增加样本量；对于二次文献研究来说，样本量已由文献给定，也不需要另外估计样本量。

随机临床对照干预研究、前瞻性观察研究和回顾性队列研究需要估计有助于解决研究问题的样本量。比如对于二分类结果研究（比如患病和健康）计算样本量时，要考虑 Ⅰ 类错误（α）、把握度（power）、对照组事件发生率（event rate）以及实验组的治疗效果（类似于事件发生率）。Ⅰ 类错误主要是指出现假阳性结果的机会，也就是在治疗效果相同下，检测出统计学显著差异的可能性。把握度等于 $1 - \beta$，β 是指 Ⅱ 类错误，指出现假阴性结果的机会。因此，把握度又称此为检验效能，也就是事物之间如果确实存在差异，这种差异能被统计学显著性检验检出来的可能性。假设 $\alpha = 0.05$、把握度 $= 0.9$ 及实验组和对照组样本量相等，则可以有下面的公式：

$$n = \frac{10.51[(R+1) - P_2(R^2+1)]}{P_2(1-R)^2}$$

式中，n 为每组样本量；P_1 为治疗组事件发生率（不在公式中，隐含在估计的 R 和 P_2 中）；P_2 为对照组事件发生率；R 为危险比（P_1/P_2）。

比如，当 $\alpha = 0.05$、把握度 $= 0.9$ 时，估计对照组事件发生率为 10%（$P_2 = 0.10$），为了达到临床治疗效果的显著性差异，新治疗方法需减少 40% 的事件发生率（$R = 0.6$），可以算出每组 n 约为 962，应用 PASS 软件 6.0 更准确的公式可以得到 965。这个公式也适用于 α 和把握度的其他不同水平，可以采用表 8 - 3 中的参数代入上述公式估计不同情况下的样本量。

表 8 - 3　样本量在不同 α 和把握度下公式系数

Ⅰ类错误（α）	把握度（$1 - \beta$）		
	0.80	0.90	0.95
0.05	7.85	10.51	13.00
0.01	11.68	14.88	17.82

通常情况下，$\alpha = 0.05$、把握度 $=0.8$ 就足以保证样本量可以解答研究问题，但是根据课题不同也要略做调整。比如子宫切除术标准预防性抗生素有效并且副作用很少，在一项研究新抗生素的试验中，可能为了减少假阳性结论，将 α 降到 0.01，把握度降低到 0.8 以下。

除了我们上面涉及的 PASS 软件以外，od177 也是一套可以用来估计样本量的优化设计软件。该软件由美国国家精神健康局（National Institute of Mental Health）以及格兰特基金（William T. Grant Foundation）联合开发，可以用于多干预水平、多地点进行的临床试验样本量估计。

二、抽样方法

抽样方法可以分为随机抽样、非随机抽样。随机抽样要求严格遵循概率原则，每个抽样单元被抽中的概率相同，并且可以重抽。非随机抽样不能保证每个抽样单位抽中概率相同。选择何种抽样方法，要根据研究问题及目的来确定，证明因果关系需要采取随机抽样，如果只是探索性研究，可以采用非随机抽样。在实际操作中，抽样方法也需要讲求调查策略，尤其在药物经济学人群研究中，入户调查策略非常重要。

（一）随机抽样

随机抽样可以分为单纯随机抽样（simple random sampling）、系统抽样（systematic sampling）、分层抽样（stratified sampling）。各种抽样方法的特点及操作参看表 8-4。

表 8-4　随机抽样方法特点及操作

类型	特点	操作
单纯随机抽样	每个抽样单元被抽中的机会相等，抽样范围大时，工作量大；抽样规模小时，代表性差	①将研究对象排列成序；②用随机化方法选择进入样本的号码；③已入选号码不再列入，直至达到样本量为止
系统抽样	按一定顺序，机械地每隔一定数量单位抽取一个单位进入样本	①将研究对象排列成序；②随机选择抽样起点；③起点序号顺序加上间距形成剩余样本
分层抽样	从分布不均匀的人群中抽取有代表性样本的方法；层内变异越小越好，层间变异越大越好	①按人口学特征或某些标志将人群分组；②从每组抽取一个随机样本

抽样随机化是研究设计中较为抽象，却也至为关键的内容。不恰当的随机化容易导致选择偏倚和混杂偏倚。而恰当的随机化分组可以在设置实验组、对照组时减少偏倚，有利于研究者、受试者和评估者在进行治疗干预时设置盲法。随机化方法可以分为非限制性随机化方法、限制性随机化方法以及分层随机化方法。

1. 非限制性随机化方法　包括抛硬币、掷骰子等方法。这些手工抽签方法理论上可以产生随机化分组方案，但是由于该类方法可重复性差、缺乏验证，建议研究者谨慎使用。更好的方法是采用随机数字表或者随机数生成器，这些方法可以产生更可靠的、简单的、可重复的分配方案。

2. 限制性随机化方法　可以减少样本不均衡产生的概率，适用于各治疗组或对照组样本量一样的研究设计。最常用的达到平衡随机化的方法是随机排列区组法。例如，某区组大小为 12，依次纳入的每 12 个受试者为一组，通常按 6、6 开分配到两组。也可以按 2∶1 分配大小为 12 的区组，其中 8 个分配到一个治疗组，4 个分配到另一个治疗组。

3. 分层随机化法　可以防止治疗组间在基线（baseline）特征方面的不平衡。一般情况下，分层容易增加研究的复杂性，降低试验合作者的参与性以及受试的合作性。多中心研究按中心分层既可以保证解决研究问题，又不会增加各中心操作的复杂性。这种方法可以保证分层因素的平衡性，提高统计学的把握度和精确性。但是，一旦每组受试者超过 50 人，分层的好处就会减少。

融合以上随机化分组的思路，有一种常用的多阶段抽样方法——概率比例大小抽样（probability

proportionate to size sampling，PPS），又称为按规模大小成比例概率抽样，通过这种方法，在辅助信息帮助下，可以使每个单位均有按其规模大小成比例被抽中的机会。具体做法：第一步，确定初级抽样单位，需要有这些单位的名录以及每个单位被调查人员具体数量；第二步，按规模大小抽取初级抽样单位；第三步，在抽出的初级抽样单位中选择具体调查对象，如果第二步中抽取的初级抽样单位所有成员作为调查对象，则称之为二阶段整群抽样；如果按人数多少抽取调查对象，则是 PPS 抽样。

（二）非随机抽样

非随机抽样主要包括方便抽样、立意抽样、配额抽样以及滚雪球抽样。这类抽样方法的特点及操作参看表 8 - 5。

表 8 - 5　非随机抽样方法特点及操作

类型	特点	操作
方便抽样	适用于不追求代表性的研究	以偶然或某种方便方式抽取样本
立意抽样	研究者的目的至为关键	根据研究目的地抽取某些对象
配额抽样	分层抽样延伸	研究者根据研究目的和实际情况，规定各种对象抽样人数，调查个体选择由调查员决定
滚雪球抽样	适用于缺少抽样框架、无法进行随机抽样、研究总体不明或难以找到调查对象	从少量受试开始，由他们介绍更多符合条件的对象，如此重复，直接样本量符合要求为止

（三）入户抽样策略

入户调查策略关系到抽样方法能否落实，关系到样本的代表性和可重复性，也是药物经济学进行效用和生命质量测量需要用到的方法。以某个城市居民调查为例，通常的做法如下。

第一步，直接从全市所有街道或者从全市各个城区中分别（按简单随机抽样方式）抽取若干街道；第二步，在所抽取的街道中，（按简单随机抽样或 PPS 抽样）抽取若干个居委会；第三步，在所抽中的居委会中，（按系统抽样方式）抽取若干居民家庭；第四步，在所抽中的家庭中（按生日法或全样本）抽取回答者。

农村居民入户调查方法与此类同。但是，要注意被调查户的确定。常用的方法有名册法、地址法以及地图法。名册法即按人口普查数据、居委会住户名册或公安户籍资料进行等距抽样。地址法是在找不到户名册的情况下采用，记录社区所有门牌地址，如果一址多户记为多地址，在形成的地址名册中进行抽样。地图法即地址法也无法采用的情况下，但是社区内住户空间分布基本均匀，通过获取社区完整地图，再抽取地图上的点，找到对应住户为被访户。

三、资料收集

药物经济性评价模型是整合药物治疗方案的安全性、有效性、成本、流行病学、医疗卫生系统等各种证据来评估药品的临床价值和成本效果的，这些证据的资料收集手段包括调查表、调查问卷、关键人物访谈、焦点小组讨论以及实验等方法，收集的数据主要有二手数据、临床实验数据以及观察性研究数据。二手数据可以作为研究的文献综述部分，也可以作为研究的参数为分析研究结果服务，临床实验及观察性研究数据则形成最终的研究结果。

知识拓展 --

中国基本医疗保险药品目录准入的证据要求

我国基本医疗保险价格谈判进入常态化后，对于相关证据的审评也提出了相关要求。国家医疗保障局要求"优先使用基于我国人群的临床试验或真实世界数据（real world data，RWD），优先提供证据等级高的文献证据"。对于真实世界数据，《支持创新药高质量发展的若干措施》要求"强化创新药真实世界研究。探索建立科学的真实世界研究方法，鼓励创新药开展真实世界研究，推动研究结果与药品目录准入、续约、调整医保支付范围等挂钩"。

（一）二手数据

药物经济性评价中，药物经济学模型的结构以及参数的变化是随着文献回顾而逐渐明确的，在这个过程中会采用调查表、调查问卷来收集数据。

1. 文献回顾 文献检索范围包括疾病负担、药物治疗方案、药物经济学模型结构及参数。数据来源主要是系统综述或 Meta 分析、临床试验、观察性研究、专家意见、参考价格以及常规数据来源。这些文献回顾将形成以下内容。

（1）所研究疾病的基本信息 主要包括流行病学特征、疾病经济负担。

（2）干预措施的基本信息 主要包括目前治疗该疾病的主要干预措施的疗效、不良反应、成本、国内外上市和医疗保险市场准入情况等信息。

（3）文献综述 主要综述国内外文献关于新干预措施的药物经济性评价研究，并寻找拟进行的研究与已有文献的区别和创新之处。

2. 药物经济性评价模型

（1）药物经济性评价模型的检索途径主要为 EconLit 数据库、RePEc 数据库、MEDLINE 数据库、Embase 数据库、PsycINFO 心理学文献数据库，主要检索学术期刊、卫生技术评估报告和会议摘要中的药物经济学模型。

（2）可替代临床路径的检索可以重点关注 MEDLINE 数据库、Embase 数据库、中国期刊网、万方、维普等数据库以及中国国家疾病预防控制中心或患者组织的数据。国内外比较权威的临床指南信息也具有参考价值。

（3）药物治疗方案的有效性、安全性数据，主要检索 MEDLINE、Embase、Cochrane Library、NHSEED、NHS Evidence、McMaster Health Systems Evidence 数据库。

（4）药物治疗方案的用法用量、用药周期主要以药品说明书为准，但是涉及本品与参照药品之间的剂量与疗效关系时，本品与参照药品头对头临床试验的用法用量、用药周期数据是有效的。但是，有的药品用法用量与体重、体表面积、临床使用场景有密切关系，这种情况下真实世界数据、专家意见具有一定参考价值。

（5）药物治疗方案单价数据主要取决于药品是不是创新药、集中带量采购药品。创新药市场竞争不充分，可以采用市场上价格的加权平均数。集中带量采购药品市场竞争充分，可以采用省挂网价格的最高价。

3. 预算影响分析

（1）患者人群的界定，中国统计年鉴及各省统计年鉴、国家医疗保障的统计年鉴中的人口、参保情况数据可以作为估计的参数来源。

（2）患者人群界定还需要患病率、发病率、诊断率、治疗率、基因检测率、依从率、某种疾病分型的率等数据，这些数据可以从流行病调查相关研究中获取。

（3）市场份额的估计需要市场调研。

（4）用法用量、单价的数据来源与药物经济性评价模型类似，但是预算影响分析主要关注会计成本。

（5）药品不良反应的处理成本、疾病管理以及其他成本资料收集方法类似药物经济性评价模型。

（二）临床试验和观察性研究数据

临床试验要有科学的纳入标准和排除标准，有严格的试验组和对照组，并且两组人群还要进行随机化分组，采用盲法，防止出现试验偏倚。相关数据形成数据库，或者通过调查表、调查问卷、关键人物访谈以及焦点小组讨论等多种形式形成多维度的定量或定性数据。

观察性研究中的队列研究、病例对照研究需要设计专门的调查表或调查问卷，收集被调查对象的信息，同时通过关键人物访谈、焦点小组讨论等定性数据挖掘数据的深层含义。

（三）大数据研究与真实世界数据研究

药物经济性评价研究中，除了临床试验和观察性研究数据外，大数据和真实世界数据由于直接来自真实临床治疗环境，更利于发现药物治疗方案的临床价值和成本效果。

大数据主要指数据的容量很大、数据类型丰富（数据类型不仅包括数字、文字，还包括图形、人在信息系统中的行为记录、卫星定位等数据），不进行随机抽样，而是采用所有数据，并且这些数据可以对人的决策产生价值。药物经济性评价中，大数据包括各种机构产生的海量数据以及有意识收集的数据。尤其随着智能穿戴设备进入临床，实时收集的数据将成为未来药物经济学研究的新的数据来源。

智能穿戴这种实时收集的临床效果、安全性数据，就是 RWD。这种数据能够真正反映医生的决策行为，对这些数据的挖掘可以产生具有实用价值的信息，外部效度非常高。但是这种数据并不一定是研究者在研究设计下有意图收集的，这造成变量间作用关系复杂，需要比较复杂的统计技术才能挖掘出有价值的信息。

可见，大数据和真实世界数据两者并不互相包含，两者有交叉部分（图 8 - 3）。现在从事药物经济学的研究者更多将研究焦点集中在交叉部分，但是非交叉部分可能是将来药物经济学研究更有价值的领域。

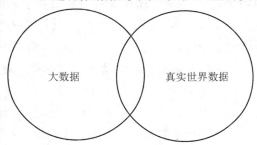

图 8 - 3　大数据与真实世界数据的关系

四、数据分析

（一）数据分析技术

药物经济学数据分析技术主要包括建模工具、分析结果、异常事项三方面。

1. 建模工具　药物经济学建模的常用工具是 TreeAge Pro、Microsoft Excel 以及 R 语言。TreeAge 属于药物经济学专业建模软件，支持决策树模型、马尔科夫模型、分区生存模型、离散事件模型的建模，但是该软件不是免费软件，模型算法的灵活性不如 R 语言，运算过程的透明度不如 Excel。Excel 属于药物经济学建模的基础工具，适用于药物经济学各种模型的建模，对于大型或复杂模型，复杂的宏程序影响模型的计算效率和透明度，但是简单模型运算过程透明度高，各国医疗保险市场准入中推荐使用该软件的比较多。R 语言是免费开源的，可通过包扩展功能、算法效率高，代码审查方便，适合实现更为复杂的药物经济学模型建模，但是 R 语言建模入门比较难，操作界面不直观，代码调试比较复杂。大语言模型的出现使得 R 语言代码调试难度下降了，但是现在还没有出现自动生成药物经济学模型的人工智能工具。

知识拓展

中国基本医疗保险药品价格谈判数据分析要求

中国国家医疗保障局在基本医疗保险药品价格谈判中要求采用模型法时，必须提交 Excel 或 TreeAge

电子版本。成本－效果模型分析优先从卫生体系角度测算，仅考虑直接医疗成本。预算影响分析模型优先从医疗保险支付角度测算。两种模型的相关参数可以回溯测算过程。如果采用真实世界数据，需要详细阐明分析方法、结果。

2. 分析结果　药物经济学分析结果主要包括基础分析、意向性治疗分析和敏感性分析。

（1）**基础分析**（base case analysis）　这种分析是药物经济性评价重要组成部分，主要基于合理的参数假设进行初始评估，反映"最可能"情景下的结果。合理的参数假设包括：①不考虑不确定性，使用确定性参数（点估计值）；②有效性、安全性基于临床试验数据或文献中的最佳证据，从而为决策者提供成本－效果比、增量成本－效果比等基准结果。比如某抗癌药相对参照药的增量成本－效果比为每增加一个 QALY 成本为 30 万元。

（2）**意向性治疗分析**（intention－to－treat analysis，ITT）　药物经济性评价中，ITT 主要为成本效果分析提供疗效数据，因为这种分析在随机化分组的前提下，保留了所有受试者的数据，无论受试者有没有完成治疗方案，这比较符合真实临床实践，可以减少药物经济学效果指标的偏倚。

（3）**敏感性分析**（sensitivity analysis）　敏感性分析包括确定型敏感性分析（deterministic sensitivity analysis，DSA）、概率敏感性分析（probabilistic sensitivity analysis，PSA）。确定型敏感分析可以通过单因素敏感性分析、多因素敏感性分析检验模型结果对参数变化的敏感程度，识别关键影响因素。概率敏感性分析则可以通过蒙特卡洛模拟、随机漫步法模拟来展示增量成本效果散点图、成本效果可接受曲线，从而将基础分析结果动态化，更利于减少决策失误。

3. 异常事项　药物经济性评价分析的焦点是多个治疗方案成本和健康结果比较是否存在统计学意义上的显著性。为了采用常用统计方法进行统计检验，数据是否符合正态分布至为关键。所以，数据分析前首先要检验数据是否符合正态分布，符合则可以采用平均值，不符合需采用中位数。同时，还要特别注意缺失数据的处理、基线数据的处理以及亚组分析的处理。

（1）**缺失数据的处理**　如果研究者不能在主要分析中包括所有被随机化分组的受试，随机化就失去了意义，因此考量缺失数据的处理策略就至为关键。基本原则：①研究者可以在随机化开始前剔除受试，这不会对最终随机化后的治疗方案比较产生影响，这就是临床试验中设置纳入标准和排除标准的合理之处；②随机化之后剔除受试会使治疗结果间比较产生偏倚。缺失数据关系到随机化后受试的剔除，会影响研究结果。因此，无论采取哪种缺失值处理策略，都要权衡缺失值缺失、删除缺失值以及替换缺失值对数据质量的影响。

具体来说，当某个观测的所有变量数据缺失时，可以采用个案剔除法（listwise deletion）、可得观测替换法（available－case analysis）以及计算替换法（imputation）。采用个案剔除法时，会造成信息的遗失，因为受访者不提供信息也是一种信息；另外，如果缺失值与总体偏离比较大，还会影响最终评价结果。采用可得观测替换法时，将已有数据或某些数据平均值替换缺失观测值。计算替换法则是在缺失变量很重要且缺失观测较多时，将已收集数据的估计值替换缺失值，可以进行均值替换、回归替换或其他算法替换。

（2）**基线数据的处理**　研究者应该用表格按治疗组别展示基线特征，也就是重要的人口学和临床特征，这些信息有助于描述受试人群，也可以让读者或医生看到外推至其他人群的可能性。但是不适宜进行假设检验，因为恰当的随机试验观察到的差异肯定是由机遇产生的。所以 Altman 说假设检验"这个程序明显是多余的"。更严重的是，研究者观察到用假设检验比较基线特征，报告的显著结果比预计的差异要少，这可能是研究者为了证明试验组和对照间的相似性，而故意隐瞒了有差异的信息。因此，基线数据报告假设检验结果不但多余，而且有害。

那么，研究者应该报告基线数据的什么内容？应该重点关注预后变量的基线比较，重点在考虑所测得的变量预后强度和机遇产生不平衡程度基础上，观察试验组和对照组的可比性，而不是根据假设检验的结果考虑组间的可比性。

（3）亚组分析的处理　亚组分析有利于发现试验组与对照组间的差异，但是也会引起多重比较问题。尤其在总体效果不好的情况下，研究者会在数据挖掘的过程中，通过亚组分析获得阳性结果，如果进行亚组分析的数量过多，就可能因为机遇获得假阳性（false positive）结果。

有学者指出，"如果一个随机对照临床研究的结果没有证实一个人的想法，解决的方法不是进行亚组分析，直到看到想要的结果，而是应该重新仔细检视这个研究假设"。研究者应该"将没有事先计划的亚组分析作为假说的产生，而不是对假说的肯定"。

（二）数据整合技术

可以采用系统综述、Meta分析、间接比较（ITC）等技术整合二手文献资料，也可以采用模型法整合收集的数据，相关技术参考本章第二节及第七章。

第四节　药物经济学研究设计的实现 📱微课

PPT

药物经济学研究设计要在明确研究目的的基础上，寻找解决研究问题的手段和方案。

一、研究问题及研究目的的界定

根据"图8-1研究设计中的理论、定性及定量关系"，研究问题可以来自理论演绎、现实个案的归纳。在药物经济学研究中，研究问题提炼的假设很少来自文献，而更多来自药品研发、药品政策中迫切需要解决的健康问题。在研究问题中，应明确研究背景（background）、研究目的与问题（objectives and questions）、研究角度（perspective）、目标人群（target population）、干预措施及对照选择（interventions and comparators）等。

（一）研究背景

是为了回答研究的理论和现实意义，也就是为什么进行这个研究（Why）。需要包含的信息主要有：研究疾病的流行病学概况及其经济负担、主要干预手段的疗效与安全性、国内外临床诊疗指南对药物治疗方案的推荐、国内外相关干预措施药物经济性评价现状（基本结论和存在的问题），以及本研究的必要性和重要性等。

（二）研究目的与问题

关系到"研究什么"（What）。药物经济学模型构建的研究目的与问题是运用成本-效果分析、成本-效用分析、成本-效益分析和最小成本分析来评价某种药物治疗方案与对照措施相比，在达到某种健康目标时的经济性差异。而预算影响分析的研究目的与问题是分析一定研究角度下，新药物治疗方案将对国家医疗保险药品目录基金支出产生的影响。

（三）研究角度

关系"研究的是什么地方"（Where），并最终关系到"研究什么"（What）。研究者应根据研究目的和研究人群明确研究角度，主要包括：全社会角度、医疗保障支付方角度、卫生体系角度、医疗机构角度以及患者角度等。2016年，经典著作 *cost - effectiveness in health and medicine* 一书中第二届专家组推荐所有成本-效果分析需要针对医疗保障支付方角度报告评价结果，也需要针对全社会角度报告评价结果。

（四）目标人群

关系到"研究的是谁"（Who），可以通过纳入标准（inclusion criteria）、排除标准（exclusion criteria）来明确干预措施的适用人群。目标人群一般是某药品说明书规定的适应证人群。但是，药品说明书的适应证有可能是多适应证或者比较笼统，这种情况下有可能借助 ICD 疾病编码来初步确定目标人群。因此，药物经济性评价中需要描述目标人群的年龄、性别、疾病类型、严重程度、社会经济特征等。有时对整个目标人群进行分析，可能掩盖重要信息，而亚组分析则可以更有针对性地挖掘药物治疗方案对不同亚组患者的临床价值和成本效果。亚组分析的分组标准可以是人群特征、疾病亚型、疾病严重程度、有无合并症（comorbidity）或并发症（complication）等。

（五）干预措施及对照选择

干预措施关系到"怎么给予研究人群影响"（How），对照选择关系到"和谁比较"（To Whom）。干预措施等同于备选方案。对于备选方案的选择可以根据"相互独立、完全穷尽"（mutually exclusive，collectively exhaustive，MECE）原则，也就是备选方案要相互排斥、完全穷尽。"相互排斥"是指将问题细分为各不相同、互不重叠的子问题；"完全穷尽"则要求确保将所有相关问题考虑在内。在此基础上，确定备选方案或干预措施。对照选择必须与干预措施有相同适应证的常规治疗（conventional treatment）和标准治疗（standard treatment）。前者主要指临床最常用的治疗方法；后者主要指常规治疗中被证明效果最佳的治疗方法。一般不推荐采用安慰剂（空白）对照，除非某种疾病没有有效干预措施或不建议干预，但必须说明采用安慰剂对照的合理性。

此外，还要注意研究时限。急性病的观察时间较短，慢性病的观察时间较长。临床试验适合进行短期分析，模型适合进行长期分析。如果研究时限超过 1 年，就需要考虑成本和健康结果的时间价值，对于回顾很多年的数据或者预测很多年的数据都需要贴现到现值。而预算影响分析主要是以 1 年为单位测算，不需要贴现。

二、评价方法及指标的选择

（一）总的原则

应该根据所研究的问题和目标，选择成本较低又能解决问题的药物经济性评价方法。成本 – 效果分析的健康结果指标可以选择临床指标，收集数据的成本相对较低，如果药物经济性评价目标是指导临床决策，可以考虑这种方法。成本 – 效益分析的健康结果主要采用货币化指标，该指标很大程度上需要估算。如果主要参数可得并且数据质量较高，成本 – 效益分析评价质量可以提高。成本效用分析的健康结果要测量患者的偏好，需要进行人群调查。

（二）结果指标的选择

国际药物经济学与结果研究协会着重指出研究设计中结果时点的选择非常重要，因为中间指标和终点指标的关系很复杂，中间指标对结果指标的代表性需要大量证据来支持，中间指标和终点指标间的时间间隔越长，中间指标越不能代表结果指标。

另外，临床试验研究很少持续数年，一般是在短时间内完成，所以有必要在临床试验结束后，进行适当的随访。所以，在研究设计中要考虑随访的时间持续到什么时候，既可以收集到所需要的医疗资源使用、效用测量数据，又可以节省研究成本。

（三）中间指标的价值

中间指标和终点指标的价值主要看解决的问题。中间指标运用的典范是美国的 Emily Rosa。1996年，Emily 刚刚 9 岁，上小学四年级，她正在准备小学试验比赛。她看到妈妈 Linda（护士和美国国家反健康欺诈委员会长期成员）在观看录像"抚触疗法"（用手扫过人体去除得病的影响因素）。Emily 质疑这种疗法的效果，于是独立设计了试验。

这个试验设计是单盲试验，试验者 Emily 知道干预措施，而被试验者"抚触疗法"治疗师不知道干预措施。屏风（底部有两个洞）将 Emily 和治疗师隔开，互相看不到。治疗师的双手掌心朝上，从洞里伸到 Emily 面前。Emily 抛掷硬币决定把自己的手悬放在治疗师的左手或右手上面（概率是50%），然后询问治疗师"感觉 Emily 的手在哪只手上面"。这个试验的研究对象是 21 名治疗师，共进行了 280 轮测试，时间跨度为两年，共花费 11 美元。每轮测试治疗师会有 10 次感知机会，艾米莉会详细记录测试结果。结果显示，治疗师仅有 44% 的机会感知是正确的，也就是治疗师的感知低于随机概率的 50%，并且统计学上有意义。这就证明了，治疗师对疾病感知还不如猜测，也就说明"抚触疗法"对于治疗疾病是无效的。

1998 年，Emily 在 11 岁时以第二作者在 JAMA 上面发表了这篇文章，第一作者是她的母亲 Linda。当时的 JAMA 编辑伦德伯格评论"该杂志的统计学家都被试验的简单性、结果的清晰性迷住了"。因为在之前对"抚触疗法"效果的评价集中于终点指标，也就是"患者健康状态的改善"，这造成支持或反对"抚触疗法"的证据不相上下。Emily 选择中间指标"对于病因的感知"，非常聪明地证明了"抚触疗法"不能感知病因，也就不可能治疗疾病。这个例子对于药物经济学研究的启发在于研究设计中的指标选择非常重要，不一定选择可以采用复杂统计模型的指标体系，关键是解决问题是否巧妙。

药物经济性评价中同样面临终点指标、中间指标的选择问题。如果中间指标和终点指标之间有理论或逻辑关联，而中间指标观察时间较短就可以获得，采用中间指标进行药物经济性评价比较容易证明干预措施比对照措施具有临床优势，这在临床试验研究中可以节省时间、节约资源、快速上市、使患者获益。但是，干预措施相比对照措施的临床优势强到什么程度，仍然需要在真实世界研究中观察终点指标。因此，终点指标、中间指标的选择问题在药品全生命周期中，就是临床试验、真实世界研究证据之间的关系问题，这种关系受到人工智能等新技术进展的影响。

第五节　研究伦理

药物经济学研究中涉及的两类研究临床试验以及观察性研究，均涉及被调查对象的知情同意，在研究设计中要考虑这里面的伦理问题。另外，近年来学术伦理也成为社会热点问题，这也是每个致力于学术研究的学生和研究者应该着重注意的。

一、总体要求与原则

研究者通常将赫尔辛基宣言作为药物临床研究的伦理学基础，适用于药物经济学中的临床试验研究、观察性研究。在研究中除要遵循医学伦理道德基本原则外，还需要遵循以下原则：①自愿参加原则，应该将实验目的、方法、预期好处、潜在风险如实告知受试，并签订知情同意书，受试无需任何理由可退出研究；②对参与者无害原则，选择安慰剂对照时要特别注意；③匿名和保密原则，患者的一般资料、具体病情及隐私不得向研究者以外人员泄露；④普遍性道德行为原则，即数据收集实事求是、尊重科学，不弄虚作假。

二、伦理委员会的作用

伦理委员会监督、审查和评价每一项研究申请是否合乎伦理规范，国家自然科学基金等课题申请对于人群研究越来越重视伦理委员会的审查，这也是国际文章发表过程中着重审查的文件之一。

三、知情同意书的内容及注意事项

知情同意书（informed consent form）是每位受试者表示自愿参加某一临床试验的文件证明。知情同意书至少应该包括试验目的、试验内容和过程、试验的益处和风险、试验分组、受试者个人试验资料的保密以及受试者的补偿。

知情同意书在签署中需要注意以下事项：①必须使用受试者的母语，并通俗、易懂，尽量避免专业术语；②受试阅读知情同意书后，可向研究者提出任何与试验有关的问题，研究者有义务做出详尽的解答；③不得出现使受试者放弃合法权益的内容，也不允许有为研究者开脱责任的言语；④知情同意书的签署绝大多数情况下由受试本人或其直系亲属签字，受试或合法代表无阅读能力时，研究者要详细解释研究内容，可由当场的见证人签字；⑤研究者无权修改业经批准的知情同意书，如需修改，必须再次报请伦理委员会审批；⑥要告知患者研究中的其他要点。

第六节　研究设计的新发展

随着大数据、机器学习、人工智能、云计算、区块链等新技术的发展，药物经济性评价面临着新数据来源、证据生成的自动化以及在线模型构建等一系列新发展、新趋势和新应用。

一、药物经济性评价的新数据来源

随着移动互联网技术、可穿戴设备、健康监测手表等一系列技术的发展，尤其是生成式人工智能（generative artificial intelligence，GenAI）可以在图片、视频、音频、文字之间互相转化，药物经济性评价成本和健康产出指标的测算技术可能面临革新，甚至会影响中间指标和终点指标的选择。同时，多种来源数据的联合使用在生成式人工智能技术支持下也将成为事实，药物经济性评价的数据来源有可能会面临比较大的革新。

二、药物经济性评价证据生成的自动化

生成式人工智能已经开始将药物经济性评价的部分步骤自动化，但是整个程序的自动化还需要时间才能实现。2022年11月，生成式预训练转换器（ChatGPT）展示了大语言模型（large language model，LLM）生成证据的能力。2024年8月，英国NICE对于药物经济学证据生成中的人工智能的作用进行了声明。12月，深度求索（DeepSeek）将大语言模型的训练成本降低，模型从链式推理向树状推理演变，生成证据的质量提高。在这种背景下，生成式人工智能对于药物经济性评价的影响值得探讨。大语言模型通过提示词、微调、检索增强生成等技术加强了资料收集和整合的速度。

但是，由于大语言模型的"幻觉"以及药物经济学模型构建科学与艺术结合的特点，大语言模型实现药物经济学模型构建的自动化还需要时间，但是大语言模型对于药物经济性评价的文献综述、研究设计、对照选择、模型构建和代码的检索已经初步展示了价值。

三、药物经济性评价在线模型构建

随着云计算的发展，药物经济学在线模型构建成为药物经济学证据使用方的需求，国内外卫生技术评估机构或著名大学正在通过R Shiny、Python或云计算实现药物经济学在线模型。约克大学、牛津大学、中维公益卫生技术评估研究所、Avalere Health、Pharmerit、ICER Analytics正在研究成本－效用分析各种模型的在线交互网页应用。这种在线模型构建可以实现药物经济性评价模型的标准化、透明化，并

且可以随着证据更新，自动生成新的证据。预计随着生成式人工智能的进展，药物经济学在线模型证据将逐渐进入药品市场准入领域。

答案解析

思考题

在生成式人工智能、机器学习、可穿戴设备背景下，新的药物经济性评价模式将出现，评价结果的应用也将迎来比较大的变化。

1. 传统药物经济性评价研究设计、数据收集和数据分析是怎样的模式？
2. 生成式人工智能背景下，药物经济性评价会出现什么新的模式？
3. 生成式人工智能背景下的药物经济性评价与传统药物经济性评价有什么区别？

（左根永）

书网融合……

本章小结

微课

习题

第九章　药物经济学应用

📖 **学习目标** ┄┄┄

　　1. 通过本章的学习，掌握药物经济学在药品研发、药品价格管理、合理用药及药品目录制定中介入的必要性及具体应用；熟悉药物经济学在药品研发阶段介入的时机选择、药品价格管理措施；了解国内外药物经济学研究与应用概况及其特点、药物经济学应用的新发展。

　　2. 具有在药品研发、药品价格管理、合理用药、药品目录制定领域中应用药物经济学研究原理和方法的基本技能。

　　3. 树立科学的价值观念，能对医药卫生领域中的经济现象进行客观、求真地思考，能不断地将新理论、新技术应用于医药卫生实践；树立终身学习理念，不断更新、完善知识体系，以更好地将理论知识与实践相结合。

　　药物经济学研究可贯穿药品全生命周期中的研发、生产、流通、使用等环节，本章将介绍药物经济学在药品研发、价格管理、合理用药及药品目录制定中的应用，由于这些领域本身情况复杂，所涉及的利益相关者众多，因此建议读者配合相关资料或了解相关背景后学习本章。

第一节　药物经济学研究与应用概况及特点

PPT

一、国外研究与应用概况

　　1967 年，Rice 在 *American Journal of Public Health and the Nation's Health* 杂志中发表"Estimating the cost of illness"一文，拉开了在医疗卫生领域使用成本 – 效益分析的序幕。20 世纪 80 年代末期，各国卫生费用支出（其中相当一部分是药品费用支出）逐年上涨。1986 年，"pharmacoeconomics"一词首次在文献中出现，此后，药物经济学研究日益受到关注，但每年发表的文献不超过 50 篇（以 ScienceDirect 和 PubMed 为文献检索的目标数据库）。直到 1990 年，文献数量才有了大幅提升，1992 年，其增长速度更是高达 30%，在随后的几十年间文献数量稳步上升，现每年的文献发表数量超过 400 篇。可见，控制医药卫生费用的增长是药物经济学发展的内在动力之一。

　　1989 年，药物经济学领域的专业期刊 *Pharmaco Economics* 杂志创刊，是药物经济学理论及实践研究成果发表的主要期刊。此外，*Value in Health*、*Journal of Medical Economics*、*Health Economics*、*Journal of Health Economics*、*European Journal of Health Economics*、*Clinical Therapeutics*、*Vaccine* 等也是刊载药物经济学文献较多的杂志。还有一些杂志重点关注生命质量的研究，如 *Quality of Life Research*、*Health and Quality of Life Outcomes*、*Applied Research in Quality of Life*、*Journal of Well – Being Assessment* 等。国外还相继出版了一系列的专著，包括 *Methods for the Economic Evaluation of Health Care Programmes*（Drummond MF，Sculpher MJ，Torrance GW 等）、*Principles of Pharmacoeconomics*（Bootman JL，Townsend RJ，McGhan WF）、*Essentials of Pharmacoeconomics：Health Economics and Outcomes Research*（Rascati KL）等。

　　1995 年，国际药物经济学与结果研究学会（ISPOR）成立，该学会为非营利性国际科学与教育组织，致力于促进药物经济学与结果研究，为政策制定者提供科学的参考信息，以提高全球的健康决策水平。ISPOR 的成员包括与医疗健康相关的所有人员，如药剂师、医生、护士、各类研究人员以及来自卫生决策部门、医疗服务购买方等机构的人员。目前，ISPOR 官网公布的分会共有 78 个，遍及欧洲、亚洲、非洲、拉美洲等多个国家和地区，其中亚洲地区的分会数量最多（26 个）。此外，ISPOR 每年举行学术会议，是研究者探讨和分享药物经济学相关理论及实践研究成果的重要平台。

药物经济学是一门应用性很强的学科，在国外主要有以下几方面的应用。①指导公共卫生资源的配置，如美国公共卫生署公布的有关所有卫生干预方案的成本 – 效果分析评价指南，旨在比较预防和治疗干预、公共卫生和医学干预、药物与其他健康干预方法哪一种更具有经济性，并据此配置相应的卫生资源。②作为制定药品价格或报销价格的依据，实施的国家有加拿大、芬兰、西班牙等。③指导临床诊疗指南和用药规范的制定，如药品的成本 – 效果分析数据是英国国家卫生与临床优化研究院（National Institute for Health and Clinical Excellence，NICE）制定临床诊疗规范的重要证据。④将药品的药物经济学证据与安全性、有效性和质量一起，作为药品进入报销目录的必要条件之一。澳大利亚和加拿大是最早实施的国家（1993 年），荷兰、葡萄牙、芬兰和挪威等也相继实施。⑤指导药品研发和制定市场推广战略。大多数以研发为基础的制药公司均设有药物经济学部门，将药物经济性评价引入药品研发有利于优化决策，而将评价结果作为药品进入市场的推广工具则可以降低推广的难度和费用。

二、国内研究与应用概况

我国首篇药物经济性评价研究发表于 1993 年，与国外发表文献数量类似，国内的药物经济学研究也经历了 10 年左右平均每年发表文章不足 40 篇的缓慢发展期（以中国生物医学文献数据库、万方数据库、维普期刊全文数据库及中国期刊全文数据库为文献检索的目标数据库），直到 2003 年以后，文献的数量才有了大幅的提升，现每年发表的各类药物经济学文献研究数量超过 380 篇。目前，药物经济学研究在我国医保谈判、药品临床综合评价等领域得到广泛应用，这促进了我国药物经济学理论及实证研究的快速发展。

2006 年，我国第一本药物经济学研究领域的专业期刊《中国药物经济学》杂志创刊，其主要关注药物经济学在各领域应用的理论及实践研究；2023 年，《药物经济与政策（英文）》（*Pharmacoeconomics and Policy*，P&P）杂志创刊，聚焦国内外药物经济学、卫生技术评估、人工智能等前沿领域，旨在提升我国在相关领域的学术竞争力和国际影响力。此外，《中国药房》《海峡药学》《中国药业》等也是发表药物经济学研究较多的杂志。在专著方面，2000 年由胡善联教授主编的《药物经济学与药品政策研究》（云南科技出版社）及陈洁教授主编的《药物经济学》（成都科技大学出版社）是国内最早的药物经济学专著，此外，还有胡善联教授主编的《药物经济学实证研究》（复旦大学出版社，2019 年）、《药物经济学知识传播》（复旦大学出版社，2020 年）等。在教材方面，2004 年由孙利华教授主编的《药物经济学》（中国医药科技出版社）是第一本全国高等医药院校药学类规划教材，也是再版次数最多的教材；2022 年人民卫生出版社出版了首部《药物经济学》全国高等学校药学类专业研究生规划教材（孙利华、吴晶主编）。此外，国内还出版了专门针对中药药物经济性评价的专著和教材，如《中药药物经济学》（唐洪梅、刘国祥主编，人民卫生出版社，2017 年）、《中药药物经济学评价》（孙鹤主编，中国医药科技出版社，2020 年）。

国外一些经典的药物经济学书籍也被翻译成中文，如《卫生保健项目经济学评估方法》（*Methods for the Economic Evaluation of Health Care Programmes*）（人民卫生出版社，2008 年）、《应用药物经济学》（*Introduction to Applied Pharmacoeconomics*）（化学工业出版社，2010 年）、《药物经济与政策》（*Pharmaceutical Economics and Policy*）（人民卫生出版社，2014 年）、《药物经济学精要：健康经济与结果研究》

(*Essentials of Pharmacoeconomics*：*Health Economics and Outcomes Research*)（世界图书出版公司，2023年）、《卫生技术评估中的成本效果建模——实操教程》（*Cost Effectiveness Modelling for Health Technology Assessment*：*A Practical Course*）（科学出版社，2023年）等。

在促进我国药物经济学研究规范方面，2015年，科学出版社出版了《中国药物经济学评价指南及导读（2015版）》，其中详细阐释了开展药物经济性评价的各项关键内容；此后，由中国药学会药物经济学专业委员会牵头组织了对指南的全面修订，并分别于2020年、2022年分别出版了《中国药物经济学评价指南（2020中英双语版）》《中国药物经济学评价指南导读（2022）》，指南对于研究者开展标准化的药物经济学研究具有重要的指导作用；2024年，结合我国药物经济学研究开展的实际情况，中国药学会药物经济学专业委员会组织启动了新一轮的指南修订工作。此外，我国还相继发布了《药物经济学评价报告质量评估指南》（2018年）、《中成药药物经济学评价技术手册》（2019年）、《中成药上市后经济学评价指南》（2022年）、《中国疫苗经济学评价指南》（2022年）等系列指南。

在近三十年间，我国药物经济学相关的学术团体蓬勃发展，自2008年成立中国药学会药物经济学专业委员会以来，目前，我国已有23个省、自治区、直辖市的药学会组织成立了相应的药物经济学专业委员会。此外，中国中药协会、中国研究型医院学会、中国卫生经济学会、中国医疗保险研究会等组织也成立了专门的药物经济学专业委员会。ISPOR官网上公布的分会有7个，包括上海分会、北京分会、东北分会、西北分会、南方分会、香港分会及台湾分会，其中香港分会成立时间最早（2000年）。

尽管国内的药物经济学研究起步较晚，但随着医药卫生体制改革的不断深入，药物经济学在我国药物政策中发挥着越来越重要的作用。《中共中央　国务院关于深化医药卫生体制改革的意见》提出，将"建立科学合理的医药价格形成机制""对新药和专利药品逐步实行定价前药物经济性评价制度"。《"十三五"深化医药卫生体制改革规划》中强调将药物经济学评价作为药品价格谈判的重要内容，在基本药物遴选调整中纳入药物经济学评价方法。2017年，国家人力资源和社会保障部开启医保药品谈判准入工作，其中药物经济学评价报告和预算影响分析报告是谈判价格测算的依据之一。2019年，新成立的国家医疗保障局发布了《2019年国家医保药品目录调整工作方案》，方案中明确指出"对同类药品按照药物经济学原则进行比较，优先选择有充分证据证明其临床必需、安全有效、价格合理的品种"。2020年发布的《基本医疗保险用药管理暂行办法》进一步阐明了药物经济学研究结果在提升医保用药经济性方面的重要作用。整体来看，国内药物经济学研究快速发展，在医保药品目录调整等方面得到广泛应用，为药物政策决策提供了科学的证据支持。

三、药物经济学研究与应用的特点

药物经济学的研究内容主要包括三个方面：①研究药物资源利用的经济效果，对药物资源的利用程度进行评价；②研究提高药物资源利用程度、利用效率的途径与方法，从深层次上提高药物资源的配置和利用效率；③研究医药和经济的相互关系，探讨医药与经济相互促进、协调发展的途径。这三个方面也代表了药物经济学研究的三个不同层次，从中可以看出，药物经济学研究贯穿了药品从研发、生产、流通到使用的整个生命周期，药物经济学实践在药品全生命周期应用将最大限度地发挥其作用。

在药物经济学研究中最重要的指标即成本和收益（效益、效果及效用），而这两类指标大多数与当时的社会、经济、文化、政策相适应，例如药品、医疗服务等的价格可能随着政策调整发生变化，而人们在不同时期可能表现出不同的健康偏好。因此，药物经济学研究结果具有一定的时效性，随着社会的发展变化，人们观念、偏好的转变以及新技术的出现，需要对原有的评价结果重新进行评估，这也表明药物经济学研究是一项长期持久的工作，其研究结果是对当时社会、经济、文化、政策背景的反映。

PPT

第二节 药物经济学与药品研发

一、药品研发的特点

药品研发包括新药的研究开发以及已知药物的改进,其主要的模式有突破性新药研究开发、模仿性新药研究开发、延伸性新药研究开发、应用现代生物技术开发新的生化药物、现有药物制剂的药剂学研究开发以及对老产品的生产工艺进行技术革新和技术改造等。投资大、周期长、风险高是药品研发的主要特征,药品只有研发成功并在市场上表现良好才能为企业带来丰厚的利润。

Sean Lim 的一项研究报告显示,在 2022 年,平均研发一种新药的成本约为 17.84 亿美元,相比 2018 年增长了 2.72 亿美元,而新药从开始研发到最终用于疾病治疗的时间超过 13.5 年,中间需要经过药物发现、临床研究、审批注册、生产、营销等多个环节。高昂的研发成本和漫长的研发周期使得药品研发是一个高风险行业,在美国研发的新药中,仅 5% 能够进入临床前研究阶段,其中只有 2% 的产品能进入临床试验阶段,而这些产品中的 80% 还将被淘汰,也就是从最初的 5000～10000 种化合物中进行筛选,最终可能仅有一种药物能获得美国食品药品管理局(FDA)的许可上市。尽管如此,有研究发现上市中的药品也只有 30% 能够在市场上表现良好,获取超过或者与成本相当的收益。但企业若能研发出重磅级的创新药品,带来的收益则非常可观。

二、药物经济学在药品研发过程中介入的必要性

(一)药物经济学研究可提供药品研发决策时所需的关键信息

药品研发高投入、高风险、长周期的特点,使得新药研发决策的正确与否至关重要。若决策正确,可以使企业获得可观的利润,获得良好的发展机会;若决策失误,则很可能面临所研发的产品不具有经济性而受到市场冷遇,致使企业蒙受经济损失,影响其发展。药物经济学可以在药品上市前为研发主体提供所研发产品与其他产品相比经济性优劣的关键信息,从而帮助研发主体判断是否应继续进行投入。

目前,药物经济学已被应用于药品研发项目选择和终止决策等方面。有研究表明,假设将Ⅲ期临床试验中 5% 的失败新药提前在Ⅰ期临床阶段即终止研究的话,临床研发成本将会降低 7.1%。尽快地终止不经济的项目只是其中一个目标,药品研发阶段的经济学研究能及时地排除没有潜力的项目,将节省下来的资金分配于其他可能有更好市场表现的项目,以此减少在整体研发投资组合上的费用支出,提升研发资金的使用效率。

(二)药物经济学研究可提供改善药物经济性的途径

药物经济学研究在研发阶段的介入除了能为决策者提供终止或继续项目的参考信息外,还可以为决策者提供改善药品经济性的思路。研发主体可以从收益角度提高安全性、有效性、依从性,从成本角度降低不良反应等方面研发经济性更高的产品,如研制出患者可自行用药的非处方制剂或长效制剂,这不仅可以节省患者就诊的直接医疗成本,还减少了为获取医疗资源而产生的直接非医疗成本及间接成本。

有研究表明,产品成本的 70% 以上通常是由设计决定的,对于药品而言也不例外。药物的制备工艺、纯度、剂型、质量标准等决定药物成本的根本性因素都是在研发阶段确定的,因此,药品研发阶段的工作不仅决定着产品在该环节的成本大小,还关系到其在生产、流通、使用各环节的成本及患者的收益,在该阶段通过良好的设计降低成本、提升收益将显著提高药物的经济性。

(三)药物经济学研究可为相关政策要求提供信息支持

药品报销目录是各个国家和地区进行药品管理的重要方式,能否进入这一目录极大地影响药品的市

场表现，在这一过程中药物经济学证据起到关键的作用，此外，在药品申请进入目录过程中企业还可能面临价格谈判，此时，药物经济学证据往往是决定产品支付价格的重要依据，因此，在药品研发阶段即结合开展药物经济学研究有利于为药品上市后进入报销目录和价格制定提供及时的信息支持。

目前，越来越多的国家或地区鼓励或强制新药提供药物经济学评估证据，如澳大利亚是最早开始将药物经济性评价结果用于药品报销管理的国家之一，2011 年 3 月以后，允许药品在治疗药品管理局（Therapeutic Goods Administration，TGA）申请上市许可的同时申请进入药品福利计划（Pharmaceutical Benefits Scheme，PBS），2017 年 9 月开始将这一并行程序扩展到新疫苗；而我国自 2017 年以来，在医保药品目录调整工作中参考药物经济性评价证据已有 7 年的实践。

三、药物经济学在药品研发中的应用

从国内外的研究经验来看，大多数的药物经济学研究是在药品上市后开展的。从国外制药公司的实践经验来看，药物经济学研究在新药的 Ⅰ～Ⅳ 期临床试验阶段均有介入；随着药物经济性评价证据在我国药物政策中起到越来越重要的作用，国内制药公司也逐渐重视，并开始在临床试验阶段引入药物经济学研究。对于药品研发来说，药物经济学最佳的介入时机是在药品上市前的临床试验阶段。在药物临床试验阶段开展药物经济性评价，需要将药物经济学研究目标与临床研究的目标有机结合，但往往临床研究并不会因药物经济学研究的目标而改变，如在 Ⅲ 期临床试验中，核心的研究内容是药品的安全性和有效性，为新药上市申请提供申报资料，此时可以将药物经济学资料作为重要的产品补充信息。

药物经济学在药品研发阶段的一个重要应用即对所研发的产品进行经济性评价，其具体的操作步骤与前面章节所述的成本－效果分析、成本－效用分析、成本－效益分析以及最小成本分析是一致的。然而，由于在临床试验环境下进行的药物经济性评价与真实用药环境下的药物经济性评价有较大的差别，从临床试验阶段得到的效果、成本等指标均基于特定的试验条件、患病人群等，不能直接推广至现实的治疗情况，另外，在该阶段进行药物经济学研究往往还涉及从多个临床研究单位或成本不断变化的环境中收集数据的问题，此时需要做必要的数据转换。在临床试验阶段开展药物经济学研究面临较大的不确定性，因此在评价时需要进行全面的不确定分析。2005 年、2015 年，ISPOR 先后发布了两版在临床试验中开展经济学评价的良好研究规范，旨在对相关研究设计、具体实施和结果报告提供指导；2024 年，我国学者基于国内医疗卫生体系与决策环境，制定了《临床试验加载药物经济学评价专家共识（2024版）》，共识为国内学者和医药行业在该领域提供了系列的推荐意见。

知识拓展

临床试验加载药物经济学评价专家共识（2024 版）

《临床试验加载药物经济学评价专家共识（2024 版）》由中国药学会药物经济学专业委员会发起，并组织国内学者进行撰写和评审。共识围绕如何在临床试验中加载药物经济性评价这一主题，依次从试验设计、数据收集与管理、数据分析、方法与结果报告四个方面介绍方法学进展及推荐意见；其中，研究设计部分包含 7 项推荐意见、数据收集与管理部分包含 8 项推荐意见、数据分析部分包含 8 项推荐意见、方法与结果报告部分包含 1 项推荐意见。未来计划每 3～5 年对共识进行更新。共识为在我国医疗卫生体系与决策环境下的临床试验平行开展药物经济学研究提供了重要的参考标准和依据。

药物经济学在药品研发阶段的另一个重要应用是提高所研发产品的经济性，具体方法：①对产品的成本收益进行评价，以使决策者对其在相同治疗领域中的经济性状况有所了解；②通过不确定性分析找出影响产品经济性的重要敏感因素；③判断哪些敏感因素可以作为改进的对象且具有改进的可行性；

④形成新的药品研发方案。采用新的药品研发方案获得的产品应具有更好的经济性。总体来看，提升药物经济性的方法主要有以下几种：①提高药物为患者带来的收益，同时降低因实施治疗方案带来的成本；②保持治疗方案的成本不变，提高药物为患者带来的收益；③保持药物为患者带来的收益不变，降低因实施治疗方案带来的成本；④小幅度提高治疗成本，同时大幅度提高患者的收益；⑤小幅度降低患者的收益，大幅度降低治疗成本。其中最后一条可能面临伦理道德的问题而被认为不适合于医药领域，但事实也并非绝对，当药物的安全性、有效性水平远远超过药典规定的标准或可接受的最低标准，且为此导致治疗成本大幅提高的情况下，可考虑采用这一途径来提高药物的经济性。

四、药物经济学在药品研发 Ⅰ ~ Ⅲ 期临床试验阶段中的介入时机选择

新药研发活动的开展大多是基于经济利益的考虑，而开展药物经济学研究同样需要耗费时间成本和经济成本。此外，由于临床试验环境与真实治疗环境存在差异，在此阶段所得的评价结果有一定概率不是真实世界下药物的经济性表现，因此，是否以及何时进行药物经济学研究同样也是一项经济行为，需要考虑经济结果。可通过计算净收益（当不考虑资金时间价值时等于总收益减去总成本）或净现值（按一定的贴现率将方案在整个实施期内各年的收益及成本之差进行折现，此时考虑了资金的时间价值）的方法来阐述在新药研发过程中研发主体是否应选择或选择何时进行药物经济学研究。下面将具体介绍药物经济学研究在不同临床试验阶段介入的决策分析过程。

（一）变量解释及研究假设

对决策模型中需要使用的变量及定义解释见表 9 - 1。由于新药的研发投入及其后期收益过程较为复杂，为了便于理解和计算，现做如下假设，首先，假定对 Ⅰ 期临床试验阶段每年都进行相同的经济投入，该假设也同样适用于 Ⅱ、Ⅲ 期临床试验阶段的经济投入；其次，考虑到只有当药物临床试验进行到一定阶段，才能获取较为完整的与产品相关的收益资料，因此假定药物经济学研究的结果均在相应临床试验阶段的最后一年才能获得；最后，假定产品在上市后每年获得的净收益相同，针对其他的项目也做相同的假设。另外，在各期临床试验进行药物经济学研究并做出终止研发的决策概率也即为当药物经济学研究结果表明新药不具有成本收益优势时，决策者对该结果持认同观点的概率。

表 9 - 1　变量及其解释

变量	解释
C_1，C_2，C_3	分别表示 Ⅰ、Ⅱ、Ⅲ 期临床试验阶段每年的经济投入
C_{PE}	用于药物经济学研究的经济投入
P_1，P_2，P_3	分别表示在 Ⅰ、Ⅱ、Ⅲ 期临床试验阶段进行药物经济学研究并作出终止研发的决策概率
M	新药上市后的年净收益
N_1	放弃进行 Ⅱ、Ⅲ 期临床试验阶段后将原本需要投入研发的资金投入 A 项目所获得的年净收益
N_2	放弃进行 Ⅲ 期临床试验阶段后将原本需要投入研发的资金投入 A 项目所获得的年净收益
N_3	中止临床试验后将原本需要投入生产的资金投入 B 项目所获得的年净收益
T_1，T_2，T_3	分别表示 Ⅰ、Ⅱ、Ⅲ 期临床试验的研发周期
T_4	新药上市后在市场中的生命周期
T_5，T_6	A、B 项目的生命周期
i	贴现率
NP_{11}，NP_{21}，NP_{31} （或 NPV_{11}，NPV_{21}，NPV_{31}）	分别表示在 Ⅰ、Ⅱ、Ⅲ 期临床试验阶段不进行药物经济学研究所产生的净收益（或净现值）
NP_{12}，NP_{22}，NP_{32} （或 NPV_{12}，NPV_{22}，NPV_{32}）	分别表示在 Ⅰ、Ⅱ、Ⅲ 期临床试验阶段进行药物经济学研究所产生的净收益（或净现值）
ΔNP_1，ΔNP_2，ΔNP_3 （或 ΔNPV_1、ΔNPV_2、ΔNPV_3）	分别表示在 Ⅰ、Ⅱ、Ⅲ 期临床试验阶段是否进行药物经济学研究两种决策的净收益差额（或净现值差额，也叫差额净现值）

（二）药物经济学研究在不同临床试验阶段介入的静态决策分析

在静态决策中，暂不考虑资金的时间价值。以下将分别计算在Ⅰ~Ⅲ期临床试验中是否平行开展药物经济学研究所产生的净收益情况。

1. 在Ⅰ期临床试验阶段是否开展药物经济学研究静态决策　在Ⅰ期临床试验阶段是否开展药物经济学研究静态决策模型如图9－1所示，不进行药物经济学研究的成本为 $\sum_{i=1}^{3} C_i T_i$，收益为 $(M \times T_4)$；若在该阶段进行药物经济学研究，假设药物经济学研究结果表明新药不具有成本收益优势，该结果正确的概率为 P_1，也即决策者决定终止临床研究的概率为 P_1，此时的成本均为沉没成本，包含用于临床试验及进行药物经济学研究的两部分费用 $(C_{PE} + C_1 \times T_1)$，由于节约了后期研发及生产的投入，这部分经费可用于其他项目的投资，其投资收益可表示为 $(N_1 \times T_5 + N_3 \times T_6)$；研发主体也可以选择不相信药物经济学研究的结果而继续进行临床试验，做出该决策的概率为 $(1 - P_1)$，此时的成本为 $(C_{PE} + \sum_{i=1}^{3} C_i T_i)$，收益为 $(M \times T_4)$。

综上，不进行药物经济学研究的新药研发活动所获得的净收益为：

$$NP_{11} = M \times T_4 - \sum_{i=1}^{3} C_i T_i$$

进行药物经济学研究的新药研发活动所获得的净收益为：

$$NP_{12} = (1-P_1) \times [M \times T_4 - (C_{PE} + \sum_{i=1}^{3} C_i T_i)] + P_1 \times [(N_1 \times T_5 + N_3 \times T_6) - (C_{PE} + C_1 \times T_1)]$$

研发主体是否进行药物经济学研究取决于两种情况下的净收益大小，即 $\Delta NP_1 = NP_{11} - NP_{12}$ 为正或负，通过整理公式得到：

$$\Delta NP_1 = P_1 \times (M \times T_4 - N_1 \times T_5 - N_3 \times T_6 - C_2 \times T_2 - C_3 \times T_3) + C_{PE}$$

只有当 $\Delta NP_1 < 0$，即当 $C_{PE}/P_1 < (N_1 \times T_5 + N_3 \times T_6 + C_2 \times T_2 + C_3 \times T_3 - M \times T_4)$ 时可以考虑在该阶段进行药物经济学研究，反之则可以考虑不开展药物经济学研究。

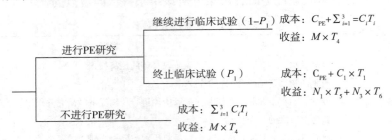

图9－1　是否开展药物经济学研究静态决策模型（Ⅰ期临床试验阶段）

2. 在Ⅱ期临床试验阶段是否开展药物经济学研究静态决策　在Ⅱ期临床试验阶段若不进行药物经济学研究，其成本和收益与Ⅰ期临床试验阶段的情况相同（图9－1、图9－2）。若平行开展药物经济学研究同样面临两种选择，其中终止临床试验的概率为 P_2（相比Ⅰ期临床试验阶段，在该阶段的受试者例数更多，所得信息更为全面可靠，因此若假设药物经济学的评价结果显示新药不具有成本收益优势，该结果的可信度更高，即 $P_2 > P_1$），此时的沉没成本为 $(C_{PE} + C_1 \times T_1 + C_2 \times T_2)$，节约下来的后期研发、生产投入用于其他项目的投资收益为 $(N_2 \times T_5 + N_3 \times T_6)$，由于该阶段只能节约Ⅲ期临床试验的费用，因此 $N_2 < N_1$；继续进行临床试验的概率为 $(1 - P_2)$，其成本与收益与在Ⅰ期临床试验阶段开展药物经济学研究的情况相同（图9－1、图9－2）。

不进行药物经济学研究的新药研发活动所获得的净收益 $NP_{21} = NP_{11}$，进行药物经济学研究的新药研发活动所获得的净收益为：

$$NP_{22} = (1 - P_2) \times [M \times T_4 - (C_{PE} + \sum_{i=1}^{3} C_i T_i)] + P_2 [(N_2 \times T_5 + N_3 \times T_6) - (C_{PE} + C_1 \times T_1 + C_2 \times T_2)]$$

两种决策方式的净收益差额为：

$$\Delta NP_2 = NP_{21} - NP_{22} = P_2 \times (M \times T_4 - N_2 \times T_5 - N_3 \times T_6 - C_3 \times T_3) + C_{PE}$$

当 $\Delta NP_2 < 0$，即当 $C_{PE}/P_2 < (N_2 \times T_5 + N_3 \times T_6 + C_3 \times T_3 - M \times T_4)$ 时可以考虑在该阶段进行药物经济学研究，反之则可以考虑不开展药物经济学研究。

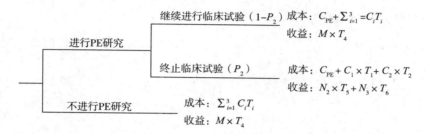

图 9-2　是否开展药物经济学研究静态决策模型（Ⅱ期临床试验阶段）

3. 在Ⅲ期临床试验阶段是否开展药物经济学研究静态决策　在Ⅲ期临床试验阶段若不进行药物经济学研究，其成本和收益也与Ⅰ期临床试验阶段的情况相同（图 9-1、图 9-3）。若开展药物经济学研究，无论是否根据得到的新药不具有成本优势结果的概率（P_3），做出终止或继续开展临床试验的决策（在该阶段，由于临床试验的进一步深入以及受试者例数的增加，药物经济学研究结果可信度的概率在Ⅰ～Ⅲ期临床试验中最高，即 $P_3 > P_2 > P_1$），两种选择都面临一样的沉没成本（$C_{PE} + \sum_{i=1}^{3} C_i T_i$），但终止临床后所获得的收益为节约下来的后期生产投入用于其他项目的投资收益为（$N_3 \times T_6$），继续开展临床试验的收益则为（$M \times T_4$）。

不进行药物经济学研究的新药研发活动所获得的净收益与上述情况相同，$NP_{31} = NP_{21} = NP_{11}$，进行药物经济学研究的新药研发活动所获得的净收益为：

$$NP_{32} = (1 - P_3) \times [M \times T_4 - (C_{PE} + \sum_{i=1}^{3} C_i T_i)] + P_3 \times [(N_3 \times T_6) - (C_{PE} + \sum_{i=1}^{3} C_i T_i)]$$

两种决策方式的净收益差额为：

$$\Delta NP_3 = NP_{31} - NP_{32} = P_3 \times (M \times T_4 - N_3 \times T_6) + C_{PE}$$

当 $\Delta NP_3 < 0$，即当 $C_{PE}/NP_{32} < (N_3 \times T_6 - M \times T_4)$ 时可以考虑在该阶段进行药物经济学研究，反之则可以考虑不开展药物经济学研究。

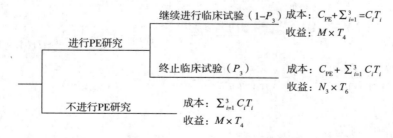

图 9-3　是否开展药物经济学研究静态决策模型（Ⅲ期临床试验阶段）

（三）药物经济学研究在不同临床试验阶段介入的动态决策分析

由于新药的研发周期长，有些甚至超过 10 年，其资金的时间价值不容忽视，以下将探讨考虑资金时间价值的情况下在 Ⅰ ~ Ⅲ 期临床试验中是否平行开展药物经济学研究所产生的净收益情况。首先假设所有的经济投入均发生在年初，而所有的收益均发生在年末，成本和收益均被贴现到 Ⅰ 期临床试验开始的初始投资年。

1. 在 Ⅰ 期临床试验阶段是否开展药物经济学研究动态决策 不进行药物经济学研究的净现值为：

$$NPV_{11} = M \times \frac{(1+i)^{T_4}-1}{i(1+i)^{(T_1+T_2+T_3+T_4)}} - \left[C_1 \times \frac{(1+i)^{T_1}-1}{i(1+i)^{(T_1-1)}} + C_2 \times \frac{(1+i)^{T_2}-1}{i(1+i)^{(T_1+T_2-1)}} + C_3 \times \frac{(1+i)^{T_3}-1}{i(1+i)^{(T_1+T_2+T_3-1)}} \right]$$

进行药物经济学研究的净现值为：

$$NPV_{12} = (1-P_1) \times \left[M \times \frac{(1+i)^{T_4}-1}{i(1+i)^{(T_1+T_2+T_3+T_4)}} - \left(\frac{C_{PE}}{(1+i)^{(T_1-1)}} + C_1 \times \frac{(1+i)^{T_1}-1}{i(1+i)^{(T_1-1)}} + C_2 \times \right.\right.$$

$$\left.\left. \frac{(1+i)^{T_2}-1}{i(1+i)^{(T_1+T_2-1)}} + C_3 \times \frac{(1+i)^{T_3}-1}{i(1+i)^{(T_1+T_2+T_3-1)}} \right) \right] + P_1 \times \left[\left(N_1 \times \frac{(1+i)^{T_5}-1}{i(1+i)^{(T_1+T_5)}} + N_3 \times \frac{(1+i)^{T_6}-1}{i(1+i)^{(T_1+T_6)}} \right) - \right.$$

$$\left. \left(\frac{C_{PE}}{(1+i)^{(T_1-1)}} + C_1 \times \frac{(1+i)^{T_1}-1}{i(1+i)^{(T_1-1)}} \right) \right]$$

两种决策的净现值差额为：

$$\Delta NPV_1 = NPV_{11} - NPV_{12}$$

$$= P_1 \times \left[M \times \frac{(1+i)^{T_4}-1}{i(1+i)^{(T_1+T_2+T_3+T_4)}} - N_1 \times \frac{(1+i)^{T_5}-1}{i(1+i)^{(T_1+T_5)}} - N_3 \times \frac{(1+i)^{T_6}-1}{i(1+i)^{(T_1+T_6)}} - \right.$$

$$\left. C_2 \times \frac{(1+i)^{T_2}-1}{i(1+i)^{(T_1+T_2-1)}} - C_3 \times \frac{(1+i)^{T_3}-1}{i(1+i)^{(T_1+T_2+T_3-1)}} \right] + \frac{C_{PE}}{(1+i)^{(T_1-1)}}$$

当满足以下条件时可以考虑在该阶段进行药物经济学研究，反之则可以考虑不开展药物经济学研究：

$$\Delta NPV_1 < 0, \text{ 即}$$

$$\frac{C_{PE}}{P_1} < N_1 \times \frac{(1+i)^{T_5}-1}{i(1+i)^{(T_5+1)}} + N_3 \times \frac{(1+i)^{T_6}-1}{i(1+i)^{(T_6+1)}} + C_2 \times \frac{(1+i)^{T_2}-1}{i(1+i)^{T_2}} + C_3 \times \frac{(1+i)^{T_3}-1}{i(1+i)^{(T_2+T_3)}} - $$

$$M \times \frac{(1+i)^{T_4}-1}{i(1+i)^{(T_2+T_3+T_4+1)}}$$

2. 在 Ⅱ 期临床试验阶段是否开展药物经济学研究动态决策 不进行药物经济学研究的净现值为：$NP_{21} = NP_{11}$。

进行药物经济学研究的净现值为：

$$NPV_{22} = (1-P_2) \times \left[M \times \frac{(1+i)^{T_4}-1}{i(1+i)^{(T_1+T_2+T_3+T_4)}} - \left(\frac{C_{PE}}{(1+i)^{(T_1+T_2-1)}} + C_1 \times \frac{(1+i)^{T_1}-1}{i(1+i)^{(T_1-1)}} + \right.\right.$$

$$\left.\left. C_2 \times \frac{(1+i)^{T_2}-1}{i(1+i)^{(T_1+T_2-1)}} + C_3 \times \frac{(1+i)^{T_3}-1}{i(1+i)^{(T_1+T_2+T_3-1)}} \right) \right] + P_2 \times \left[\left(N_2 \times \frac{(1+i)^{T_5}-1}{i(1+i)^{(T_1+T_2+T_5)}} + \right.\right.$$

$$\left.\left. N_3 \times \frac{(1+i)^{T_6}-1}{i(1+i)^{(T_1+T_2+T_6)}} \right) - \left(\frac{C_{PE}}{(1+i)^{(T_1+T_2-1)}} + C_1 \times \frac{(1+i)^{T_1}-1}{i(1+i)^{(T_1-1)}} + C_2 \times \frac{(1+i)^{T_2}-1}{i(1+i)^{(T_1+T_2-1)}} \right) \right]$$

两种决策的净现值差额为：

$$\Delta NP_2 = NP_{21} - NP_{22} = P_2 \times \left[M \times \frac{(1+i)^{T_4} - 1}{i(1+i)^{(T_1+T_2+T_3+T_4)}} - N_2 \times \frac{(1+i)^{T_5} - 1}{i(1+i)^{(T_1+T_2+T_5)}} - N_3 \times \frac{(1+i)^{T_6} - 1}{i(1+i)^{(T_1+T_2+T_6)}} - \right.$$

$$\left. C_3 \times \frac{(1+i)^{T_3} - 1}{i(1+i)^{(T_1+T_2+T_3-1)}} \right] + \frac{C_{PE}}{(1+i)^{(T_1+T_2-1)}}$$

当满足以下条件时可以考虑在该阶段进行药物经济学研究的决策，反之则可以考虑不开展药物经济学研究：

$\Delta NP_2 < 0$，即

$$\frac{C_{PE}}{P_2} < N_2 \times \frac{(1+i)^{T_5} - 1}{i(1+i)^{(T_5+1)}} + N_3 \times \frac{(1+i)^{T_4} - 1}{i(1+i)^{(T_6+1)}} + C_3 \times \frac{(1+i)^{T_3} - 1}{i(1+i)^{T_3}} - M \times \frac{(1+i)^{T_4} - 1}{i(1+i)^{(T_3+T_4+1)}}$$

3. 在Ⅲ期临床试验阶段是否开展药物经济学研究动态决策　不进行药物经济学研究的净现值为：$NP_{31} = NP_{21} = NP_{11}$。

进行药物经济学研究的净现值为：

$$NPV_{32} = (1-P_3) \times \left[M \times \frac{(1+i)^{T_4} - 1}{i(1+i)^{(T_1+T_2+T_3+T_4)}} - \left(\frac{C_{PE}}{i(1+i)^{(T_1+T_2+T_3-1)}} + C_1 \times \frac{(1+i)^{T_1} - 1}{i(1+i)^{(T_1-1)}} + \right.\right.$$

$$\left.\left. C_2 \times \frac{(1+i)^{T_2} - 1}{i(1+i)^{(T_1+T_2-1)}} + C_3 \times \frac{(1+i)^{T_3} - 1}{i(1+i)^{(T_1+T_2+T_3-1)}} \right) \right] + P_3 \times \left[\left(N_3 \times \frac{(1+i)^{T_6} - 1}{i(1+i)^{(T_1+T_2+T_3+T_6)}} \right) - \right.$$

$$\left. \left[\left(\frac{C_{PE}}{(1+i)^{(T_1+T_2+T_3-1)}} + C_1 \times \frac{(1+i)^{T_1} - 1}{i(1+i)^{(T_1-1)}} + C_2 \times \frac{(1+i)^{T_2} - 1}{i(1+i)^{(T_1+T_2-1)}} + C_3 \times \frac{(1+i)^{T_3} - 1}{i(1+i)^{(T_1+T_2+T_3-1)}} \right) \right] \right]$$

两种决策的净现值差额为：

$$\Delta NP_3 = NP_{31} - NP_{32} = P_3 \times \left[M \times \frac{(1+i)^{T_4} - 1}{i(1+i)^{(T_1+T_2+T_3+T_4)}} - N_3 \times \frac{(1+i)^{T_6} - 1}{i(1+i)^{(T_1+T_2+T_3+T_6)}} \right] + \frac{C_{PE}}{(1+i)^{(T_1+T_2+T_3-1)}}$$

当满足以下条件时才应该做出在该阶段进行药物经济学研究的决策，反之则不应该开展药物经济学研究：

$\Delta NPV_3 < 0$，即 $\dfrac{C_{PE}}{P_3} < N_3 \times \dfrac{(1+i)^{T_6} - 1}{i(1+i)^{(T_6+1)}} - M \times \dfrac{(1+i)^{T_4} - 1}{i(1+i)^{(T_4+1)}}$

（四）决策中需要注意的问题

1. 选择在不同临床试验阶段进行药物经济学研究的决策分析　研究者除了要考虑是否应在各期临床试验阶段开展药物经济学研究外，还需考虑在哪个临床试验阶段开展药物经济学研究会产生最优的决策结果，此时可以比较不同阶段的净收益情况，选取最大净收益所对应的临床试验阶段开展药物经济学研究即可。

2. 数据来源及可靠性　在进行决策分析时，所需要的数据包括经济投入、项目净收益、项目周期、药物经济学研究结果可信度、贴现率等，其类型众多，且大多为未发生的数据，需要通过预测或模拟得到，这将为分析结果带来较大的不确定性，因此研发主体首先应选取可靠的数据来源，并尽量估计出每类数据可能波动的范围以便对决策结果进行不确定性分析，以最大限度降低决策风险。

3. 静态及动态决策分析的选择　由上可知，静态决策未考虑资金的时间价值，对净收益的计算较为简单、方便，但考虑到新药研发周期长的客观实际，应尽量选用动态决策的分析方法，但在决策初期，可采用静态决策的结果对新药研发的项目进行简单预测，这些信息将为研发主体起到投石问路的作用。

新药研发所耗费的资金成本和时间成本巨大，这也代表着其不容忽视的机会成本，新药上市后是否具有竞争优势是研发主体关注的核心问题，而药物经济学研究本质上是指导资源的合理配置，在研发阶段介入药物经济学研究可以及早地让研发主体了解药品上市后的可能前景，从而做出最优的决策。

药物经济学研究结果的可靠性依赖于对成本及收益数据的收集，因此随着临床试验阶段的深入，药物经济学研究结果的可靠性随之提升，但越早开展药物经济学研究可能节约的成本也越大，研发主体在选择药物经济学研究介入的时机时可比较不同阶段产生的净收益情况。但建议研发主体在资金充足以及条件允许的情况下，可以在Ⅰ期临床试验阶段即开展药物经济学研究并持续至整个研发阶段，所获取的药物经济学研究资料还可以作为药品上市申请、产品定价以及进入医保目录等的重要支撑材料。

PPT

第三节　药物经济学与药品价格管理

一、药品市场及药品价格策略

（一）药品市场概述

药品是全球公认的特殊商品，是人类防治疾病的关键手段。相比其他商品领域，药品的消费市场涉及更多的利益相关主体，首先是作为最终消费者的患者（有时要承担部分或全部费用）；其次是作为患者委托代理人的医师；再次是对医师处方具有审核权的药师；最后是部分或全部支付费用的基本医疗保险或商业健康保险机构。而在药品的供给市场上则包含药品生产企业、药品批发企业、药品零售企业以及各级医疗机构；其中，药品生产企业一般还担负着药品研发的重要责任，拥有高技术含量产品的生产企业可在市场中形成垄断地位并获得较高的利润；药品批发企业和零售企业是药品流通过程中的重要中介组织，通常大型批发及零售企业可对生产企业产生较大的价格压力；医疗机构在药品供给中同时具有零售商和消费代理的角色，由于医患间医疗信息不对称，若药品销售利益与医疗机构利益相关，容易产生医疗机构对患者的诱导消费行为。

由于药品直接影响人体健康和生命安全，同时药品的供求市场中存在多个利益相关主体及错综复杂的关系，因此药品市场主要呈现以下特征：①政府严格监管药品的安全性、有效性，并通过价格管理确保药品的可负担性；②为确保制药企业对研发的投入及创新积极性而建立了相应的专利保护制度；③医患间信息不对称以及两者的委托代理关系可能产生诱导消费行为；④医疗保险作为第三方付费机构的出现使得患者对价格的敏感度降低从而可能产生道德风险；⑤由于对药品的需求具有及时性、不可预见性的特点，而药品的可替代品有限以及医疗保险的存在使得患者对药品的需求缺乏弹性。

（二）药品价格形成基本模式

药品市场情况复杂，主要表现为典型的垄断竞争市场，产生垄断的原因主要来自专利保护以及规模经济形成的进入障碍，而竞争则是因为任何一种药品甚至是完全创新的药品都会面临相同生物学机制与适应证、不同化学实体类似药品等的竞争。在具体的细分市场上又存在着诸如完全垄断、寡头垄断、完全竞争等情况，制药企业可针对不同的市场情况、产品情况以及企业的目标（如利润最大化、市场份额最大化等）采取特定的定价方式。

药品定价的具体细节和过程异常繁复，但其基本原则和大多数商品与服务一致，从本质上可以分别从市场和企业角度制定定价策略。从市场角度的定价指的是通过评估产品对消费者的价值来定价，也可称为以（产品）价值为基础的定价，据此可判断价格范围的上限，这是一种以市场为导向的定价模式，价格反映了消费者使用药品后获得的价值。在这一定价模式中，是否进行投资是厂商未来需要考虑的问题，而影响其是否投资的因素则是该定价与可预期的投资相比是否能获得足够的利润收益（图9-4）。从企业角度的定价指的是厂商根据内部成本和投资回报确定价格的方式，是一种以成本为导向的定价模式，据此可获得厂商恰好能收回成本弥补投资的价格下限，即价格根据企业的各项成本及目标利润来确定，而价格决定了产品在市场中的需求量，并最后决定了厂商的实际利润。在这一模式中成本是价格的关键因素（图9-5）。企业可以在价格上下限的范围内进行定价。

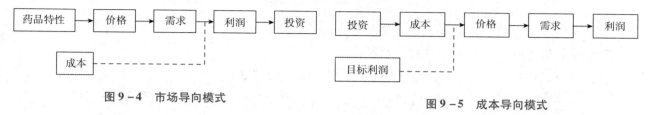

图9-4　市场导向模式　　　　　　　　　　　　　　　　图9-5　成本导向模式

二、在药品定价中引入药物经济学的必要性

在传统的定价方法中，价格通常是由成本加利润来决定的，即从企业角度采用以成本为导向的模式制定，然而现今的价格理论和实践都意识到消费者使用产品后对其价值评价的重要性。制定定价策略的基本问题也从"我们需要一个什么水平的价格才能覆盖投入的所有成本并得到适当的利润？"转变为"从市场的角度考虑，生产哪种产品才有利可图？"。

药品价格的高低应反映药品的价值大小，而药品的价值不仅与其成本相关，更取决于给消费者及社会带来的收益（包括使用药品后产生的效果、效益或效用）。传统的药品定价依据的是药品在研发、生产、流通等环节产生的成本，当由外部定价时，一方面厂商有动力虚报企业的成本，另一方面只根据成本制定的药品价格不能反映药品的价值，而只有综合考虑成本和收益两方面因素才能制定出科学合理的药品价格，药物经济学研究正是从药品治疗方案的成本和收益两方面对其经济性进行评价的方法，这使得其可以作为指导药品定价的可靠依据。

此外，当药品申请进入报销目录时，往往还需制定一个支付价格，这个价格通常是由相关部门设定的支付标准来确定，或通过协商、谈判的形式形成，而药品的实际价值则是管理部门制定支付标准以及进行协商和谈判的重要基础，此时药物经济学证据将发挥关键作用。

三、利用药物经济学指导药品定价

（一）利用药物经济学指导药品定价的具体应用

本节以成本-效果分析为例来阐述如何利用药物经济学指导药品定价，若采用其他分析方法指导药品定价，可在此基础上做指标的相应调整进行计算即可。当需要定价的药品与现有药品相比具有相似的疗效和不良反应，则其定价不高于现有药品即具有经济性；但通常的情况是，需要定价的药品在疗效收益上比现有药品有所增加，其成本也更高，即 $E_X > E_Y$，$C_X > C_Y$，以下将主要介绍在这种情况下如何应用药物经济学为药品定价提供参考，所需的变量及解释详见表9-2。

表9-2　变量及解释

变量	解释
X，Y	分别表示需要定价的试验药品及对照药品，假设两者作用或影响期相同
C_X，C_Y	分别表示试验药品及对照药品治疗某一疾病的总成本
E_X，E_Y	分别表示试验药品及对照药品治疗某一疾病时产生的效果
$C_{药X}$	分别表示试验药品治疗某一疾病的药品成本
$C_{其他X}$	分别表示试验药品治疗某一疾病除药品成本外的其他成本
P_X	表示试验药品的价格（未知变量）
Q	表示试验药品的使用量
ICER	最大可接受的成本-效果比值

第一种情况，假设存在可供参考的 ICER 阈值。根据增量分析的方法，此时试验药品 X 相对于对照品 Y 具有经济性的约束条件为：

$$\frac{C_X - C_Y}{E_X - E_Y} \leqslant ICER$$

鉴于假设 $E_X > E_Y$，$C_X > C_Y$，经移项处理后得：

$$C_Y < C_X \leqslant ICER \times (E_X - E_Y) + C_Y$$

将 $C_X = C_{药X} + C_{其他X}$ 及 $C_{药X} = P_X \times Q$ 分别代入上式，得到 $\dfrac{C_Y - C_{其他X}}{Q} < P_X \leqslant \dfrac{ICER \times (E_X - E_Y) + C_Y - C_{其他X}}{Q}$，这即为试验药品 X 的价格区间。

第二种情况，假设没有可供参考的 ICER 阈值，此时可以参照对照品的成本 – 效果比值来判断试验药品的经济性。根据增量分析的方法，此时试验药品 X 相对于对照品 Y 具有经济性的条件为：

$$\frac{E_X - E_Y}{C_X - C_Y} \geqslant \frac{E_Y}{C_Y}$$

鉴于假设 $E_X > E_Y$，$C_X > C_Y$，经移项处理后得：

$$C_Y < C_X \leqslant \frac{E_X \times C_Y}{E_Y}$$

将 $C_X = C_{药X} + C_{其他X}$ 及 $C_{药X} = P_X \times Q$ 分别代入上式，得到：

$$\frac{C_Y - C_{其他X}}{Q} < P_X \leqslant \frac{C_Y \times E_X - C_{其他X} \times E_Y}{E_Y \times Q}$$

此为试验药品 X 的价格区间。

合理的药品价格除了应能反映市场供求，体现药品治疗和疗效差异，保持药品之间的合理比价外，还应该使生产经营者能够弥补合理生产成本并获得适当利润，并在消费者或医保基金可承担的范围内。事实上，很难有一个药品的定价能完全实现上述所有目标。假设可以根据作用机制或适应证等对药品进行恰当分类，然后从社会平均成本、合理利润及消费者费用或医保基金承受力等方面，为每一类药品设定一个基准价格（$P_{基}$），根据上述假设，试验药品 X 的价格应高于基准价格，若当药品 X 的价格下限值 $\dfrac{C_Y - C_{其他X}}{Q} < P_{基}$ 时，应以基准价格作为药品 X 定价的下限，试验药品 X 与基准价格间的差值（$\Delta P = P_X - P_{基}$）即药品因较好的经济性在价格上的合理反映，亦即 ΔP 是药品 X 相对于同类其他竞争药品具有更好的经济性而被赋予的合理价格增量。理论上，此时的药品定价在一定程度上既满足了制药厂商的利润和创新激励需求，又兼顾了消费者及医保基金的支付能力。

事实上，建立同类药品基准价格的方式与更广泛的以价值为基础的定价方式具有相似性，可以用一个简单的公式来表达以价值为基础的定价：$V = R \pm D$，其中 V 表示待评价产品的价格，R 表示参照产品的价格，D 则表示待评价产品与参照产品相比的价值净差异值，待评价产品与参照产品相比有价值上的提升或降低，则通过 D 值的大小及正负来表示。现实中，新药并不一定在所有方面的特性都有价值上的改进，因此需要全面评价两种产品的价值差异后再进行定价。

（二）利用药物经济学指导药品定价需要注意的问题

首先，参照药品的选择非常关键，通常可选择与其适应证相同的标准治疗方案作为参照。当想更全面地与现有其他药品进行比较，从而更好地确定待定价药品的价格范围时，可以考虑与具有相同适应证药品中的原研药、仿制药，或不同生产企业的药品等进行比较，但这依赖于是否有足够的数据支持开展这些比较；当无适宜的参照药品时，可以考虑与无干预措施进行比较，并根据评价结果反推待定价药品的价格。此外，当与不同参照药品进行比较时，待定价药品的定价结果可能有较大差异，这与市场竞争、药物政策影响等相关，此时，如何选择适宜的价格水平，需要定价主体结合多维度目标进行综合确定。

其次，若所评价的药品尚处于临床试验阶段，在上述的药品定价公式中与试验药品 X 相关的效果、成本、用量等指标不能完全反映它在真实环境下的使用情况，因此对药品 X 设定的定价范围还存在一定的不确定性，此时应进行全面的不确定性分析。

最后，定价主体若参照基准价格（$P_{基}$）指导药品定价，需要注意的是，随着原料价格的变化、生产工艺的改进、市场供需的变动、同类药品的竞争、药品与其他商品合理比价的变动、人们疾病谱及健康偏好的改变等，药品市场格局将随之发生变化，此时应对基准价格做出相应调整。另外，由于药品定价机制复杂，所涉及的影响范围广，在定价时还应综合考虑药品市场的具体情况以及社会、经济、政治、文化环境等各类因素。

四、药品价格管理措施

由于药品本身及其在医药卫生领域中的特殊性，为了保障药品的可负担性，控制医疗费用合理增长，同时鼓励药物研发创新，各国均对药品价格采取了一定的管理措施。世界卫生组织（World Health Organization，WHO）总结了 10 种药品价格的管理措施，包括外部参考定价、内部参考定价、基于价值的定价、药品供应链和分销链的加价管控、促进价格透明度、招标和谈判、促进使用质量保证的仿制药和生物类似药、集中采购、成本加成定价以及药品税收减免。其中基于价值定价的过程中主要采用的即药物经济性评价方法。鉴于药品市场的复杂性，各国通常会采取多种措施对药品价格进行管理，以下简要介绍各管理措施。

1. 外部参考定价　也称为国际参考定价，是指根据经济发展水平、政策环境、地理距离等因素选取一些参考国家或地区，按照同一药品在这些国家或地区的价格水平，取其均值、中位值、最低价等作为该药品在本国销售的价格。外部参考定价一般与其他药品定价政策结合使用。多数欧洲国家、巴西、沙特阿拉伯、泰国、土耳其等采用了这一药品价格管理措施；我国在医保药品目录调整过程中也参考了外部价格因素。

2. 内部参考定价　是指利用一组在疗效上具有可比性和可替代性的药品价格，推导出一个基准价格或参考价格，以作为设定或谈判某一产品价格或报销水平的依据。内部参考定价的应用可以减少相同或相似疗效药品间的价格差异，增加竞争。WHO 推荐对于仿制药和生物类似药可采用内部参考定价。内部参考定价最早于 1989 年出现在德国，荷兰、瑞典、丹麦、新西兰、意大利、西班牙等均有运用；我国在医保药品目录调整过程中也参考了内部价格因素。

3. 基于价值的定价　是指根据患者和医药卫生系统对药品进行衡量和量化的价值或收益进行定价的一种方法。这一定价方法有助于鼓励追求利润最大化的制药企业进行药物研发创新，着重开发那些社会和管理部门看重的药品属性。英国、澳大利亚、德国、韩国等诸多国家应用了基于价值的定价方法；我国自 2017 年以来，在医保药品目录调整过程中，也采用了这一定价方法。

4. 药品供应链和分销链的加价管控　加价代表在商品价格上附加的费用或成本，用以覆盖间接费用、分销费用、利润或盈余。加价管控旨在通过明确的定价规则减少供应链和分销链中价格的变动性，合理的加价规则设计有利于提升效率，若加价水平和利润预期密切相关，对于一些低产量产品的供应有促进作用。澳大利亚、巴西、约旦、阿曼、南非等均采用了这一价格管理措施；我国 2009 年推行基本药物"零差率"政策，2017 年所有公立医疗机构全面取消药品加成。

5. 促进价格透明度　是指向相关方和公众分享、披露和传播与药品价格相关的信息，以确保责任落实。全面的价格透明包括公布所有类型的价格，以及披露供应商与支付方或采购方之间的净交易价格。一些国家不同程度地对药品价格信息进行公开，如欧盟要求公开所有报销药品的价格；澳大利亚、丹麦等向公众披露的价格信息中不包含折扣情况；一些国家的信息则只在部分管理部门之间公开；我国对医疗机构的药品价格实行公示制度，零售药店的药品价格也可以通过各地医保服务平台进行查询。

6. 招标和谈判　招标是指正式且具有竞争性的采购程序，通过征集、接收、评估等流程，选择最适宜的投标方；谈判是指旨在与潜在供应商达成协议的讨论。除了一般条款和条件外，招标和谈判的结果可能还包括折扣、返利等实现特定价格降低的情况。招标的目的是通过正式程序鼓励潜在投标者之间的竞争，并根据预设的客观标准选择最适宜的投标者；谈判通常用于谈判各方之间确定采购各项内容的条款和条件，或促进解决有关报价等的分歧。招标和谈判是许多国家，尤其是低收入国家应用的主要核心采购方法；在高收入国家，则主要用于医疗机构、公共服务领域；我国也充分实行药品的招标和谈判，已形成常态化工作机制。

7. 促进使用质量有保障的仿制药和生物类似药　这一政策主要针对的是患者、开具处方的医师或药师，旨在鼓励使用质量有保障的仿制药和生物类似药。该政策并非直接调控药品价格，而是通过促进价格较低仿制药和生物类似药的使用，对整体药品价格产生影响。自 20 世纪 90 年代以来，在全球范围内，推广使用质量有保障的仿制药一直是一项重要的公共卫生政策；相比之下，促进生物类似药使用的政策实施程度相对较低，主要在欧洲的高收入国家推行；2012 年，我国首次提出对 2007 年修订的《药品注册管理办法》施行前批准的仿制药，分期分批与被仿制药进行质量一致性评价，经过一致性评价的仿制药在临床应用、招标采购、医保报销等方面可获得政策支持。

8. 集中采购　也称为联合采购，是指多个采购单位通过整合财务与非财务资源，组成单一采购实体，代表各单位采购药品等医疗卫生产品的形式。集中采购的实施旨在通过规模经济和范围经济增强采购力，同时通过资源共享以及简化采购流程，提高采购效率。全球范围内，集中采购在不同行政层级上（如国家采购、省际联盟采购）被广泛使用，还有一些国家和组织进行国际层面的集中采购。我国在 2018—2024 年间共开展了十批国家层面组织的药品集中采购，此外，各省之间还广泛开展省际联盟药品采购。

9. 成本加成定价　是指在制定药品价格过程中，考虑生产成本、研发成本、与监管及合规相关的成本、管理费用、运营费用，并加上利润来确定价格的方法。这一方法的优点在于概念简单，定价规则明确，减少了预算管理的不确定性，同时可以确保企业的利润。少数国家将成本加成定价作为国家药品定价政策的一部分，如当药品无可对比产品时可考虑采用这一方法（澳大利亚、日本）。但鉴于成本缺乏透明性，各相关主体也缺乏统一共识，因而 WHO 不建议各国将成本加成定价作为确定药品价格的主要政策。

10. 药品税收减免　对药品实行的税收政策将影响患者最后获得药品的价格，从而影响药品的可负担性。许多国家，尤其是高收入国家已经取消药品的关税，还有一些国家对所有药品或特定药品（如可报销的药品）采用比标准税率低的税率。我国对部分治疗癌症、罕见病的药品和原料实施零关税政策，以提升这些药品的可负担性。

第四节　药物经济学与合理用药、药品目录制定

PPT

一、药物经济学与合理用药

（一）合理用药的概念及内涵

1985 年，WHO 对合理用药的定义为，患者所用的药物适合其临床需要，所用的剂量及疗程符合患者的个体情况，所耗的成本对患者和社会均属最低。合理用药的内涵包括安全、有效、经济、适当四个基本要素，在使用药物时应考虑：①安全性，即患者承受最小的治疗风险；②有效，这也是患者使用药

物的最主要目的，而药物的有效性表现在不同的方面，如根除病原治愈疾病、延缓疾病进程、缓解临床症状、预防疾病发生、调节人体生理机能等；③经济，是指以尽可能低的医疗费用达到尽可能大的治疗效果，降低社会和患者的经济支出；④适当，主要指的是根据患者个体情况选择适当的药物、剂量、给药途径、给药时间及治疗疗程等。

（二）药物经济学在促进合理用药中的作用及应用

尽管合理用药的目标毋庸置疑并得到一致认可，但不合理用药现象仍大量存在，有研究显示，不合理用药的发生率为 5% ~ 10%，具体情况包括药物选用不对症，重复或不合理的合并用药，用药剂量不足、过量或疗程过长，甚至还有一些针对患者不存在的病症进行给药的无适应证用药等。另有研究指出，每 30 名接受医疗服务的患者中就有 1 人受到药物相关伤害的影响，其中超过 1/4 的伤害被视为严重或致命；50% 的医疗服务中可避免伤害与药物有关。

不合理用药一方面会导致患者治疗延误、产生药物不良反应和药源性疾病，甚至造成医疗事故；另一方面则带来药物资源的浪费，增加患者个人及社会的医疗成本。有研究表明，我国 20% 的药品不良反应事件与不合理用药有关，抗菌药物的不合理使用仍较为突出，两种抗菌药物联合应用时约 25% 发生协同作用，60% ~ 70% 为无关或累加作用，5% ~ 10% 为拮抗作用；我国约 3.4% 身体残疾患者的致残原因与抗生素的不当使用有关，而 30% ~ 40% 的聋哑儿童也是由抗生素不合理用药造成的。从全世界范围看，不合理用药的现象也较为普遍，WHO 指出，全世界超过 50% 的药品是以不适当的方式处方、调配和销售的，而 50% 的患者未能正确使用药品，全球 1/3 的死亡患者以及 1/7 的住院患者源自不合理用药。

导致药物不合理使用的原因有多方面，包括政策及监管环境因素、医疗机构及医务人员因素、患者个人因素以及技术进步等，无论是由此产生的健康损伤对医疗资源的进一步消耗，还是因无效治疗带来的药物资源浪费，都最终使得有限的药物资源未能充分发挥作用，实现其优化配置，而这正是药物经济学期望解决的问题——不是选择价格最低的治疗方案，而是在同时考虑安全性及有效性的前提下选择最经济的治疗方案。例如有 A、B、C 三种儿童抗感染治疗方案，采用成本 - 效益分析计算不同方案的净效益，由于这三种方案都会在治疗时产生不同程度的副作用（如耳聋等），因副作用引起的生命质量降低及医疗费用支出计入成本项，经计算，B 方案的净效益为负，不予考虑，C 方案的净效益大于 A 方案，另外，C 方案的费用在患者可承受的范围内，因此应选用 C 方案进行治疗，此时，选用的 C 方案符合合理用药安全、有效、经济、适当的基本原则。

药物经济性评价方法不仅能为患者治疗在不同通用名、不同剂型、不同给药途径、不同品种等药品之间选择提供决策参考信息，还可以为治疗方案的优化、药品使用监测、药品临床综合评价、医院处方集制定、医院费用控制等方面提供支持。例如在医疗机构医保费用总额控制及临床路径管理的背景下，同时结合患者角度及医疗机构角度，按照药物经济学原理选择最具有成本收益的方案可以使得两者的效用最大化，提高合理用药水平。

（三）药物经济学在指导合理用药时需要注意的问题

药物经济性评价时的成本和收益数据是基于多个患者的群体数据获得的，合理用药则强调根据患者个体情况选择适当的药物，因此当利用药物经济性评价结果指导合理用药时可能存在一定的偏差。例如有甲、乙两种胃癌治疗方案，其中甲方案成本更高，治疗效果也更好，经成本 - 效用分析表明，甲方案相比乙方案，每增加一个质量调整生命年的成本约为我国人均国内生产总值的 3.2 倍，按照我国药物经济性评价指南对增量成本 - 效用比阈值的推荐，乙方案更具有经济性，应将其作为治疗方案。然而，在现实治疗中可能存在以下情况：一种是某些患者由于身体状况的差异可能对乙方案的治疗没有响应，若采用该治疗方案不仅不能产生治疗效果，甚至会出现严重的不良反应，反而造成不合理用药；另一种情况是虽然根据推荐的阈值水平，在社会平均水平下甲方案增加的成本不值得进行支付，但对于一些支付能力较强的患者来说，他们的支付意愿可能高于社会平均水平，此时，对于这些患者来说甲方案优于乙方案。

相比临床治疗中数量繁多、种类复杂的治疗方案以及患者间存在的客观个体差异，我国基于合理用药目的开展的药物经济性评价相对较少，一些研究也不尽规范，将这些评价结果用于指导合理用药，面临着证据支持不足的困难。另外，医务人员作为患者的代理人，主要根据临床治疗经验及处方习惯来确定治疗方案，患者也通常根据个人用药习惯和认知自主购药，无论是医务人员还是患者，均对药物经济学的知识和作用尚缺乏了解或存怀疑态度，而目前我国药师在处方审核及监督调配中的话语权仍然有限，其将药物经济学用于选择治疗方案的实例较少。

药物经济学在合理用药中面临着采用基于群体数据的评价结果指导个体用药存在偏差、证据支持不足、各治疗方案选择主体对药物经济学了解较少或态度存疑的问题；鉴于此，一方面需要研究人员根据实际的治疗情况开展更细化、深入、规范的研究；另一方面还应让医务人员、药师以及患者广泛了解并正确认识到药物经济学在治疗方案选择中的作用和意义，药物经济性评价结果应作为确定用药方案的重要参考信息被参与治疗方案选择的个体所知晓，以使其能在充分权衡后做出更合理的决策。另外，医疗机构应遴选更具有经济性的药品进入医院用药目录或处方集，以规范医务人员用药，促进合理用药。

二、药物经济学与药品目录制定 🅔 音频

（一）基本药物目录、医保药品目录概述

1. 基本药物目录概述 WHO 先后于 1975 年、1977 年提出基本药物的理念和概念，并于 2002 年将这一概念的完整定义表述为"基本药物是满足人类优先健康需求的药品。基本药物的遴选应考虑与人类健康相关的疾病、有效性和安全性证据、成本收益比较数据。在现有卫生体系内，基本药物应确保在任何时候都有充足的数量、合适的剂型、确定的质量和充足的信息，以及社会和个人可以负担的价格"。1977 年，WHO 公布了第一版《基本药物示范目录》，此后每两年修订一次，2023 年 7 月发布了最新的第 23 版基本药物目录及第 9 版儿童基本药物目录。各国则按照国内的实际情况确定具体的基本药物种类，据 WHO 统计，全球超过 150 个国家制定了基本药物目录。

1979 年，我国即引入了基本药物的概念，并于 1982 年发布了第一版《国家基本药物目录》，2009 年正式建立基本药物制度，《国家基本药物目录管理办法》中对基本药物的定义为"适应基本医疗卫生需求，剂型适宜，价格合理，能够保障供应，公众可公平获得的药品"。我国迄今共发布了 9 版目录，现行版本为《国家基本药物目录（2018 年版）》，包括 685 种药品，其中化学药品和生物制品 417 种，中成药 268 种。我国最初遴选基本药物的原则为临床必需、疗效确切、毒副反应清楚、适合国情。此后，随着我国基本药物工作的不断推进、基本药物制度逐步构建和完善以及医药卫生体制改革的深入，最新版基本药物目录遴选的原则确定为防治必需、安全有效、价格合理、使用方便、中西药并重、基本保障、临床首选和基层能够配备，同时结合我国用药特点，参照国际经验，合理确定品种（剂型）和数量。

2. 医保药品目录概述 为了保障人们的健康福利水平，控制医疗费用的不合理增长，优化医疗资源的配置，提高合理用药水平，制定医保药品目录是各国的通行做法，除少数国家制定负向目录外，大部分国家制定的是正向目录，即明确纳入补偿范围的药品品种。为更好地满足患者需求以及适应社会经济的发展，各国政府或保险公司会定期更新目录。我国实行的是正向医保药品目录管理方式，此前根据不同的参保人员类型（城镇职工、城镇居民、农村居民）分别制定目录，随着我国医保制度的逐步统一、规范，现已形成由国家主导的医保药品目录调整机制及统一的医保药品目录。

2024 年 11 月，我国发布了最新版的《国家基本医疗保险、工伤保险和生育保险药品目录（2024年）》，目录包含凡例、西药、中成药、协议期内谈判药品（含竞价药品）、中药饮片 5 个部分，经本轮调整后，目录内药品总数达到 3159 种，其中西药 1765 种，包括 1398 种常规目录药品、346 种谈判准入药品、21 种竞价准入药品；中成药 1394 种，包括 1336 种常规目录药品（含 95 个民族药）、58 种谈判准入药品（含 1 个民族药）。中药饮片部分 892 种。相比 2023 年的目录，药品数量增加了 71 种，其中西药、中成药数量分别增加了 67 种和 4 种。中药饮片数量一致。西药部分和中成药部分用准入法，规定基金准予支付费用的药品，基本医疗保险支付时区分甲、乙类，其中西药、中成药甲类药品分别有393 种和 246 种；中药饮片部分除了列出了基金予以支付的品种外，同时列出了不得纳入基金支付的饮片范围；工伤保险和生育保险支付药品费用时不区分甲、乙类；谈判准入、竞价准入的协议期内药品均按照乙类支付，协议到期按照医保药品目录调整工作方案进行调整。

（二）药物经济学在药品目录制定中的应用

《基本药物目录》的制定以及基本药物制度的实施旨在保障大部分人能获得基本药物的供应，降低医疗费用，促进合理用药，实现人人享有初级卫生保健的目标。WHO 提出 5 项遴选基本药物的原则：①药品要具有安全性和有效性；②在同一类药物中具有相对的成本收益；③药物生产和储存要有一定的条件；④具有药代动力学优势，质量和生物利用度好，具有稳定性；⑤基本药物应该是单体化合物，若是复方制剂，需有明确的临床效果和安全性证据，药物的依从性好，对特定疾病的治疗耐药性低。从中可以看出，药物经济学证据是 WHO 遴选基本药物的主要原则之一，各国在制定、调整本国基本药物目录时也充分考虑了药品的经济性证据。

我国《国家基本药物目录管理办法》（国卫药政发〔2015〕52 号）中明确国家基本药物专家库中要包含药物经济学专家，负责国家基本药物的咨询和评审工作，同时在对目录进行调整时，需要考虑已上市药品循证医学、药物经济学评价证据，对于经药物经济学评价表明可被风险收益比或成本收益比更优的品种所替代的药品应调整出目录。同时，在该文件中还鼓励科研机构、医药企业、社会团体等开展国家基本药物循证医学、药物经济学评价工作。《国务院办公厅关于完善国家基本药物制度的意见》（国办发〔2018〕88 号）中则进一步强调要按照成本收益比确定优先调入和调出的药品品种。为了促进药品回归临床价值，巩固完善基本药物制度，我国从国家层面推动开展了药品使用监测和临床综合评价工作，《药品临床综合评价管理指南（2021 年版试行）》中将经济性作为药品临床综合评价的维度之一，根据药品决策的具体需求，可选择开展成本 – 效果分析、成本 – 效用分析、成本 – 效益分析、最小成本分析等，在条件允许的情况下优先推荐开展成本 – 效用分析。

在医保报销药品目录中参考药物经济学证据越来越受到各国的重视，如澳大利亚自 1993 年起即实施药物经济学评价指南，对企业申请进入药品福利计划的药品强制要求提供药物经济学资料，而加拿大安大略省、美国、荷兰等也要求药品在进入医保报销目录时必须提供药物经济学证据。近年来，药物经济性评价在亚洲各国药物政策方面的应用也越来越广泛，其中韩国于 2006 年实行医保补偿正向药品目录制度，同时将药物经济性评价作为补偿决策依据之一，要求对申请进入目录的药品提供药物经济学证据，同时对原先准予报销的药品在 2007—2011 年间接受同样的经济性评价以决定其是否能继续享有报销补偿资格。2008 年，韩国作为亚洲第一个国家将药物经济学评价指南强制应用于药品定价和医保报销药品目录中。

我国的《2009 年国家基本医疗保险、工伤保险和生育保险药品目录调整工作方案》中即明确指出，在药品调入和调出时，需考虑按照药物经济学原则进行疗效价格比较的结果，优先选择临床必需、安全有效、价格合理的品种。在 2016 年我国首批国家药品谈判试点的基础上，2017 年 4 月，人力资源和社会保障部发布《关于确定 2017 年国家基本医疗保险、工伤保险和生育保险药品目录谈判范围的通告》，其中确定将 44 个药品品种纳入谈判范围，这是首次由我国人力资源和社会保障部主导的药品谈判工作，开启了我国真正意义上的"医保药品谈判"。在这次谈判工作中，要求企业提供药物经济学资料以补充说明药品的经济性，同时成立药物经济学专家组对所提交的药物经济学资料进行核查和审评，并制定相应的支付标准。与以往的医保药品目录调整不同的是，药物经济学方法从专家意见评价向定量的证据支持转变，这一机制也继续在 2018 年由新成立的国家医疗保障局主导的第 3 次药品谈判中继续发挥关键作用。

2019 年 4 月，国家医疗保障局发布《2019 年国家医保药品目录调整工作方案》，方案中明确对同类药品按照药物经济学原则进行比较，优先选择有充分证据证明其临床必需、安全有效、价格合理的品种。对于谈判准入的药品，由地方医疗保障部门和相关学术团体推荐医保管理、药物经济学等方面的专家组成基金测算专家组和药物经济学专家组，分别从基本医疗保险基金影响分析和药物经济性两方面针对谈判药品提出评估意见。根据专家评估意见与企业谈判确定全国统一的医保支付标准和管理政策。自成立以来，国家医保局已连续 7 年开展药品目录调整工作，累计将 835 种药品新增进入国家医保药品目录，其中谈判新增 530 种，竞价新增 38 种。同时 438 种疗效不确切或易滥用、临床已被淘汰、长期未生产供应且可被其他品种替代的药品被调出目录。

随着我国药品目录动态调整机制的逐步完善，药物经济学在其间已起到越来越重要的作用，但在评估机构、评估流程、评估标准以及多准则决策考量等方面还存在挑战。此外，对于医保药品目录，我国各省虽已不再自行调整乙类药品，但对于经省级药品监督管理部门批准的治疗性医院制剂，可由省级相关部门根据当地的基金负担能力及用药需求，经相应的专家评审程序，制定纳入本省（区、市）基金支付范围的医院制剂目录，并按照有关规定限于特定医疗机构使用，此时也应充分考虑药物经济学证据。在医保药品目录调整过程中，除了考虑药品的成本收益外，还需要考虑医保基金的承受能力，此时除进行药物经济性评价外，还需要开展预算影响分析，最终结合两者的评价结果进行决策，有关预算影响分析的相关内容在第十章进行介绍。

第五节　药物经济学应用的新发展

PPT

如上所述，药物经济学研究理论上可应用于药物整个生命周期的各个环节，然而，在研发阶段，大多数的药物经济学研究在 III 期临床试验阶段开展，而更多的研究在药物上市后开展。为了更加充分地发挥药物经济学研究的早期作用，研究者将药物经济学与定量药理学（pharmacometrics，PM）相结合，使得在临床试验早期开展药物经济学研究具有更高的可行性，并提升了药物经济性评价结果对研发决策的指导作用。

定量药理学是采用数学模型来量化药物暴露与安全性及有效性、患者特征、疾病进展、治疗结果的关系，以便进行推断的分析科学，其是在传统药动学基础上发展形成的一门新兴学科。因而，定量药理学可以基于早期临床试验数据、疾病进展模型进行临床试验模拟，预测治疗方案的长期疗效及安全性结果，为药物经济学研究提供关键参数，从而促进在早期临床试验阶段开展药物经济学研究，及早为药物研发决策提供参考。药物经济学与定量药理学联合模型已在阿尔茨海默病、获得性免疫缺陷综合征、滤泡淋巴瘤、慢性阻塞性肺疾病、痛风等疾病领域应用。

此外，定量药理学可以模拟个体数据，因此，相比经典的药物经济学模型，药物经济学与定量药理学联合模型可以更好地反映真实世界环境中患者依从性、个体特征等因素对患者疗效带来的影响，例如一项采用联合模型，对别嘌呤醇、非布司他单药或联合 Lesinurad 治疗痛风的不同治疗方案及依从性背景下的经济性评价结果，与此后开展的基于真实临床试验的经典药物经济性评价结论一致。因此，引入定量药理学模型不仅可以促进药物研发阶段的药物经济学应用，还可以提高药物经济学研究证据的精准性，使其更好地指导临床合理用药及药品目录调整工作。药物经济学与定量药理学联合模型是药品研发等方面的前沿方向之一，相关假设、模型整合等方面还存在局限性，相关理论和分析工具也在逐步完善与开发，需要研究人员开展更多的探索。

答案解析

思考题

　　某制药企业正在开展研发前的市场调研，具体为治疗转移性非小细胞肺癌的药品 A，若药品 A 上市，3 年内企业不考虑开发该药品新的适应证。

　　1. 为了保障药品的经济性，在这一阶段应主要调研哪些内容？

　　2. 目前我国现行的《国家基本医疗保险、工伤保险和生育保险药品目录》中包含哪些治疗转移性非小细胞肺癌的药品？这些药品的特点是什么？

　　3. 若药品 A 上市，企业可采用什么定价策略？

（伍红艳）

书网融合……

本章小结　　　　　　音频　　　　　　习题

第十章　预算影响分析

预算影响分析是公共资金分配的重要手段，是药品安全、有效、经济之外药品市场准入的第四道门槛。在我国基本医疗保险药品目录准入中，药物经济学、预算影响分析是药物经济学测算综合性评价证据的重要组成部分。基于此，本章将侧重介绍预算影响分析用于医疗保险基金分配的基本思路。

第一节　预算影响分析基本思想 🅔微课

PPT

理解预算影响分析的基本思想才能用好、用对预算影响分析，也才能更好地理解预算影响分析在医疗保险基金分配中的作用以及企业如何将这种预算影响分析科学、合理地应用于药品市场准入。

一、预算影响分析的定义

预算影响分析（budget impact analysis，BIA）源于公共或私人资金持有者对于健康结果和服务利用的新干预项目如何影响卫生预算或卫生费用的兴趣。这里的公共资金包括财政预算、医疗保险基金，私人基金主要包括各种商业医疗保险。

Cuyler 曾将预算影响分析定义为"卫生服务利用率或其变化对于预算及其他资源的短期或中期影响的预测分析，目的是提前为新技术的引进所产生的影响提前做好计划"。本章沿用此定义。

这个定义表明，预算影响分析关注的焦点是新药或新卫生干预措施对于医疗卫生支出的短期或中期影响，这种影响所产生的证据可以为卫生服务管理者进行资源分配提供参考。

二、预算影响分析与药物经济性评价方法的对比

预算影响分析与药物经济学有本质上的不同。预算影响分析的关注群体是整个人群，其关键点在于新药用于整个人群时，所造成的预算变化。而药物经济性评价的关键在于某特定人群现行治疗方案与标准治疗方案或次优方案相比具有的成本效果（表 10 - 1）。

表 10 - 1　预算影响分析与药物经济性评价思路比较

比较项目	预算影响分析	药物经济性评价
研究目的	新药或新技术的可负担性评价	遴选经济性最优方案
研究角度	预算持有者	全社会、医疗服务体系、医疗保障支付方、医疗机构或患者

续表

比较项目	预算影响分析	药物经济性评价
比较对象	含有新药或新技术的干预组合与不含新药或新技术的对照组合对比	单一治疗方案与标准治疗方案对比（即 A 药与 B 药对比）
分析方法	基于具体研究目的建立预算影响分析模型	最小成本分析、成本－效果分析、成本－效用分析、成本－效益分析
研究时限	预算报告周期（月、季度、年）	整个治疗周期
成本计算	非贴现的会计成本	基于机会成本的不同研究视角的成本计算，需要贴现
测算指标	每预算年所有卫生成本的变化；每预算年治疗成本的变化	每挽救一个生命年的机会成本；每挽救一个质量调整生命年的机会成本等
决策阈值	定义不同的费用区间来决定预算影响属于"节约成本""微小影响""中等影响"或"显著影响"	增量成本效果（用）阈值；净收益大于或等于 0
作用	获得目标人群预期健康结果的预算规划	不同干预项目间的资源分配决策

三、预算影响分析的发展及政策应用

1998 年，Mauskopf 发表了预算影响分析的框架，这标志着预算影响分析正式进入了药物经济学分析的范畴。随后，其他研究者也发表了预算影响分析的相关文章。

2005 年，国际药物经济学与结果研究协会（ISPOR）成立了预算影响分析工作组，开始推动该技术的政策应用。2007 年，预算影响分析的相关研究指南开始陆续公布（表 10 - 2）。2008 年，加拿大等国家开始将预算影响分析用于制定药品处方集或医疗保险报销目录（表 10 - 3）。

预算影响分析关心的是预算的可负担性及对报销目录、患者的影响，有时也为向预算管理部门获取预算提供支持。在对新干预措施进行药物经济性评价时，如果具有经济性，则有必要进行预算影响分析。如果预算影响分析的结果认为预算资金可负担，决策者应该采用新干预措施；否则，决策者需要借助价格谈判、带量采购与供应商讨价还价，或者通过风险共担协议（risk sharing agreement）来保证预算资金的安全。

表 10 - 2　预算影响分析的国际相关指南

年份	国家或组织	指南名称
2007 年	ISPOR	Principles of Good Practice for Budget Impact Analysis
2007 年	加拿大专利药品价格审查委员会（PMPRB）	Guidelines for conducting pharmaceutical Budget Impact Analyses for submission to public drug plans in Canada
2012 年	ISPOR	Principles of good practice for Budget Impact Analysis Ⅱ
2012 年	比利时	Belgian guidelines for economic evaluations and budget impact analyses: second edition
2013 年	NICE	Guide to the methods of technology appraisal 2013
2015 年	比利时	Belgian guidelines for budget impact analyses
2015 年	爱尔兰	Guidance on Budget Impact Analysis of Health Technologies in Ireland
2016 年	澳大利亚 PBAC（药品利益咨询委员会）	Guidelines for preparing a submission to the Pharmaceutical Benefits Advisory Committee（Version 5.0）
2016 年	法国 HAS（国家卫生署）	Choix méthodologiques pour l'analyse de l'impact budgétaire à la HAS
2016 年	波兰卫生技术评估局	Wytyczne oceny technologii medycznych（HTA）AOTMiT 2016
2025 年	爱尔兰	National Guidelines for the Budget Impact Analysis of Health Technologies in Ireland

表 10 – 3 预算影响分析的政策应用

政策应用领域	相关国家
新技术引入造成的财政预算影响估计	美国、加拿大、澳大利亚、哥伦比亚、波兰
新药引入药品处方集或报销目录的预算影响估计	加拿大、美国、澳大利亚
干预项目寻求更多公共资金支持的预算影响估计	美国政府；私人保险机构
交换式成本计算模板计算预算影响，为地区预算管理者补偿新项目提供参考	英国国家卫生和临床技术优化研究所（NICE）
在预算和公平性约束下，实现公共资金对人群健康的最大改善	哥伦比亚

🔗 **知识拓展** ---

预算影响分析在我国基本医疗保险药品价格谈判中的作用

2017 年，价格谈判成为我国基本医疗保险动态调整的主要方式。2019 年，我国基本医疗保险药品价格谈判（简称"医保谈判"）药品数量大幅增长，药物经济学、预算影响分析是主要测算方法，预算影响分析主要用来测算基本医疗保险基金影响的调减因素。2021 年，医保谈判药品续约量开始增大，采用新规则续约成为政策需求。2022 年，医保谈判简易续约规则出现，预算影响分析成为关键因素。我国医保谈判协议期为 2 年，续约时要计算协议期两年间药品消耗的医保基金、两年前审核的预算影响分析的医保基金预算预测值，两者之间的比值将成为决定简易续约、重谈续约的关键因素。

PPT

第二节 预算影响分析基本思路

医疗保险基金的安全是医疗保障部门关注的重点，而预算影响分析可以为此提供参考证据。分析的关键是要明确预算影响分析的影响因素、分析逻辑。理论框架和分析框架可以为此提供思路，理论框架可以帮助理解预算影响分析的影响因素，而分析框架则有利于理解预算影响分析的操作逻辑。

一、预算影响分析的理论框架

预算影响分析需要基于一定的理论框架才能保证分析的科学性、透明性、可信性。这个理论框架如图 10 – 1 所示。

（1）需要考虑卫生体系、预算影响分析指南、特定情景以及数据可获得性这一系列影响因素，对这些影响因素的理解，是做好预算影响分析的前提条件。进行预算分析前需要运用理论框架考虑以下因素：①卫生体系的结构决定了预算的计划、执行程序，这将直接影响预算影响分析的逻辑；②预算影响分析指南直接决定了需要提供的证据内容、制作证据的要求、展示证据的格式，这将影响预算影响分析的具体操作；③预算影响分析的特定情景是指干预方案及干预对象的情况，这些将影响收集证据的方法；④数据可获得性，将决定预算影响分析的范围以及如何通过替代数据来增强预算影响分析的说服力。

（2）需要考虑预算所影响的患病群体。要理解相应疾病人群的特点，并理解预算补偿患者的机制，从而确定预算影响分析的研究对象。

（3）明确预算影响分析的时间，也就是计划的预算年一共有多少年。其中当前年份为对照（未进行干预）年份，未来年份为干预年份。比如中国国家基本医疗保险谈判准入要求提供未来 3 年的预测数据，而对于续约的影响主要是未来 2 年的预测数据。

（4）明确治疗组合。预算影响分析不是只对新干预措施进行评价，而是需要评价新干预措施所参与的整个治疗组合，明确这个组合关系到成本的计算。

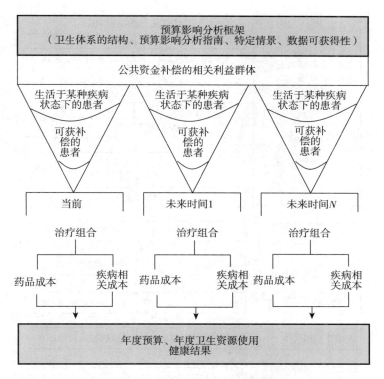

图 10-1　预算影响分析的理论框架

（5）市场份额估计。预算影响分析中，市场份额的确定直接影响分析结果的准确性和实用性。市场份额主要根据历史数据推算、专家意见咨询、流行病学模型、市场渗透假设、动态竞争分析来确定。由于市场份额受到国家医疗卫生体系和政策不同而不同，市场份额的假设和数据来源需要在分析中说明，增加预算影响分析的透明度。

（6）计算相关成本。关注点主要是药品成本、疾病所导致的其他相关成本。成本测算更偏向会计成本，因为这是预算管理者更为关注的问题。

（7）得出每一年的年度预算、年度卫生资源使用以及健康结果。然后可以计算新干预项目进入治疗组合后，所产生的年度预算变化，并考虑这种变化所产生的健康结果是不是可以接受。

（8）不确定性分析。评估患者人数、市场份额、成本等参数的不确定性对预算结果的影响。

（9）验证。通过表面验证（专家评估）、内部验证（技术检查）、外部验证（数据对比）和操作验证（稳定性测试）确保模型可靠。

二、预算影响分析的分析框架

预算影响分析的理论框架为完善预算影响分析的研究设计提供了思考框架。在此基础上，可以形成预算影响分析更具操作性的分析框架（图 10-2）。为了完成该分析框架，需要整合各种信息，目的是体现预算管理者的利益关注，从而形成研究计划。这个过程中需要注意以下问题：①清晰界定目标人群的大小和特征，明确新药在治疗路径中所处的地位；②描述目标人群未来的潜在变化趋势以及新药是否将对这种趋势产生影响；③分析时间的长短主要取决于预算管理者的利益关注点；④描述符合预算管理者利益的各种新药介入的治疗组合以及这些组合可能对疾病治疗产生的影响；⑤描述新药纳入预算和未纳入预算的市场份额；⑥提供符合预算管理者视角的成本信息，包括服务生产成本、补偿率、一定时间内的可变成本、各种类别的成本（治疗成本、疾病相关成本）；⑦计算预算影响、不定性分析和验证，以提高测算信息对预算分配的参考决策价值。

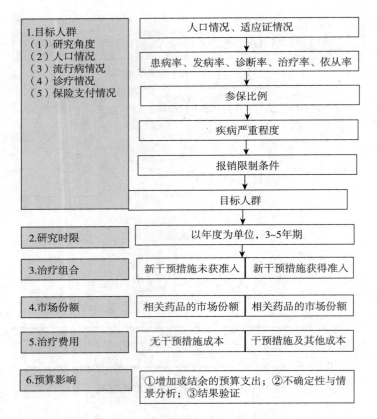

图 10 – 2　预算影响分析的分析框架

PPT

第三节　预算影响分析报告框架

预算影响分析报告可以通过研究报告、学术文章或基于 Microsoft Excel 软件的交互模型程序等各种形式来展示。但是，无论采用何种形式，都要遵循一定的标准，以保证报告的科学性、透明性，增加报告的政策参考价值。

一、国外报告标准

预算影响分析报告应该遵循卫生经济学评估的标准格式（consolidated health economic evaluation reporting standards，CHEERS），以提高报告的透明性（表 10 – 4）。

表 10 – 4　预算影响分析报告的国际标准（CHEERS）

报告项目	具体内容
分析目标	新药或新干预项目带来的预算影响
分析方法	模型结构介绍，证明模型的科学性
分析假设	列出所有的逻辑假设
数据来源	目标人群、治疗率、药品安全和有效性结果、药物相关的成本、疾病相关的成本
基线情况	有新药治疗组合与无新药治疗组合列表对比，主要项目包括每年人均治疗成本、补偿情况；每年所有人的总成本等
结果及敏感性分析	目标人群的年总成本、分解成本，并进行单变量敏感性分析
研究发现	发现和结果总结；研究的优势和劣势

二、国内报告标准

预算影响分析主要取决于预算持有者的利益关怀。相关报告框架和内容必须和预算持有者充分讨论和协商，要满足他们的决策关注点。也就是在中国情景下，进行预算影响分析时，要按照预算持有者（不同层次的医保支付方、商业保险机构、某地区某种类型的某一家医疗机构）关注的报告标准来进行预算影响分析。

具体操作时，可以参考第十章第二节的预算影响分析的理论框架和分析框架来提高预算影响分析的科学性、合理性和透明度。也可以参考表 10 – 5 来更好地满足预算持有者的利益关注。

表 10 – 5　中国预算影响分析报告标准

报告项目	具体内容
研究角度	预算持有者
目标人群	①基于流行病学数据（患病率、发病率、诊断率、治疗率、依从率）推算目标人群 ②基于历史销售数据法（历史销售数据、各干预措施年人均使用量）推算目标人群 ③患者登记数据
市场情境	①未准入情境，新干预措施不进入市场，目标人群只使用当前市场干预措施的市场状态 ②准入情景，新干预措施进入市场后一定比例的目标人群开始使用新干预措施的市场状态
研究时限	①3 ~ 5 年，我国国家医保准入谈判中常用的预测时间为 3 年 ②研究结果根据预算周期逐年汇报 ③由于计算未来成本的发生时期与预算周期一致，不建议贴现
市场份额	①未准入情景下的市场份额，当年干预措施在目标人群中的使用比例，从真实世界获取相关数据 ②准入情景下的市场份额，对新干预措施所占目标人群市场份额进行预测，要考虑新干预措施实施后因为替代、联合使用、扩张等产生的市场变化
成本	①干预措施本身的成本 = 干预措施单价 × 不同环境下目标人群使用量 ②疾病相关成本，包括监测成本、疾病进展成本、不良反应成本以及护理成本等
计算框架	电子表格形式（Microsoft Excel 形式），"成本计算器"方法
不确定性和情景分析	①情景分析，改变结构假设 ②单因素或多因素敏感性分析，改变输入参数值
验证	①表面效度验证，与决策者协商讨论计算框架及计算内容 ②技术验证（内部验证），验证模型的运行、逻辑、运算与预期是否一致 ③外部验证，对比预算值与实际发生值是否一致

PPT

第四节　预算影响分析的新发展

随着我国和美国医保谈判的深入发展，全世界药物经济学和卫生技术评估也在发生变化，其中预算影响分析出现了新发展。

一、预算影响分析模型技术的新发展

1. 长期预算影响评估　以往的 BIA 通常只关注短期预算影响，近年来，越来越多的研究开始关注药物在长期使用中的预算影响，尤其是在慢性病或长期治疗领域。

2. 数据来源的多元化　新的 BIA 方法越来越依赖于大数据和电子健康记录（EHR），使得预算影响评估能够更为精确和实时。

3. 在线预算影响分析模板　英国国家卫生与临床优化研究所（National Institute for Health and Care

Excellence，NICE）、澳大利亚药品福利咨询委员会（Pharmaceutical Benefits Advisory Committee，PBAC）、苏格兰药物联盟（Scottish Medicines Consortium，SMC）以及爱尔兰国家药物经济学中心（National Centre for Pharmacoeconomics，NCPE）已经实现预算影响分析在线模板。

二、预算影响分析模型应用的新发展

1. 健康技术评估的扩展　除了药物，BIA 开始应用于医疗器械、诊断工具和其他健康技术的预算影响评估。

2. 考虑社会经济影响　近年来，BIA 不仅仅关注直接的医疗费用，还开始关注药物对社会经济的整体影响，包括对患者生产力、疾病负担、就业等的影响。

3. 区分不同人群的影响　越来越多的 BIA 研究开始考虑不同患者群体之间的差异，包括年龄、性别、疾病类型等，以便更好地预测药物对不同人群的预算影响。

答案解析

思考题

　　某肿瘤药品的适应证为"本品单药适用于间变性淋巴瘤激酶（ALK）阳性的局部晚期或转移性非小细胞肺癌患者的治疗"。用法用量为"本品的推荐剂量为 600mg（4 粒 150mg 胶囊），口服给药，每日两次（每日总剂量 1200mg）"。医保谈判药品协议期价格为 55 元。该药品拟续约。

　　1. 预算影响分析的主要影响因素和数据来源是什么？

　　2. 情景中的肿瘤药品如果要实现预算影响分析模型的测算还需要收集什么数据？

　　3. 该肿瘤药品续约时，需要进行什么测算？预算影响分析在其中有什么用？

（左根永）

书网融合……

本章小结

微课

习题

参考文献

［1］刘国恩. 中国药物经济学评价指南导读（2022）［M］. 北京：中国市场出版社，2022.

［2］吴久鸿. 药物经济学［M］. 北京：高等教育出版社，2017.

［3］Kenneth F. Schulz，David A. Grimes.《柳叶刀》临床研究基本概念［M］. 北京：人民卫生出版社，2014.

［4］R. 埃德林，C. 麦凯布，C. 休姆，等. 卫生技术评估中的成本效果建模——实操教程［M］. 李芬，译. 北京：科学出版社，2023.

［5］丁锦希. 评估、准入与调整：全球视角下的创新药物 HTA 评价与医保管理［M］. 北京：化学工业出版社，2022.

［6］张天嵩，钟文昭. 实用循证医学方法学［M］. 长沙：中南大学出版社，2012.

［7］罗胜强，姜嬿. 管理学问卷调查研究方法［M］. 重庆：重庆大学出版社，2014.

［8］陈蕊，柴青青，刘晓芹，等. 定量药理和药物经济学联合模型在药物研发与评价中的应用［J］. 中国药学杂志，2023，58（19）：1795 - 1800.

［9］Peter J. Neumann，Theodore G. Ganiats，Louise B. Russell，et al. Cost - Effectiveness in Health and Medicine［M］. Second Edition. Oxford：Oxford University Press，2017.

［10］Srinivasan M，White A，Chaturvedula A，et al. Incorporating pharmacometrics into pharmacoeconomic models：applications from drug development［J］. Pharmacoeconomics，2020，38（10）：1031 - 1042.

［11］Cuyler A. The directory of health economics［M］. Third Edition. Cheltenham：Edward Elgar Publishing，2014.

［12］Sullivan SD，Mauskopf JA，Augustovski F，Jaime Caro J，et al. Budget impact analysis - principles of good practice：report of the ISPOR 2012 Budget Impact Analysis Good Practice II Task Force［J］. Value health，2013，17（1）：5 - 14.

［13］Michael E Drummond，Mark J Sculpher，George W Torrance，et al. Methods for the Economic Evaluation of Health Care Programmes［M］. Fourth Edition. Oxford：Oxford University Press，2016.

［14］Sherry Glied，Peter C. Smith. The Oxford Handbook of Health Economics［M］. Oxford：Oxford University Press，2013.

［15］Goldstein DA，Ahmad BB，Chen Q，et al. Cost - Effectiveness Analysis of Regorafenib for Metastatic Colorectal Cancer［J］. J Clin Oncol，2015，33（32）：3727 - 3732.

［16］McCabe C，Paulden M，Awotwe I，et al. One - way sensitivity analysis for probabilistic cost - effectiveness analysis：conditional expected incremental net benefit［J］. PharmacoEconomics. 2020，38：135 - 141.

［17］World Health Organizaion. WHO Guideline on Country Pharmaceutical Pricing Policies［J］. Geneva：WHO Press，2020.